언니는 웃을 때
가장 빛나!
주원언니 ♡

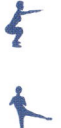

운동 병아리들을 위한 다이어트 꿀팁!
주원홈트

HOME TRAINING

운동 병아리들을 위한 다이어트 꿀팁!

주원 홈트

104kg ≫ 54kg

김주원 지음

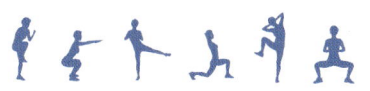

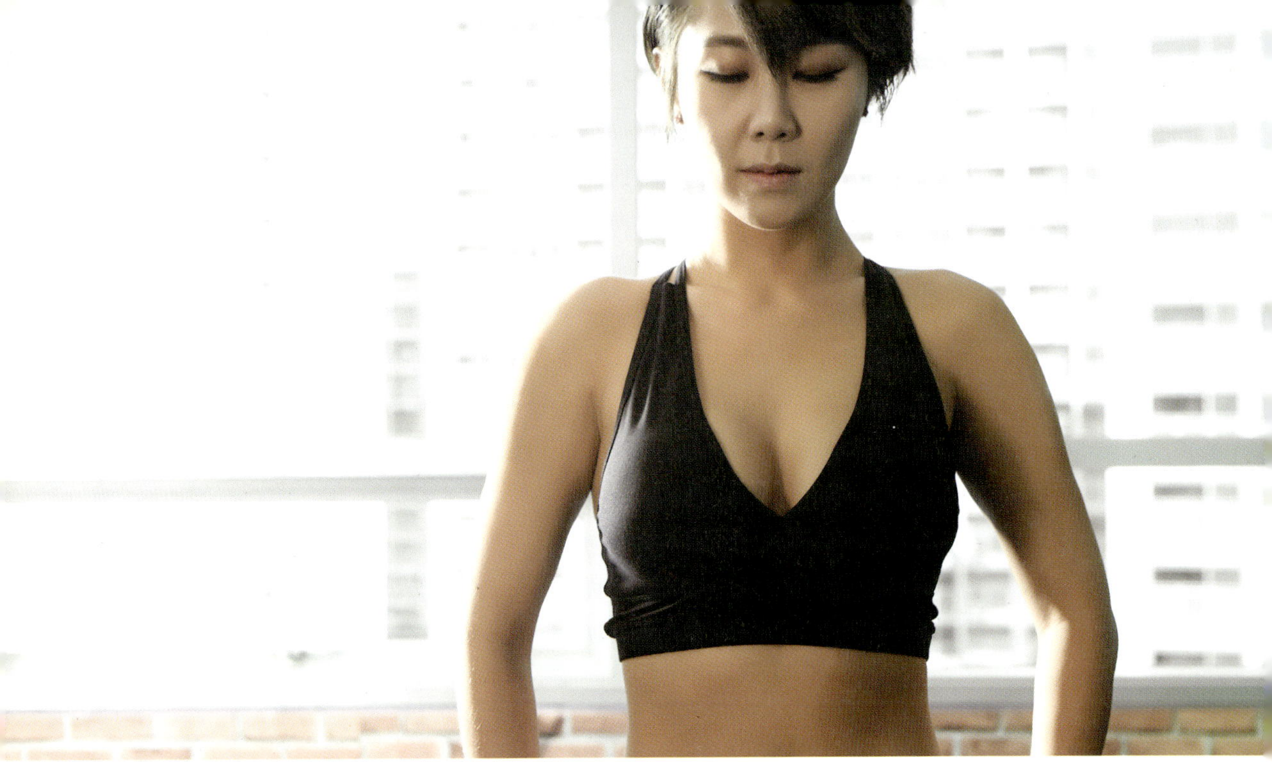

JOO.WON.
HOME TRAINING

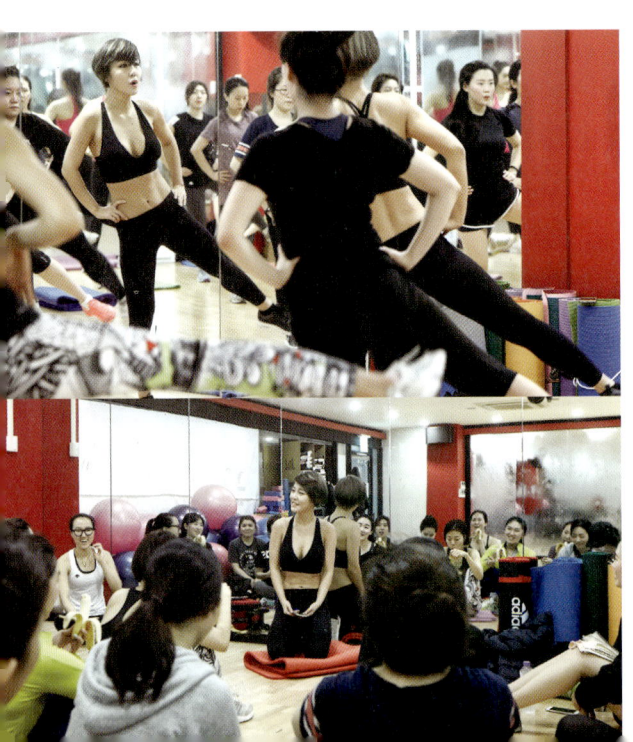

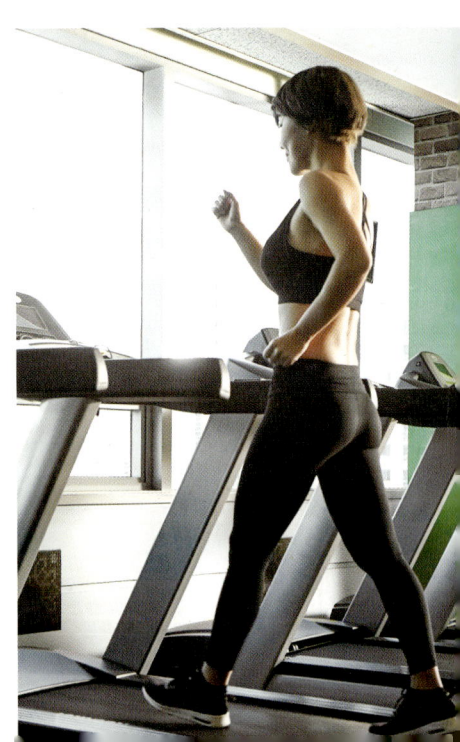

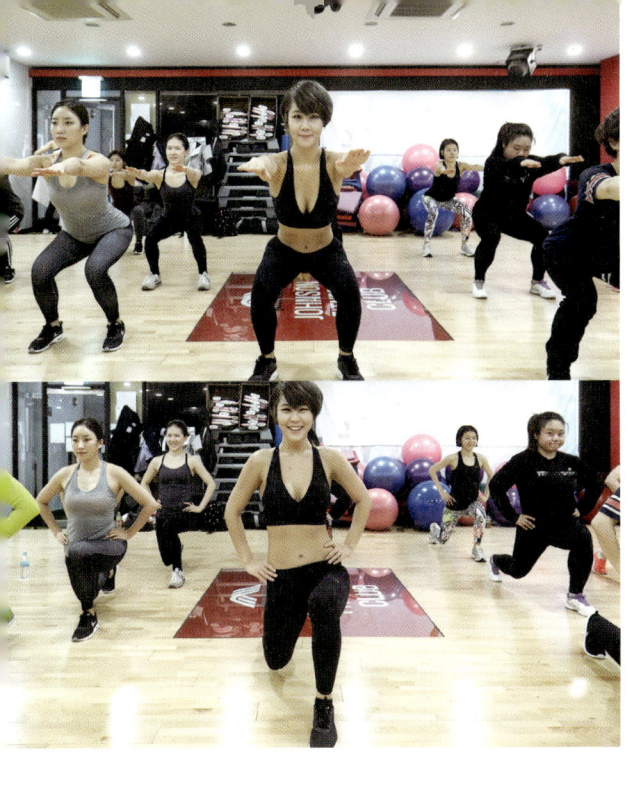
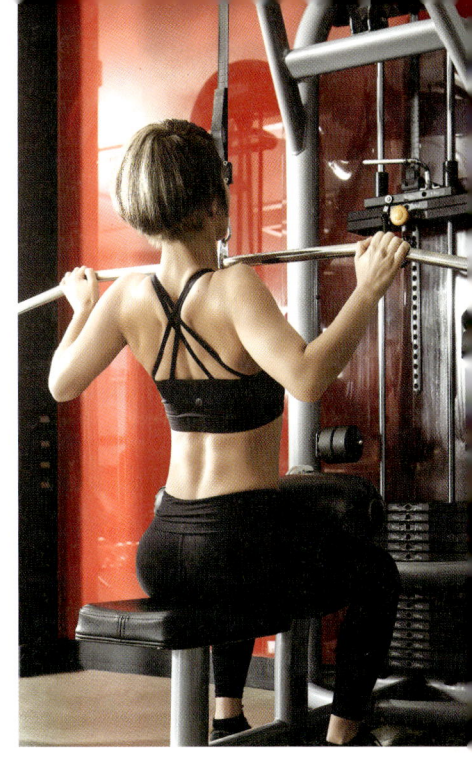

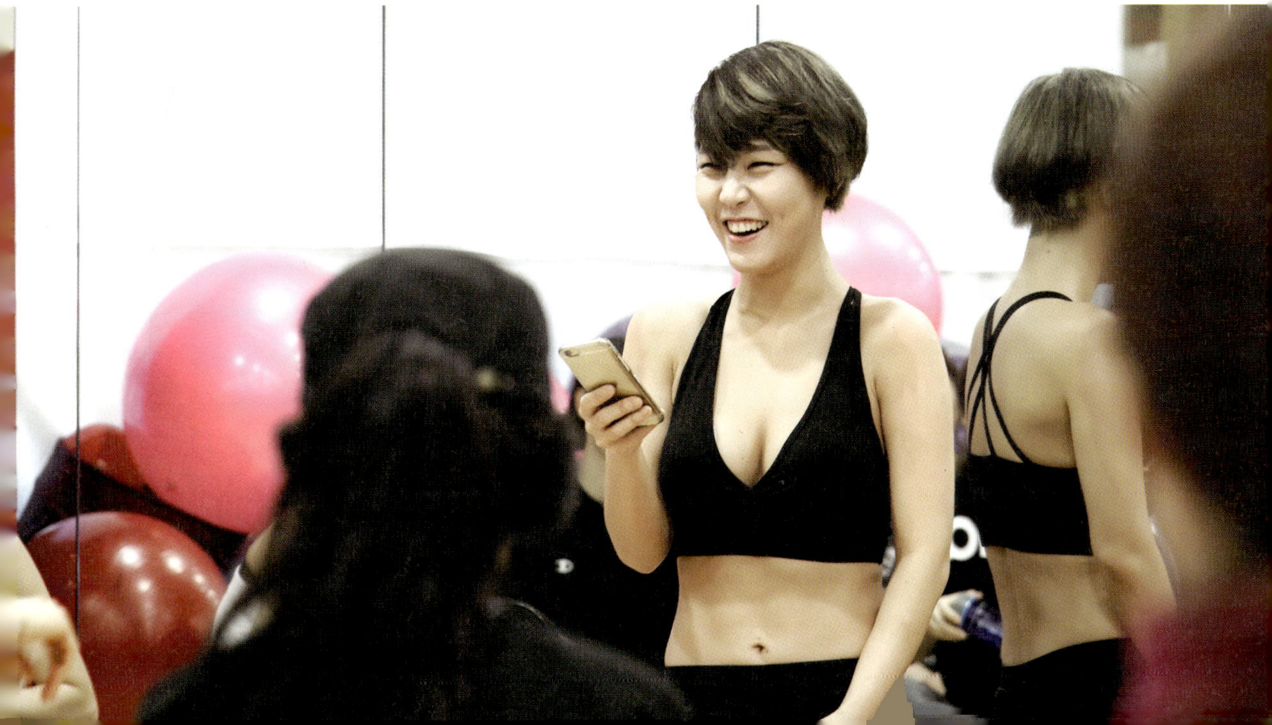

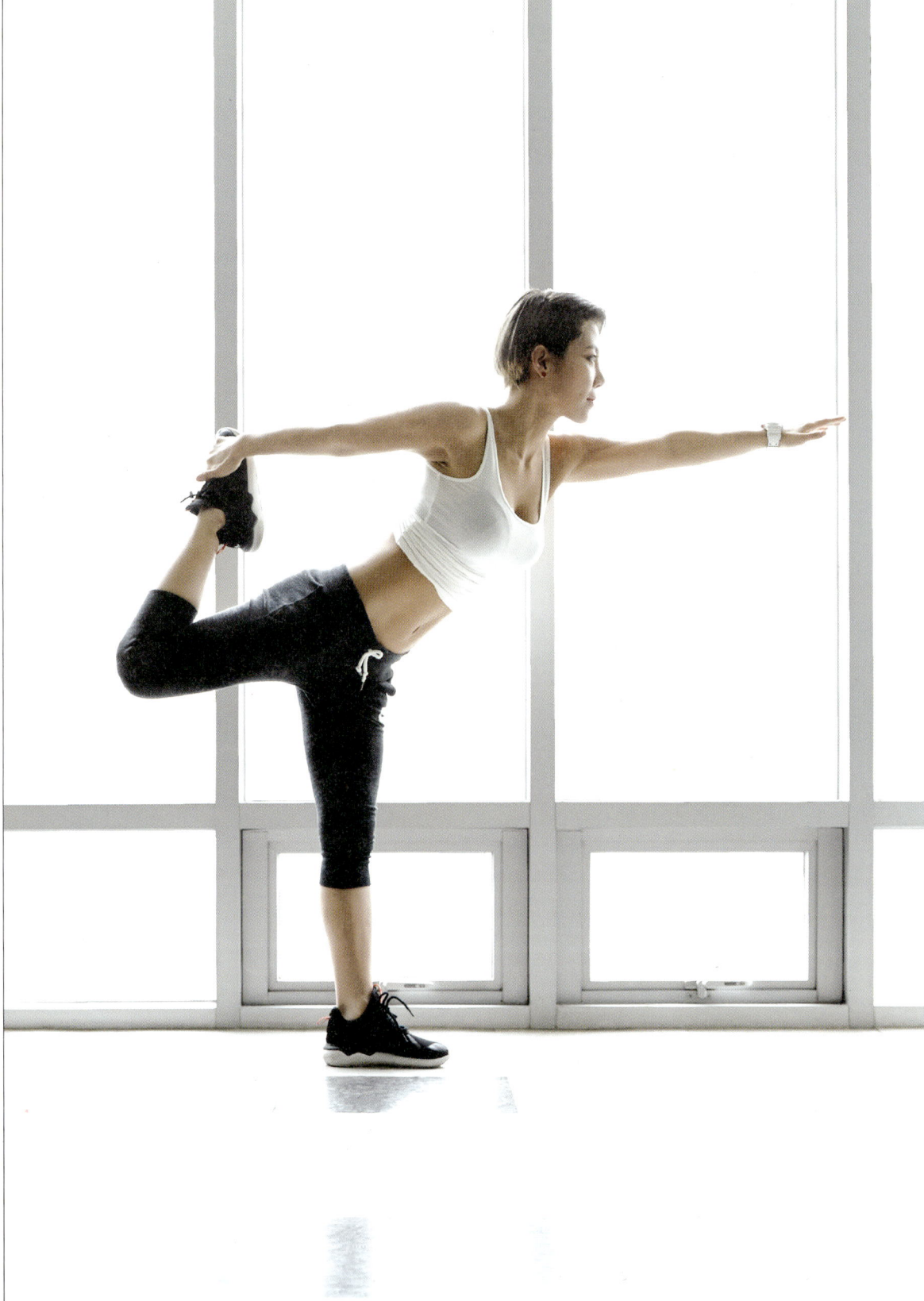

BY KIMJOOWON

다이어터의, 다이어터에 의한, 다이어터를 위한 주원언니 시크릿 트레이닝!

내 본격적인 다이어트 계기는 스무 살 때였을 거야. 길을 걸어가는 길이었어!
생판 처음 보는 잘생긴 남자가 날 부르더니 "야, 너 치마 입고 다니지마!!
눈 다 버렸네!"라고 소리를 지르면서 길에 침을 뱉는 거야. 주위에 남학생들이
많았는데 다들 날 보며 킥킥거리고 웃더라. 이틀 밤낮을 울면서 식음을 전폐하고
죽고 싶다는 생각만 했어. 그런데 문득 정신이 번쩍 들더라고….
'내가 왜 그런 놈 때문에 죽어야 해?'
'에잇, 더러워서 살 빼야겠다.'
길거리에서 그 자식이 나한테 지껄인 말을 되씹고 또 곱씹어가며,
러닝머신 위에서 흘린 땀과 눈물이 한강이 될 정도야.
물론 지금은 그 남자가 은인처럼 느껴지지만 말이지.
하상욱 시인이 쓴 글 중에 마음에 와닿는 내용이 있어서 언니들과 공유할게.

좋은 사람에게선 배울 수 있고, 나쁜 놈에게선 깨달을 수 있고.

누군가에게 상처받은 적이 있다면
이를 깨달을 수 있는 계기로 바꿔보는 건 어때?
오기로라도 말이야.

힘내. 내 인생, 내가 생각하기 나름이니까.
오늘부터 또 다시, 조금 더, 하루하루 날씬해지자. 함께 노력하자!

CONTENTS

007 PROLOGUE

INTRO | 본격 다이어터가 되다!

010 뚱뚱했던 김주원,
환골탈태 과정을 낱낱이 공개한다
012 할 수 있다! 그런데 뭘 할 수 있어?
014 내가 1년 이상 할 수 있는 것!
016 치열한 다이어터의 하루

ONE | 식단 조절 분투기

020 규칙적인 식사, 나에겐 그게 화근이었어!
022 주변에 먹을 걸 남겨두지 마. 절대로!
023 체중계나 체성분 검사를 너무 맹신하지 마.
가장 정확한 건 눈바디!
025 배가 고파서 잘 수가 없어?
배고픈 상태의 내 모습을 즐겨봐!
027 식탐 대폭발
028 다이어트 최대의 적!
'폭식'에 대처하는 다이어터의 자세
032 살쪄도 억울하지 않을 음식으로 배를 채우자!
034 대자연이 몰려 오고 있어!
생리 기간, 폭식에 대처하는 법
036 복근을 유지하는 비결?
037 명절 폭식 예방법
038 다이어트 일기를 써야 해
040 주원언니가 식욕을 억제하는 법
042 외식 추천 메뉴 & 편의점 추천 메뉴
044 다이어터 식단 속 블랙리스트

TWO | 내 몸에 집중하는 시간

048 운동은 도대체 언제부터 해야 해?
050 운동은 하루에 15분만! 그래야 매일 할 수 있어!
052 오늘 운동 뭐하지?
053 운동할 때만큼은 나 좀 섹시한 것 같지 않아?
054 화장실은 가장 좋은 헬스클럽!
056 헬스 운동 순서만큼은 꼭 알고 하자!
058 내 몸의 퍼스널 트레이너는 나!
060 운동을 해도 살이 안 빠져!

Ⓐ 겨드랑이 삐죽살
064 A1 겨살 타파 I
065 A2 겨살 타파 II

Ⓑ 오동통통 팔뚝살
066 B1 펭귄 운동 I
067 B2 펭귄 운동 II
067 B3 펭귄 운동 III
068 B4 수건 잡고 뒤로 팔 들어 올리기
069 B5 팔 뻗어 손목 돌리기

Ⓒ 옷걸이형 어깨
070 C1 허리 뒤로 손깍지 들어 올리기
071 C2 거북이 동작
072 C3 승모근 스트레칭 I
073 C4 승모근 스트레칭 II
073 C5 승모근 스트레칭 III

Ⓓ 두툼 뱃살
074 D1 서서 무릎 당기기
076 D2 누워서 다리 번갈아 들어 올리기
078 D3 누워서 무릎 구부렸다 펴기
080 D4 수건 크런치
081 D5 풍차 돌리기
082 D6 스트레칭 마운틴 클라이머
084 D7 이너타이킥

Ⓔ 등빨? 등살!
086 E1 엄지 하늘
088 E2 엄지 아래
090 E3 목 뒤로 수건 당기기
091 E4 슈퍼맨 W
092 E5 슬로우 레니게이드 로우

Ⓕ 옆구리 vs. 뒷구리
094 F1 빨랫줄 동작
095 F2 코브라 푸시업
096 F3 엎드려 다리 들어 올리기
097 F4 목도리 도마뱀
098 F5 손 모아 옆구리 늘이기
100 F6 플랭크 사이드니턱

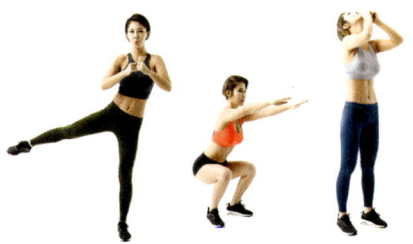

Ⓖ 애증의 하체

- 102 G1 스쿼트
- 104 G2 스쿼트 + 사이드킥
- 106 G3 딥 런지 변형
- 108 G4 앞벅지 스트레칭
- 109 G5 내로우 스쿼트
- 110 G6 옆으로 누워서 다리 들어 올리기
- 111 G7 서서 옆으로 다리 들어 올리기
- 112 G8 와이드 스쿼트Ⅰ
- 113 G9 와이드 스쿼트Ⅱ
- 114 G10 와이드 스쿼트 트위스트
- 116 G11 누워서 안쪽 다리 들어 올리기
- 117 G12 상체 숙여 다리 늘이기
- 118 G13 다리 모아 브릿지

Ⓗ 처진 엉덩이

- 120 H1 까치발 스쿼트
- 122 H2 거꾸로 런지
- 123 H3 앉은뱅이 스쿼트
- 124 H4 브릿지
- 126 H5 V 브릿지
- 128 H6 네발 기기 자세에서 다리 옆으로 들어 올리기
- 129 H7 누워서 무릎 들어 올리기
- 130 H8 뒤로 다리 들어 올리기
- 132 H9 플랭크 킥백

Ⓘ 알찬 종아리

- 134 I1 몽키 스쿼트
- 136 I2 종아리 스트레칭Ⅰ
- 136 I3 종아리 스트레칭Ⅱ
- 137 I4 종아리 스트레칭Ⅲ

Ⓙ 전신운동

- 138 J1 슬로우 버피
- 140 J2 슬로우 버피 푸시업
- 142 J3 웨이브 푸시업
- 144 J4 굿모닝
- 145 J5 강아지 쉬야 자세
- 146 J6 3단 버피 테스트
- 148 J7 내로우 스쿼트 + 로우
- 149 J8 플랭크 사이드 레그리프트
- 150 J9 암 워킹 + 웨이브 푸시업
- 152 J10 스모 데드리프트
- 154 J11 슬로우데드
- 156 J12 사이드 스쿼트 + 로우
- 158 PROGRAM Ⅰ 매일 15분, 4주 완성 「주원홈트」
- 159 PROGRAM Ⅱ 주원언니 비키니 다이어트

THREE | 내 맘에 집중하는 시간

- 162 다이어트 슬럼프, 어떻게 극복하나요?
- 163 다급한 마음, 조바심은 항상 화를 부르지
- 164 다이어트 버킷리스트
- 166 다이어트는 '몰래' 하는 거야.
  다이어터에게만 허용되는 귀여운 거짓말!
- 168 느림의 미학, 슬로우 다이어트의 힘!
- 169 다이어트 권태기!
- 170 어디선가 누구에게 무슨 일이 생기면 제일 먼저 달려간다
- 171 망했어! 이미 망했다고!
- 172 다이어트 최대 장애물, 정체기!
- 174 아주 작은 것부터 실천하자
- 176 내 멘탈은 소중해!
- 178 나는 긁지 않은 복권
- 180 무조건 가는 거야! 안 되는 건 없어! 긍정의 힘!!
- 181 고도비만 다이어터들에게
- 182 너는 내 운명, 나의 운동 파트너!
- 183 절대 주변 사람과 나를 비교하지 마
- 184 **주원 앙케이트1** 포기해버리고 싶은 고도비만 다이어터들에게 힘을 주는 언니들의 메시지

FOUR | 주원언니에게 물어봐 Q & A

- 188 몸이 안 좋은데 운동해야 하나요?
- 190 공복운동, 다이어트에 도움이 되는 건가요?
- 192 아침운동 vs. 저녁운동, 언제 하는 운동이 다이어트에 더 효과적인가요?
- 193 운동 전후 스트레칭, 꼭 해야 하나요?
- 194 운동할 때 호흡이 헷갈려요!
- 195 너무 배고파요. 간단하게 먹을 음식 추천 좀 해주세요!
- 196 PT 꼭 받아야 하나요?
- 198 저질 체력이나 고도비만은 어떤 순서로 운동해야 하나요?
- 200 하체운동 하다가 다리 두꺼워지면 어떡하냐고?
- 202 하체운동 하면 종아리가 두꺼워진다고라고라고라?
- 203 도대체 살은 언제 빠지냐고?
- 204 SPEED YES or NO 빨리 묻고 빨리 답하기
- 206 **주원 앙케이트2** 식탐이 폭발할 때! 난 이렇게 대처한다!
- 208 **주원 앙케이트3** 나만 알면 어때?
  나만 아는 내 예쁜 구석을 공개한다!

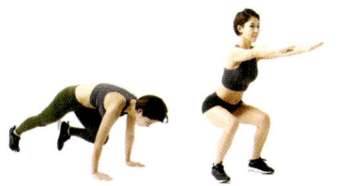

INTRO

본격 다이어터가 되다!

수없이 많은 다이어트에 도전하고 또 실패하고... 마치 뫼비우스의 띠처럼 이 구간만 반복하고 또 좌절했던 우리 여리디 여린 언니들을 위해 준비했어. 본격 다이어터가 되기 위해 거쳐야 할 기초 단계 정도로 이해하면 쉬울 거야. 긴장 풀고 한 단계씩 함께 걸어가 보자!

뚱뚱했던 김주원, 환골탈태 과정을 낱낱이 공개한다

난 태어날 때 빼고는 원래 뚱뚱했어. 계~속 뚱뚱했어. 분명 태어날 당시엔 2.6kg이라 인큐베이터에 들어가기까지 했다는데 크면서 점점 우람해졌지. 초등학생 시절에도 쭉 우람했어. 그러다 20살, 꽃다운 성인이 되었을 땐 무려 104kg!
당시 나는 살은 쪘지만 나름 얼굴은 예쁘다고 생각했고, 근거 없는 자신감도 있었어.

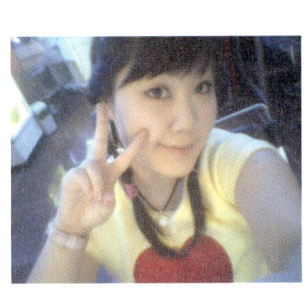 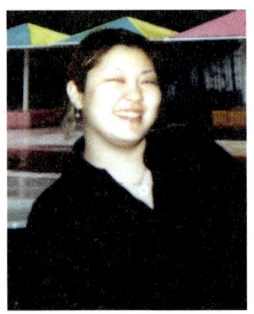

그러다가 정신줄을 잡고 드디어 다이어트 시작!
안 해본 다이어트가 없었어. 한약 다이어트, 단식원, 주사 요법, 식욕억제제, 댄스, 요가 등등 아마 다이어트로 돈 몇 천은 날렸을 거야. 어찌어찌 한달 만에 15kg 감량에 성공했어. 그리곤 두 달 만에 18kg이 쪘지. 빠졌다 쪘다, 빠졌다 쪘다...
요요라는 놈이 끝도 없이 찾아왔어.

"빼면 뭐해!!! 다시 찌는데!! 이 죽일 놈의 복귀능력을 어쩔 건데?"

HOME TRAINING

그때 미리 알았더라면 좋았을 것을... 급하게 먹으면 체하는 법이라는 걸.
다이어트 거의 포기상태에서 마지막 희망의 끈을 잡고 집 앞 헬스장에 등록했는데
그때 만난 관장님을 통해 큰 깨달음을 얻었어. 그 분의 가르침에 따라 1년 동안
열심히 운동했어. 그때 알았어. 한 달에 2.5kg 이하로 제한해 감량해야 요요현상을
피할 수 있다는 걸. 인간의 본능은 어쩔 수 없는 거라 무리한 식단 조절은
절대 오랜 기간 유지할 수 없다는 걸 말이야.
그때서야 조금씩 조금씩 살이 빠지기 시작했어.

85kg ⇨ 83kg ⇨ 78kg...
내리는 비를 맞아가면서도 꾸준히 걷기 운동을 했던 78kg 시절에는 진심으로
예뻐졌다고 생각하면서 자신감이 충만했었지. 그러다 71kg~72kg 대에 들어서는
예고 없이 정체기를 맞닥뜨렸고, 체질 변화 때문인지 피부도 뒤집어지고
아주 최악이었어. 어찌되었든 길고 긴 정체기를 부수고 65kg 대에 진입! 난생 처음
민소매도 입어 봤어. 그리고 62.5kg을 달성하고부터는 '아, 정말 많이 뺐다.'라고 자부하며
3년 이상, 가장 오랜 시간 동안 다이어트 생각을 접고 지냈지. 여기까지가 내 다이어트
성공의 끝이라고 생각했거든. 내가 뚱뚱했던 걸 아는 친구들은 경악하면서 인간 승리다,
완전 날씬하다며 난리도 아니었지만 날 처음 만난 친구들의 반응은 그다지 좋지 않았어.
그때 깨달았지. 남들 눈에는 100kg이나 70kg이나 그냥 다 똑같은 뚱뚱한 여자라는 걸.

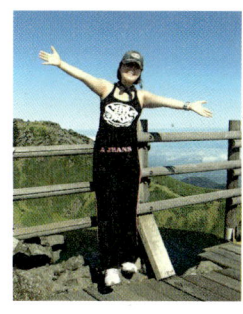 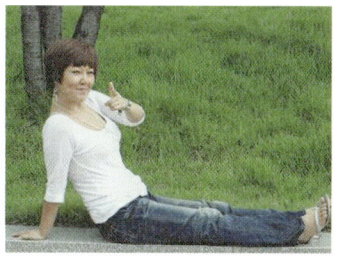

독하게 마음 먹고 다시 다이어트에 돌입했어. 내가 그 동안 어떻게 뺀 살인데 아무도
알아주지 않는 거야? 정말 독한 마음으로 남은 살도 빼버리자 생각하고 운동에 매달렸고
마침내 성공했어. 지금은 어느 누구도 날 보고 뚱뚱하다라고 말하지 않게 되었지.
이런 내게 다들 성공한 다이어터라고 하지만 난 단지 내가 50kg을 감량했다고 해서

INTRO

성공한 다이어터는 아니라고 생각해. 성공한 시점부터 현재까지 약 7년간 나는 다이어터가 아니기 때문에 자신 있게 성공한 다이어터라고 이야기하는 거야. 누구나 몇 십 킬로그램을 뺄 수는 있어. 하지만 뺀 몸을 유지하는 과정이 다이어트를 하던 때와 같다면 그건 다이어트가 끝났다고 얘기할 수 없어. 고로 성공한 것이 아니라는 거지. 계속 괴로울 거라면 대체 그 고생의 끝은 어디라는 거야?

내 다이어트의 성공 비법을 자꾸만 물어보는데, 대단한 운동법도, 대단한 식단조절도 아니야. 정말 꾸준히, 한 달에 2kg 이하로만 감량했다는 거야. 그것도 운동으로 말이야. 급할 수록 돌아가라고 했고, 급히 먹으면 체한다고도 했어. 다이어트 역시 마찬가지야. 정말 빼고 싶거든 천천히, 대신 꾸준하게 노력해. 식단도, 운동도 꾸준히 천천히 했을 때 원하는 결과를 가져다 줄 거야. 내가 산 증인이니까 의심하지 말고 믿어줘. 믿는 만큼, 행하는 만큼 예쁘고 날씬한 몸에 가까이 다가갈 수 있어!

할 수 있다! 그런데 뭘 할 수 있어?

다이어트 계획은 '배고플 때' 세우자!

배가 부를 땐 뭐든 할 수 있을 것 같지? 아마 3일을 굶는 것도 충분히 할 수 있을 거라 생각할거야. 나도 마찬가지였어. 다이어트 계획은 늘 배부르게 먹고 나서 두둑한 배를 내려다보며 세웠지. "아침은 샐러드를 먹고 음... 그래! 점심 한 끼 정도는 내가 먹고 싶은 걸 먹자! 그래야 저녁을 굶을 수 있잖아? 저녁엔 퇴근하자마자 운동 2시간 하고 자야지!" 그러나 야속하게도 불과 몇 시간 만에 그 결심은 서서히 무너지고 말아. 혹시 이대로 1주일만이라도 지킬 수 있다고 자신하는 언니가 있다면 내가 진심을 다해 응원해주고!! 다이어트 계획은 무조건 '배고플 때' 세우자. 배고플 때는 아주 냉정하게 내가 정말 할 수 있는 만큼의 계획을 세울 수 있게 되거든.

지속가능한 다이어트 플랜 짜기

수없이 말도 안 되는 무리한 계획을 세웠다가 실패만 맛본 경험자로서 항상 배가 고팠던 내가, 허구한 날 몸이 아팠던 내가 뭘 할 수 있을까 고민한 후에 내가 사용했던 방법은 다음과 같아.

HOME TRAINING

'아... 너무너무 배고파! 다 먹어버릴 거야!! 아.. 안되지 릴렉~~스.
그래! 너무 배가 고플 땐 일단 물 1잔을 원샷 해보자!'

'오늘은 진짜 운동하기 싫다... 엊그제 하체운동을 너무 무리하게 했나 봐. 근육통 때문에
움직일 수가 없어. 머리도 띵하고 두통까지 심한 것 같아. 오늘은 운동 쉴까? 아니야!!
정신차려!!! 근육운동은 못하더라도 러닝머신 딱 20분만 하고 오자!'
이 정도면 할 수 있지? 자신의 몸에 가혹하고 무리한 요구를 하기보다는
정말로 오랜 시간 지속할 수 있는 방법을 찾는 거야!

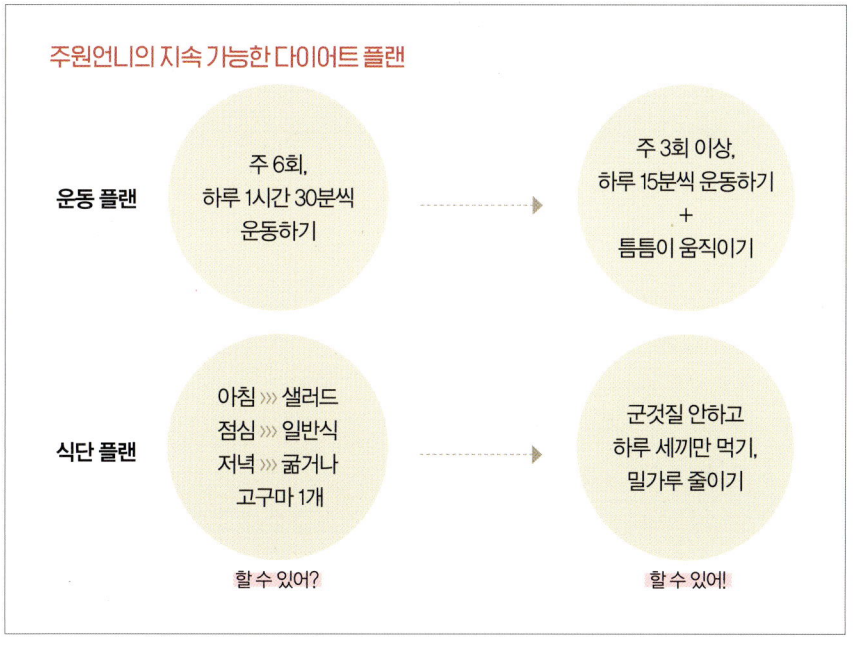

내가 실제로 계획하고 실천했던 다이어트 플랜 중 하나야. 물론 맨 처음엔 나도 파이팅
넘쳐서 왼쪽과 같은 무리한 운동 및 식단 계획을 짰었어. 처참하게 실패한 결과
실천 가능한 범위의 오른쪽의 다이어트 플랜을 짤 수 있게 된 거야.

다이어트의 시작은 아주 작은 것에서부터 시작해!
그리고 지금껏 혹사시키고 방치했던 내 몸에게 천천히 다이어터의 몸으로 전환할 수 있는
충분한 시간을 주자. 잘 따라와주면 "잘했어!"라고 스스로에게 칭찬해주는 것도 잊지 말고!

INTRO

내가 1년 이상 할 수 있는 것!

다이어트와 요요!
이 둘은 떼려야 뗄 수 없는 운명이야

그냥 같이 쭉 가는 거라 생각하고 받아들이면 편해. 식단만 요요가 온다고 생각하는 사람도 많은데 사실 운동도 하다 안 하면 요요가 반드시 따라와. 요요가 오는 속도는 살이 빠지는 속도보다 2배나 빨라. 다이어트가 시속 60km이라면 요요는 시속 120km인 셈이지. 하지만 다행인 것은 이 둘이 동시에 출발하지 않는다는 거야. 즉, 한 달에 10kg를 감량하고 다이어트를 포기했다면, 다시 10kg이 쪄 원점으로 돌아가는 데까지 보름이면 충분하다는 거지. 반대로 생각하면 계속해서 다이어트를 진행하면 요요는 출발조차 할 수가 없겠지?

생각해 봐. 한 달에 1kg씩만 빼도 6개월이면 6kg을 건강하게 감량할 수 있고 요요가 온다 해도 3개월이라는 시간이 걸릴 텐데, 우리는 한 달에 6kg를 빼고 말겠다는 무리한 계획을 짜니까 계속 제자리인 거야.
이런 말 들어봤지? "다이어트 하다가 돌아가실 일 있습니까?"
무리한 식단과 운동을 강행하는 것이 건강에 매우 치명적이라는 말이야.
그러니까 요요도 막고 건강을 지키기 위해 우리에게 꼭 필요한 건 '인내심'과
'적당함'이야. 마음이 다급해질 때마다 생각하고 또 생각해. '나란 여자의 분수'를.
그리고 자신의 분수에 맞게 다이어트 계획을 짜고 실천하도록 노력해.
가장 좋은 방법은 '내가 1년 내내 무리 없이 꾸준하게 할 수 있는 게 뭘까?'를
생각해보는 거야. 식단도, 운동도 내가 1년 이상 지킬 수 있는 현실적인 계획을
짜는 것이 중요해. 다이어트는 자기만족을 위해서 하는 거지,
자신을 죽이려고 하는 게 절대 아니라는 걸 꼭 기억해!

장기 다이어트 플랜 체크리스트

다이어트 계획을 짜기 전, 내가 과연 이대로 실천할 수 있을지 스스로에게 묻고 또 묻자!

○ 무리한 운동, 내가 과연 감당할 수 있을까?

(다음날 엄청난 근육통에 시달리게 될 텐데 그래도 쉬지 않고 운동할 수 있어?)

SOLUTION 하루에 15분이라도 꾸준히 운동하자. 땀이 약간 날 정도로! 운동을 후에 몸이 개운할 정도로만 하는 거야. 운동을 못하는 날엔 아이쇼핑을 하거나 집안 청소로 대신해도 좋아!

○ 갑작스런 식단 조절, 폭식 안 할 자신 있어?

SOLUTION 밥 세 숟가락만 덜어 놓고 먹자. 국물이 있는 음식은 최대한 피하고 건더기만 건져먹는 거야. 맵고, 짜고, 튀긴 건 최대한 줄이고 단것과 군것질을 끊어보자. 대신 1주일에 하루는 먹고 싶은 음식을 먹어 봐!

INTRO

치열한 다이어터의 하루

**일일 계획표,
과거의 하루 vs. 현재의 하루**

매일이 같았을 리 없지만 한창 다이어터로 생활하던 때의 하루 일과를 되짚어봤어.
보면 알겠지만 매 시간, 약간의 짬이 생기면 잠시도 가만 있지 않았지.
아침 기상부터 출근길, 양치하는 시간, 화장실 가는 시간, 퇴근길, 자기 전까지 최대한
몸을 움직이려 노력했고, 운동이 곧 일상인 나날을 보냈어. 평소 잘 마시지도 않던
물을 하루에 기본 8잔은 마시려고 노력했고.
글로 보면 굉장히 복잡하고 바쁘고 힘든 하루 일과처럼 보이겠지만
이 생활이 점차 익숙해진다면 금방 적응할 수 있을 거야.
바쁘다고 핑계 댈 시간에 그냥 조금이라도 몸을 움직여봐.

우리는 우리가 생각하는 것보다 더 많은 시간을 운동에 쏟을 수 있어.

그리고 자기가 원하는 목표에 다다랐다면 이제 이 모습을 유지하는 것이 중요해.
갑자기 생활 리듬을 흐트러트리지 마. 말했듯이 요요는 한 순간, 엄청난 속도로 달려온다.
생활 속 틈틈이 스트레칭을 해주고 자기와 잘 맞는 운동 한 가지를 배워보는 것도 좋아.
수영이나 요가, 필라테스 등 평소 해보고 싶었던 운동이 있다면 뭐든지 좋아.

당장 시작해.
부지런히 움직이는 만큼 예뻐질 거야.

HOME TRAINING

과거	시간	현재
기상, 기지개 펴기, 이불 털기, 물 1컵	6:30	
아에이오우 5번, 승모근 스트레칭, 옆구리 운동 2종 세트(노래 2곡 끝날 때까지), 물 1컵	7:00	기상, 기지개 펴기, 물 1컵, 이불 털기, 옆구리 스트레칭, 허리 스트레칭
출근 준비, 씻고, 화장하고, 물 1컵	7:20	아에이오우 5번, 거북이 운동, 승모근 + 허벅지 뒤쪽 스트레칭
걸어서 출근(1시간 거리), 물 1컵	8:00	
회사 도착(바나나 또는 고구마 1개, 멀티비타민, 아몬드 7알)	8:50	회사 도착(바나나 또는 고구마 1개, 멀티비타민, 아몬드 7알)
근무 시작	9:00	수영 1시간
근무 중 (쉬는 시간마다 물 1컵) 화장실 갈 때마다 무작위로 동작하기 - 스쿼트 10회 - 와이드 스쿼트 10회 - 벽대고 팔굽혀펴기 10회 - 서서 다리 뒤로 차기 10회 - 겨살 타파 10회	10:30	아메리카노 1잔
		근무 중 화장실 갈 때마다 스쿼트 10회
퇴근(버스 타고)하면서 물 1컵	8:30	
집 도착, 물 1컵	9:00	
15분 운동 후 줄넘기 1,000회 스트레칭 물 1컵	9:30	저녁 운동(주 3~4회) 근력 운동(40~50분)
누워서 옆으로 다리 올리기 10회 누워서 무릎 당겼다 펴기 15회 다리 찢기, 옆구리 늘이기	TV 볼 때	누워서 옆으로 다리 올리기 10회 누워서 무릎 당겼다 펴기 15회 다리 찢기, 옆구리 늘이기

※직업 특성상 식단은 불규칙하므로 제외함.

ONE
식단 조절 분투기

다이어트의 가장 최대의 적은 바로 음식이야. 다이어트를 해볼까 마음먹은 언니들이 가장 먼저 하는 것이 식단 조절이고. 식단 조절? 말이 쉽지 음식에 대한 욕망을 절제한다는 것이 얼마나 힘겨운지 알아? 주변에서는 도와주나? 오히려 더 맛있는 것을 먹으며 한 번만 먹어보라고 약 올리기 일쑤잖아. 열 받아! 지금부터 내가 직접 겪었던 식단 조절에 대한 눈물겨운 분투기를 들어봐. 이 안에서 언니들이 직접 다이어트 생활에 참고할만한 이야기도 찾을 수 있을 거야.

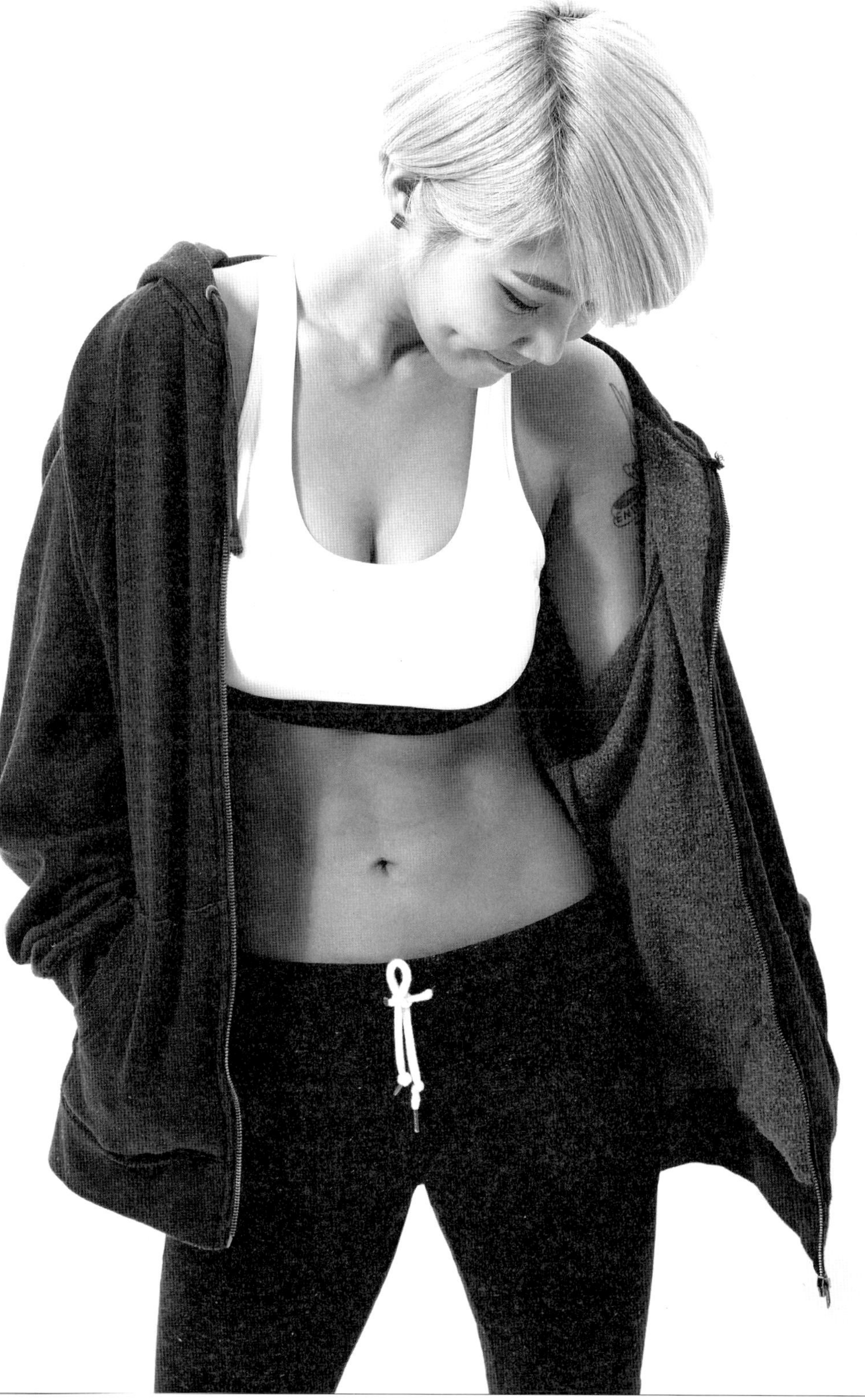

HOME TRAINING

HOME TRAINING

DIET
MANAGEMENT
PROGRAME

규칙적인 식사, 나에겐 그게 화근이었어!

'배가 고프기 전에 미리 음식을 먹어서 폭식을 막고자,
그리고 활동 대사량이 적은 저녁보다는 움직임이 많은 아침에 먹는 게
열량 소비에 좋기 때문에 아침에 많이 먹고 저녁엔 소식해라.' 또는
'굶는 것보다는 조금이라도 먹어두는 게 낫다.'라고들 하지.
이 말이 잘못됐다는 건 아니야. 하지만 개개인마다 체질과 생활습관이 다르기 때문에
다이어트 역시 언니와 맞는 방법을 찾아야 돼.
나는 낮에는 잘 참다가 저녁에 폭식하는 스타일이었어. 아침잠이 많아서 아침엔
뭘 먹고 싶다기보다는 차라리 자고 싶다는 의지가 더 강했고, 식욕도 별로 없었어.
그래서 아점(아침 겸 점심)은 대충 먹고 저녁에는 잔뜩 몰아서 먹곤 했지.
하지만 아침식사가 다이어트에 효과적이라는 이야기를 들은 뒤부터
저녁엔 소식하고, 먹고 싶은 음식은 참았다가 아침에 먹는 생활을 시작해봤어.
처음엔 아침에 입맛도 없고 더부룩해서 억지로 먹었는데, 시간이 흐르니 아침이 되면
자연스럽게 배가 고파지고 식욕이 당기더라. 그런데 여기서 문제가 생겼어.
아침을 든든히 먹으면 하루를 잘 견딜 수 있다고 알고 있었는데,
나는 아침을 든든히 먹어도 점심이 되면 또 배가 고픈 거야!
그래서 저녁에 폭식하면 안 되니까 점심도 든든하게 먹었지. 그런데 오히려
저녁에는 입맛이 더 좋아! 결국 나는 한 끼에 몰아먹던 걸 세 끼로 나눠 먹는 게 아니라
3배의 양을 먹게 돼 살이 더 찌고 말았어. 그렇다면 어떻게 해야 할까?

나 같은 스타일은 하루 총 섭취량을 조절하는 편이 더 나아.
아침은 간단하게 먹고, 점심이나 저녁 중 한 번은 먹고 싶은 음식을
먹는 거야. 저녁에 외식을 할 예정이라면 점심은 간단하게,
점심 때 너무 배가 고프면 든든하게 먹고 대신 저녁엔 꾹 참는 식이야.

제자 H양의 식단 조절기

내 제자 H양. 평소 그녀는 하루 세 끼를 규칙적으로 먹어 왔어. 그러다 아침을 든든하게 먹는 게 다이어트에 효과적이라는 얘기를 듣고부터는 아침 식사의 양을 늘리고 저녁으로 갈수록 점점 식사량을 줄이는 다이어트 방법을 실천하기 시작했어. 운동 역시 꾸준히, 열심히 병행했지. 그런데 그렇게 열심히 하는 데도 몸의 변화가 거의 없는 거야! 머리를 맞대고 앉아 찬찬히 그녀의 생활을 되짚어보았어. 소식하던 아침을 든든하게 먹었더니 그 여파로 하루 종일 입이 심심해졌고, 식욕이 더 왕성해져서 평소 잘 하지도 않던 군것질에 손을 대기 시작했지. 속도 더부룩해졌고, 전보다 복부지방이 늘어나고 말았어. 아침에 많이 먹고 저녁에 조금 먹는 것이 자신에게 맞지 않은 다이어트 방법이었던 거야.
그럼 H양은 어떤 방법을 택하는 것이 좋을까?
실제 그녀에게는 하루 두 끼만 먹는 아주 약한 간헐적 단식을 실천해보길 권했어. 굳이 세 끼를 챙겨 먹지 않아도 돼. 먹어야 한다는 강박에서 벗어나고 식사 패턴을 자신의 스타일에 맞게 조정하는 것이 좋아. 그녀 역시 이 방법을 실천하고부터는 다이어트 효과가 눈에 띄게 보이기 시작했어.

간헐적 단식이란?

간헐적 단식(IF: Intermittent Fasting)은 1주일에 2일은 24시간 단식을 하고, 일주일에 3~5번 정도 아침을 거르는 식으로 일상 속에 공복감을 주는 방법이다. 보통 하루 세 끼 먹던 것을 한 끼로 줄인다거나 아예 하루는 굶는 것도 간헐적 단식의 한 방법. 매일 할 필요는 없고 1주일이 1~2번 정도 실천하는 식으로 자신의 스케줄에 따라 부담 없이 진행하는 것이 좋다.

DIET
MANAGEMENT
PROGRAME

주변에 먹을 걸 남겨두지 마 절대로!

다이어트 중에는 꼭 나의 인내심을 테스트하는 시련이 찾아 오게 돼있어.
그 중 한 가지가 주변 사람들의 '인심'!
평소엔 먹을 거 주는 사람이 너무나도 감사하고 좋아.
그러나 다이어트 중인 내겐 너무 위험한 사람들!
인간의 식욕은 내가 컨트롤 할 수 있는 수준이 아니기 때문에
식단 조절 중이라면 먹을거리와 거리를 둬야 해.
내가 미용실에 근무할 땐 특히 빵을 사다 주시는 손님들이 많았는데, 덕분에 나는
샴푸를 하면서도, 머리를 말리면서도 머릿속엔 오로지 빵! 빵! 뿐이었어.
다이어트는 기억 저 멀리 아득하게 사라졌고 그 자리를 빵으로 가득 채웠지.
'누가 내 몫까지 다 먹어버리면 어떡하지?'
'내가 좋아하는 빵이 남아있을까?'
온통 신경이 그쪽으로 쏠려서 일에 집중도 안되고 신경질이 날 정도였어.
그런데 신기하게도 그 집착이 언제 끝났는지 알아? 내가 그 빵을 먹었을 때가
아니었어. 그 빵을 누군가가 다 먹어 치웠을 때! 그때서야 비로소
자유로워질 수 있더라고(나만 이상한 거야? 응?).
다들 한 번쯤은 겪어봤을 거라 생각해. 힘들게 저녁을 조금 먹은 뒤 자려고 누웠는데
전자레인지 옆에 과자 한 봉지가 남아 있다는 게 생각날 때! 그때부터 온 신경이
그 과자를 먹을까 말까에 대한 갈등으로 가득 차게 되는 경험 말이야.
다이어터들이 느끼는 식욕은 일반 사람들의 그것과는 달라.
우린 다이어트란 놈에게 조금의 틈도 허락해선 안 돼. 그러기 위해서는 손이 닿는
모든 곳에 먹을 걸 남겨두지 않는 것이 우선이야. 먹을 게 아직 남아있다면
지금 당장 주변에 나눠주던지 어떤 방법을 사용해서라도 다 없애버려! 명심해!
식욕은 우리의 의지로 되는 게 절대 아니야.

JOOWON
HOME
TRAINING

▍체중계나 체성분 검사를 너무 맹신하지 마 가장 정확한 건 눈바디!

2014년도 이야기야. 그때 난 다이어트를 열심히 한 끝에 무려 50kg을 감량했고 자랑스럽게 체지방 17%라고 적힌 인바디를 블로그에 공개했지.
당시 난 내 체지방량에 자신이 있었던 것 같아. 그때만 해도 내가 몸짱이 된 줄 알았거든. 그 이후로도 난 멈추지 않고 운동을 꾸준히 했고, 어느 날 우연히 사진으로 현재의 몸과 과거 53kg일 때의 몸을 비교할 기회가 생겼어.
육안으로만 봐도 다르다는 것이 팍팍 느껴질 정도로 차이가 나더라.
체지방 수치는 지금이 과거보다 더 높은데도 말이지.

몸무게 역시 마찬가지야. 과거의 몸무게보다 요즘이 더 나갈 때도 있어.
지금은 보통 55~56kg을 왔다 갔다 하거든. 믿겨져? 그치만 사실이야!
같은 몸무게라 할지라도 식단으로만 살을 뺀 사람의 몸과 나처럼 운동으로 또는 운동을 병행해 다이어트를 한 사람의 몸을 비교해보면 '둘이 정말 몸무게가 같아?' 라고 되묻게 될 거야. 열심히 뺐는데 아무도 인정해주지 않는다면 얼마나 슬플까?
나올 곳은 확실히 나오고 들어갈 곳은 확실히 들어간 라인 잡힌 몸은 굶어서 만드는 것이 아니라 꾸준한 운동이 뒷받침되어야 가능한 이야기야! 이렇게 산 증인이 이야기 하는데, 그런 데도 굶기만 할거야? 응?

운동으로 진짜 빠져요?

언니들이 백 번, 천 번 물어보는 질문들이야.

'살로 덕지덕지 뒤덮인 무릎, 운동으로 빠져요?'
응! 하체운동 하다 보니 자연스럽게 사라지더라.

DIET
MANAGEMENT
PROGRAME

'셀룰라이트 때문에 걱정이에요. 운동으로 빠져요?'
응! 나 역시 배, 허벅지, 팔 곳곳이 셀룰라이트로 넘쳐 났어. 하지만 운동을
꾸준히 했더니 지금은 어디로 갔는지 전부 사라져버렸어.

'어줍이, 굽은 어깨, 운동으로 고쳐질까요?'
당연하지! 간단한 운동 동작만 지속적으로 한다면 충분히 극복할 수 있어.

'통짜 허리, 일자 허리, 운동으로 바꿀 수 있나요?'
두말하면 잔소리! 운동으로 불필요한 지방이 사라지니 자연스럽게 허리 라인이
드러나. 타고나길 정말 일자 허리였더라도 대신 골반 운동으로 허리가
들어가 보이는 착시 효과를 얻을 수도 있어(배꼽 모양까지 예쁘게 바뀐다지?).

그 밖에 출산 후 또는 잦은 다이어트로 인해 바닥까지 축 처진 살들 모두 운동으로
극복 가능해. '저는 근육형이에요.' 이런 말들 전부 다 필요 없어. 나도 내가
근육형이라고 생각했는데 꾸준히 운동하니 빠지더라. 솔직히 말해서 자칭
근육형이라는 말은 체지방 10% 대만이 당당하게 할 수 있는 이야기야! 지금 하는
모든 걱정들 전부 운동으로 극복 가능하니까 믿고 시작해도 좋아.

체중계보다 인바디, 인바디보다는 눈바디가 확실하다!

체중계나 인바디는 참고만 하자. 몸에 가장 붙는 옷을 입고 거울 앞에 서서
눈으로 몸을 체크해. 이게 가장 확실한 바디 체크 방법이 될 거야.
살을 빼고 싶은 부분이 보이거나 더 욕심이 나는 라인을 갖고 싶다면
되도 않는 수치로 자신을 학대하지 말고 지금 바로 운동을 시작해.
타고난 체형을 운동으로 극복하려면 적어도 1년, 아니 그 이상이 걸릴 수도 있지만
식단만으로 절대 할 수 없는 일을 가능하게 만드는 일이니까 조금만 더 힘내자!

JOOWON
HOME
TRAINING

배가 고파서 잘 수가 없어?
배고픈 상태의 내 모습을 즐겨봐!

배고플 때와 배부를 때의 '복부' 상태는 확연하게 차이가 나. 배가 고프다고 허겁지겁 많이 먹어 버리면 복부는 당연히 풍선처럼 부풀어 오르게 돼 있어. 물론 그 배가 모두 다 살로 가는 건 아니지만. 나 같은 경우엔 배가 너무 부르면 짜증이 나더라고.

배고파서 짜증남 vs. 배불러서 짜증남

뭐가 더 싫어? '배불러서 짜증난다'라고 하는 사람보다 아닌 경우가 더 많겠지? 만약 배고파서 짜증나는 기분이 더 싫다고 한다면 당장 뭐라도 먹으라고 하겠어! 다이어트는 스트레스를 받으려고 하는 게 아니라 스트레스를 풀기 위해서 하는 거니까! 대신 고구마 하나 또는 삶은 달걀 하나 등 가벼운 먹거리들을 추천할게. 치킨이나 피자 같은 고칼로리 야식에 손댔다가는 다음날 아침, 대재앙만이 언니를 기다리고 있을 테니까… 그건 생각만 해도 싫잖아!
한 번은 이런 적도 있었어. 하루 종일 열심히 식단 조절을 하다가 저녁에 가볍게 소식 또는 굶고 나서 자려고 누웠는데 배가 고파서 잠이 안 와. 먹고 싶은 것들을 막 떠올리며 내일 일어나자마자 먹어야지 하면서 한참을 뒤척이다가 지쳐 잠들어본 적 있어? 눈뜨니 아침! 아침인데 어젯밤 먹고 싶었던 그 수많은 음식들이 다 돌로 보이고 말이야! 어젯밤의 복부와 달리 잠에서 깨자마자 만져본 복부는 조금 쫀득해진(느낌이겠지만!) 것만 같고 더불어 매끈해진 피부(기분 탓이겠지만!)를 느낄 수 있을 거야. 밤에 배고파서 잠이 안 와? 야식을 먹을까 말까 머리 속으로 치열하게 고민하고 있다면 이 글을 한 번 읽어 봐.

DIET
MANAGEMENT
PROGRAME

언니가 지금 먹으면 밤새 위는 잠을 못 자겠지? 그럼 언니를 마구마구 괴롭히게
될 거야. 위장이 쉬지 못하고 계속해서 운동하게 되면 잠을 자도 자는 게 아니라고
하거든. 잠은 자는 둥 마는 둥 해야 하고 아침엔 더부룩한 속에 끙끙대다가,
부은 얼굴을 보고 경악하게 될 텐데! 그래도 먹고 싶어?
그래. 그럼 이번엔 피부를 생각해봐.
야밤에 안 좋은 음식 먹고 자면 꼭 얼굴에 뾰루지가 하나씩 올라오지?
그거 일주일은 족히 언니를 짜증 속으로 몰고 갈 거야.

그래도! 그래도 먹고 싶은 거야??

언니들은 배고픈 게 언제였어? 예전의 나는 평소 낮에 이것저것 주워 먹느라
배고픔이란걸 잘 못 느끼고 살았기에, 배고픈 그 느낌이 오히려 신선하게 다가왔어!
배고픈 상태의 느낌을 한 번 즐겨 봐! 앞, 뒤, 옆으로 튀어나오는 뱃살 때문에
입고 나면 숨 한 번 편히 못 쉬었던 타이트한 청바지가 하룻밤 사이에
얼마나 편해졌을까 입어보는 것도 좋아!
먹는 건 그 느낌을 충분히 즐겨본 다음, 조금만 나중으로 미뤄보자.

식탐 대폭팔

내가 태어났을 때는 인큐베이터에 들어가야 할 정도로 작은 애기였다고 해.
그런데 이런 애기들이 생존 본능 때문인지 식탐이 강해서 비만이 될 확률이
높다고 하더라(믿거나 말거나). 어쨌든 난 유치원 때부터 스물스물 소아비만의
조짐을 보이더니, 초등학생 때 60kg을 가뿐히 통과! 중학생 때는 70kg의 벽을
넘어버렸지. 그 후로는 한동안 80kg 대를 유지하면서 정착하나 싶었는데,
컴퓨터 게임에 빠지게 되면서 2년 뒤 세 자리를 찍어버리고 말았어.
난 하나에 집중하면 끝을 보는 성격인데 그게 하필 식탐이었던 거야!

난 어릴 때부터 식탐이 남달랐어. 보통 사람들의 그것과는 차원이 달랐지.
굶으면 굶었지 조금만 먹는다는 건 내 사전에 없었거든.
그래서 처음 다이어트할 땐 진짜 밥 한 끼 남들처럼 먹는 것도 힘들었어.
다들 너무 천천히 먹는다고 생각했어. 나중에야 내가 너무 빠르다는 걸 알고 나서
남들 속도에 맞춰 먹어보려 노력했는데 그것부터가 너무 힘들었어.
차라리 아무 말이라도 하면서 얘기에 집중 좀 해보려고 해도 계속 시선은 음식에 고정...
그러다 한 번 먹기 시작하면 남들이 먹을 까봐 씹지도 않고 삼키는 건 기본이고,
맛있는 반찬 있으면 밥공기에 쟁여두고 그랬어. 배가 고파서 먹은 건지,
맛을 느끼는 건지도 모르겠어. 그냥 씹는 행위 자체를 멈출 수가 없었지.

언니들은 그럴 때 없었어?
그래서 난 이렇게 식탐이 터질 땐 꼭 생각해.
먹을 땐 만원, 뺄 땐 백 만원!

10분 혀끝의 행복을 얻고, 10일을 고생해야 한다.
"내 몸은 음식물 쓰레기통이 아니야."

DIET
MANAGEMENT
PROGRAME

다이어트 최대의 적!
'폭식'에 대처하는 다이어터의 자세

다이어트를 하다 보면 그 놈이 꼭 온다. 바로 다이어트 최대의 적 '폭식'!
폭식에 정복당하고 울상 짓고 있는 언니, 이리와! 지금 먹고 있는 것도 내려놓고
일단 이리 와 봐. 한 번쯤은 폭식에 대해 꼭 짚고 넘어가고 싶었어.

※주의: 이건 주원언니만의 노하우일 뿐, 무조건 정답은 아니라는 거.

저염식 다이어트나 그 밖의 과도한 식단 관련 다이어트를 하다 보면 항상 폭식 증세가
따라오지. 인간에게는 누구에게나 본능(난 인간의 본능 중 최고는 식욕이라 생각해!)
이라는 게 있기 때문에 당연한 거야. 부끄러운 것도, 또 나만 그러는 것도 아니야.

| 폭식이
오고 있어!
**폭식
셀프 체크법** | ○ 배가 부른데도 계속해서 음식이 당긴다.
○ 딱히 먹고 싶은 게 없는데 그냥 입이 심심하다.
○ TV를 보거나 업무 중에 아무 생각 없이 군것질을 하게 된다.
○ 뭘 먹고 있지 않으면 집중이 안 된다. 혹은 재미가 없다.
○ 맛을 느끼지도 못하면서 그냥 먹고 있다.
○ 과식을 했을 때 오늘은 어차피 망했다는 생각에 그냥 먹어버리자
　생각한다(이때가 가장 심각!).
※ 과반수 이상 선택한 사람은 폭식 위험 신호! |

JOOWON
HOME
TRAINING

폭식에 정복당한 주원언니의 눈물 겨운 에피소드

Episode 1

저녁은 굶고 잠들기 6시간 전부터 아무것도 먹지 않는 다이어트를 하던 중이었어. 그런데 피치 못할 약속이 생겼지. 바로 회식! 술은 참을 수 있는데, 눈앞에 안주들이 아름답게 펼쳐져 있는 거야. 정말 미쳐버릴 것 같았지. 일단 화장실에 다녀왔어. 식욕을 억제하려고. 근데도 먹고 싶은 거야. 물을 들이켜 식욕을 잠재워보려 했어. 차라리 빨리 안주가 바닥나면 좋겠는데, 안주가 절반 정도에서 줄어들지 않네. 저 사람들은 먹고 싶지도 않나? 몇 번 깨작거리다 어떻게 더 이상 손을 대지 않을 수가 있지? 나만 먹고 싶은 거야? 참다 참다 치킨 한 조각에 손을 대버렸어. 그 순간 인내심 끝! 남은 안주 클리어! "이모님~ 여기 뻥튀기 더 주세요! 옥수수콘도요!" 리필되는 과자나 주변 안주들은 모조리 리필을 요구하고 계속해서 흡입했어. 갈증이 나니 맥주도 한 잔 들이켜야지. 술이 들어가니까 달콤한 아이스크림이 당기네. 집에 가는 길에 아이스크림 한 통 사서 깨끗하게 먹어 치움으로써 그날의 폭식은 막을 내렸지.

Episode 2

유난히 무료하고 심심했던 어느 날이었어. 핸드폰 만지작거리는 것도 신물이 나고. 갑자기 떠오른 생각! 영화나 다운받아 볼까? 어? 주인공이 치킨을 먹네? 치킨 시켜먹고 영화 3편 정도 더 보고, 움직이면서 소화시키고 자면 되겠지. 그런데 치킨을 먹었더니 느끼해. 얼큰한 게 먹고 싶은데 라면이 어디에 있더라? 라면을 먹고 나니 달콤한 디저트가 떠올라. 부지런히 편의점에 가서 과자, 초콜릿, 아이스크림을 사와 영화 한 편 더 틀어놓고 사온 것들을 모두 먹어 치웠어. 그니까 치킨 한 마리, 라면 한 봉지, 과자, 초콜릿, 아이스크림 한 통을 한 끼에 흡입한 셈이야.

믿기지 않겠지만 내게 이런 폭식 증세는 익숙한 일이야. 그럼 지금부터는 폭식 후 내가 실천했던 것들을 이야기해볼게. 폭식 한 번으로 얼마나 처절하게 대가를 치렀는지 봐. 언니들도 나처럼 할 자신이 있다면 가끔 폭식을 하더라도 눈 감아줄 수 있어!

DIET
MANAGEMENT
PROGRAME

폭식 그후...

폭식 1일차

어제 마지막으로 먹은 시간을 떠올려보자. 밤 12시까지 흡입했다면
다음날 오후 4시까지 총 16시간 동안 공복 상태를 유지해야 해. 차가운 물보다는
따뜻한 차 위주로 자주 마시고, 아메리카노는 금지! 이렇게 16시간을 잘 버티고
나면 간헐적 단식을 하게 된 것이므로 보식으로 천천히 속을 달래줘야 해.
난 죽 또는 삶은 고구마에 따뜻하게 데운 두유 한 잔으로 속을 채웠어. 그로부터
3시간 정도가 지나면 일반 식사를 해도 좋아. 대신 양을 평소의 절반으로 줄이고,
제발 천천히 먹자. 나 같은 경우엔 16시간 뒤에 보식 한 번 먹고 그냥 또 굶었어.
저녁에는 15분 동안 리드미컬한 근력운동, 운동 뒤엔 뜨거운 차 한 잔으로
수분을 섭취하고 마지막으로 따뜻한 물로 샤워하면 끝!

폭식 2일차

아침에 일어나자마자 차가운 물을 한 잔 들이키고, 공복에 유산소운동을
25분 정도 했어. 1시간 후에는 가볍게 아침 식사로 삶은 고구마 2개와
따뜻한 두유 한 잔을 마셨지. 어제보다 몸이 한결 가벼워졌지만 아직 몸에
음식물이 남아있는 상태니 생활 속에서 평소보다 많이 움직이려 노력하면서 보냈어.
구석구석 청소도 해보고, 아이쇼핑도 나가고, 친구들도 만나 수다를 많이 떨거나
하면서... 점심과 저녁은 평소 식사량의 절반으로 줄여 천천히 섭취하고,
자기 전에 어제 했던 근력운동 25분, 여기에 복부운동을 추가해주는 거야.
마지막으로 뜨거운 차 한 잔과 따뜻한 물로 느긋하게 샤워하며
몸을 이완시키고 마무리!

이렇게 실천하고 나면 폭식 후 3일째 되는 날엔 폭식 이전의 몸으로 돌아가 있을 거야.
중요한 건 위의 상황은 부득이하게 내가 정신 놓고 폭식했을 때 이야기일 뿐.
이걸 믿고 마음껏 먹어도 된다는 게 아니라는 거야. 다이어트는 횟수가 늘어날수록
성공률이 떨어져. 그만큼 내성이 생긴다는 거지. 매번 그러면 절대 안 먹힌다는
것을 명심해!

폭식을 막기 위한 주원언니의 대처법
치팅데이(Cheating Day)를 가져라!
나는 월요일부터 토요일까지는 자제해서 먹지만 딱 하루, 일요일만은 먹고 싶은 대로
다 먹어. 일주일에 한 번은 스스로에게 폭식을 허락하는 거지. 주중에 먹고 싶었던 걸
꾹 참았다가 일요일에 하나씩 먹는 거야. 내가 스스로 폭식하는 날을 정해놓고
먹는 것과 내 의지와 상관없이 욕구에 의해 폭식을 하게 되는 건 차원이 달랐어.
이렇게 일주일에 한 번씩은 마음껏 먹을 수 있다고 생각하니 매일이 견딜만하더라고.
주중에 폭식증세가 밀려올 때 '일요일까지만 참자.' 생각하면서 버텼거든.
내가 주변의 다이어터들에게 추천하는 방법이야.
못 먹는 게 얼마나 괴롭고 힘든 건지 난 너무도 잘 아니까.
이건 어디까지나 내 방식, 내 생각이야.
대신 치팅데이 다음날은 꼭 16시간을 공복상태로 비우고,
폭식한 다음날 했던 대로 이틀 동안 조심했어.

DIET
MANAGEMENT
PROGRAME

▎살쪄도 억울하지 않을
▎음식으로 배를 채우자!

요즘 웬만한 식품에는 거의 다 영양성분표가 기재되어 있어. 나트륨, 지방함량 등 여러 가지가 적혀 있는데 우리는 여기서 칼로리만 살짝 보기로 하자! 나트륨, 지방함량... 이런 건 봐도 어렵고 복잡하기만 하잖아. 심지어 나는 과자에 '단백질'과 '칼슘'이 들어있는 걸 보고 흡족해하며 먹는 위인이었거든.

지방에 가면 그곳에서만 먹을 수 있는 유명한 빵이 있는데, 나는 그 빵을 엄청 좋아해. 집착할 정도로 말이야. 서울에선 먹을 기회가 없었는데 어느 날 친구가 근처 백화점에서 그 빵을 봤다고 하더라고. 냉큼 백화점으로 달려가 친구와 함께 백화점 지하를 다 뒤지고 다녔는데, 없어! 친구한테 "봤다고 하지 않았어? 확실히 본 거 맞아?"라며 있는 짜증 없는 짜증 다 내고 있는 찰나 운명처럼 그 빵을 찾았지. 기쁜 마음에 6개를 한 번에 집어 들고, 그 자리에서 뜯어 입에 넣는 순간의 기분이란... 친구가 말하길 내가 계속 짜증내다가 한 입 먹자마자 갑자기 기분 좋아져서 혼자 수다를 떨더래. 그렇게 신나게 반쯤 먹었을까? 무심코 포장용지를 뒤집어 봤는데 대박!!!!! 손바닥만한 이 빵이 480kcal? 나는 경악하면서 뱉어버렸어. 물론 나머지는 입도 안대고 남들 다 나눠줬지.

나는 과자나 빵의 성분표를 볼 때 내가 너무도 좋아하는 고칼로리 음식들과 비교하곤 하는데, 그 중 제일 좋아하는 건 라면과 치킨이야! 일반적으로 라면은 한 봉지에 약 500~600kcal, 프라이드 치킨은 반 마리에 약 1,000kcal 정도. 과자 한 봉지나 빵 한 개가 보통 400~500kcal 정도 되는데, 그럼 이건 너무 손해 보는 장사 아냐? 그다지 배도 안 부르고 몇 분만에 뚝딱 해치우고 마는 음식을 먹고 살이 찐다는 건 아무리 생각해도 너무 손해 보는 기분이 들어. 차라리 라면이나 치킨을 먹고 말지.

언니들도 갑자기 과자나 빵 같은 군것질거리가 당길 땐 먼저 칼로리를 확인한 다음
가장 좋아하는 음식과 비교해 봐. 어차피 먹을 거라면 살쪄도 억울하지 않을
그런 음식으로 배를 채우라는 얘기야.

여기서 잠깐!
꼭 짚고 넘어가야 할 것이 있어. 칼로리를 볼 때는 꼭 그램(g)을 체크하자.
요즘은 거의 1회 제공량 칼로리를 표기하는데 거기에 절대 속아선 안 돼
(내가 제일 많이 속았던 건 다이어트 시리얼!)! 1회 제공량(40g)이 대부분
150kcal인데, 이것만 보고 칼로리가 낮다고 좋아하면서 먹었던 시절만 떠올리면
속이 쓰려. 과자 같은 경우도 1회 제공량이 140kcal라고 돼있는데,
그건 과자 1/4봉지에 140kcal인 거야. 꼭 총 몇 그램(g)인지를 확인하도록 해.
이왕 먹을 거면 똑똑하게 먹자!
우리의 몸은 소중하니까.

DIET
MANAGEMENT
PROGRAME

대자연이 몰려 오고 있어!
생리 기간, 폭식에 대처하는 법

여자들은 가끔 이상한 촉이 올 때가 있어. 평소 단 음식을 좋아하지 않는데
갑자기 당긴다거나 몸이 무겁고 기분이 축 처지는 등…
다들 무슨 날인지 짐작할거라 믿어.
어느 날이었어. 지하철을 타러 가던 중이었는데 달콤한 향이 코끝을 자꾸만
자극하는 거야. 범인은 바로 지하철 역에서만 파는 달콤한 크림이 들어 있는
빵이었어. 정말 평소 같았으면 쳐다보지도 않는 빵인데 그날따라 발걸음이 자꾸만
그곳을 향하는 거야. 온 힘을 다해 꾹 참고 발길을 돌렸는데
이번에는 세계과자점이 보이네. 평소에는 손도 안댈 법한 군것질거리들에 자꾸만
마음이 가더라고. '왜 이러는 걸까?' 하고 생각해봤더니 글쎄 생리기간이 가까워져
오고 있었던 거지. 이럴 때 뭐든 입에 넣기 시작하면 게임 오버야! 얘기했듯이
어마어마한 식탐을 지닌 나는 배가 찢어질 때까지 먹고 또 먹게 될 거거든.
난 이럴 때 가장 먼저 아이스 아메리카노를 찾아. 이만한 식욕억제제도 없어.
좀 전까지만 해도 눈 앞에 있는 모든 것들을 먹어 치울 기세였는데 아메리카노
한 잔이면 신기할 정도로 진정이 돼. 언니들도 한 번 해보면 어때? 커피를 안 마시는
언니는 자기만의 식욕억제제를 찾아보면 돼.

생리기간을 잘 활용해야 다이어트에 성공한다!

다이어터들이 피할 수 없는 복병! 바로 생리기간이야. 그땐 좋아하지도 않았던
것들이 먹고 싶어지고, 기분은 축 처지고, 그나마 남아있던 다이어트 의욕마저
사라져버려. 이때 이 기분을 주체 못하고 먹을 것에 손을 대면 다이어트 성공은
좀 더 나중을 기약해야만 해. 그럼 어떻게 해야 할까?
우선 자신의 생리주기를 파악하자! 생리 일주일 전부터 생리기간 동안 식욕을
어떻게 억제하느냐가 관건이야. 몸 상태 때문에 운동은 무리하게 할 수 없을 테고,

열심히 한다 해도 호르몬의 영향으로 생각만큼 살이 잘 빠지지 않아.
그러니 이 시기에는 감량보다는 현재의 체중 유지에 집중하자.
자신의 기분을 잘 컨트롤하고 마음을 다스리는 것에 주력해.
짠 음식을 최대한 배제하고 적당한 스트레칭으로 혈액순환이
원활하게 될 수 있도록 해줘. 그리고 진짜는 지금부터야.
생리가 끝난 일주일! 에스트로겐 분비가 많아지고
프로게스테론 분비가 줄어 들어 피하 지방 축적이 적어지는 시기지.
그냥 '다이어트 황금기'라고 보면 돼. 노력 하는 만큼 쭉쭉 빠진다. 피부도 꿀이야.
이 시기에는 계획했던 식단 조절에 박차를 가하고, 운동도 열심히 하면 분명
만족할 만한 결과가 따라올 거야.

DIET
MANAGEMENT
PROGRAME

복근을 유지하는 비결?

한 끼만 잘 먹어도 바로 사라질 수 있는 게 복근이야. 예전에 내가 아침 복부,
저녁 복부 비교샷을 인스타그램에 올린 적이 있어. 웨이트 9년차인 나도 식탐이
폭발할땐 아무리 운동을 열심히 해도 복근이 아침 공복에만 희미하게 비치고,
저녁엔 아예 자취를 감추게 돼. 내가 요즘 복근을 유지하고 있는데 복근을
유지할 수 있는 건 먹는 것보다 이 복부를 유지하는 게 더 행복했기 때문이야.
식탐이 폭발해서 너무나도 먹고 싶을 땐 나도 세 번 생각해.
지금 먹는 기쁨이 더 클까?
날씬한 복부를 유지하는 기쁨이 더 클까?
후자라면 당연히 먹지 말아야 하고, 먹는 기쁨이 더 클거라면 나는 과감하게
먹는 걸 선택해. 먹는 걸 선택했다면 살이 찐 것에 대해 스트레스를 받는 건 금물!
응당 받아들이고 1주일 내내 고생해야 하는 것 쯤은 각오해야 해.
그냥 1주일 개고생쯤이야 즐겁게 받아들일 마음가짐으로 야밤에 치느님을 영접하자!
긍정의 힘! 긍정적인 마음가짐은 모든 불가능을 가능하게 만드는 무한한 힘이 있어.
무너졌다면 다시 진행하면 돼. 없어지는 게 아니니 먹을거면 쿨하게 먹어버리자고!

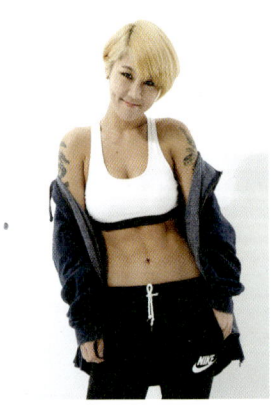 VS.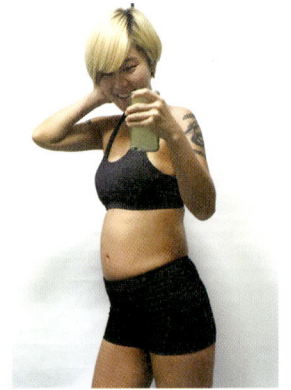

복근 유지 기간   식탐 폭발 후폭풍! 복근 실종 인증샷!

JOOWON
HOME
TRAINING

명절 폭식 예방법
※ 카페 및 SNS를 통한 설문 조사를 토대로 정리해 본 것!

명절 폭식 예방법
1 집에 안 간다(효과가 가장 좋으나 욕먹는 것을 각오해야 하며 미혼만 가능).
2 심부름이나 청소를 자처해서 한다.
3 명절 음식 만들기에 적극 참여해서 미리 입맛을 없앤다.
4 운동을 평소보다 과격하게 한다.

주원언니는 명절에 이렇게!
1 애보기 담당을 자처한다. 가장 활발한 조카와 빠르게 친해지자. 단, 운동보다 더 힘들고(몸살 주의) 가끔 울화가 치밀 수도 있다. 심지어 우리 조카는 식사시간에도 날 정신 없이 괴롭혀 입에 음식을 넣을 겨를이 없다.
2 집안에 아이들이 없다면 주변을 잘 살피면서 어른과 눈이 마주칠 때마다 음식을 향해 젓가락질을 한다. 찔끔찔끔 조금씩만 베어 먹으면서 계속 '맛있다!!'를 연발하고 계속 오물거리며 먹는 척을 한다.
3 식욕을 못 참을 경우엔 딱 한 가지만 정해놓고 먹는다. 차례 음식은 대부분 볶기 때문에 나물이라 할지라도 칼로리가 만만치 않으니 골고루 먹지 말고 차라리 한 가지 음식만 원 없이 먹는다.
4 떡국, 송편, 전 쓰리 콤보! 전은 인간적으로 안 먹는 게 다이어터의 의무이고, 떡국이나 송편은 한 그릇, 한두 개 정도 먹어줘야 한다. 특히 난 집안의 유일한 딸이고, 서른 넘어 아직 시집도 안 갔기에 어른들의 관심도가 상당히 높아. 입에 떡을 잔뜩 넣고 화장실에서 뱉어낸 적도 있어. 음식 버리면 벌 받는다고들 하지만 차라리 벌 받겠어. 어쨌든 현 세상 제대로 살아봐야 할 거 아냐.
5 이도 저도 안되면 그냥 하루만 치팅데이로 정하고 먹자. 대신 명절 내내 먹으면 진짜 큰일나는 거야. 딱 하루만! 마음 굳게 먹고, 정신 똑바로 차리고!

DIET
MANAGEMENT
PROGRAME

▌ 다이어트 일기를 써야 해

사람들이 나보고 도대체 왜 살이 쪘었던 거냐고 많이 물어보곤 해.
지금 그 이유에 대해 설명할게.

우리 엄마를 고발합니다!

난 어릴 때부터 뚱뚱했어. 우리 부모님은 맞벌이를 하셨는데
두 분 다 너무나도 바쁘셨어. 바쁘니까 날 챙길 여력이 없으셨던 거지.
그래서 나는 어릴 때부터 인스턴트를 즐겨 먹었어. 라면, 햄, 참치, 과자, 치킨,
햄버거, 초콜릿, 아이스크림 등… 학교 마치고 집에 가면 아무도 없으니 항상
라면으로 끼니를 때웠지. 밥을 챙겨먹는 날엔 반찬으로 소시지나 햄을 구웠고,
이건 성인이 된 이후로도 습관이 되어서 햄이나 돈가스 같은 반찬이 없으면
뭔가 허전하고 그랬어. 그리고 한 가지 더! 우리 엄마는 과자를 엄청 좋아하고
즐겨 드시는 편이야. 그래서 집엔 항상 과자와 아이스크림이 있었어.
어린 아이가 뭘 알았겠어! 집에 항상 있고, 먹다 보니 맛있으니까 계속 먹었던 거지.
중독이었어. 과자 같은 건 먹어도 금방 배가 꺼지기 때문에 하루 종일
뭘 입에 달고 살았던 것 같아. 당연히 살이 찔 수밖에! 당시에는 궁금했었어.
'다른 친구들도 나처럼 먹는 것 같은데 왜 나만 살이 찌는 걸까?
난 숨만 쉬어도 살이 찌는 체질인가 봐.' 그런데 다이어트 일기를 쓰면서부터
그 이유를 알겠더라. 나도 모르게 내 입으로 들어가는 음식의 양이 상당하다는 것을.
무심코 입에 넣은 사탕 한 알, 목말라서 마셨던 음료수 한 캔 이런 것들이
쌓이고 쌓여서 충실하게 내 몸의 지방으로 둔갑하고 있었던 거지.
진심으로 다이어트를 하고 싶다면 우선 다이어트 일기를 써봐. 귀찮더라도 꼭
써봤으면 해. 내가 하루에 먹는 것들을 쭉 정리해보고 현실을 제대로 직시해야만
다이어트에 성공할 수 있어.

JOOWON
HOME
TRAINING

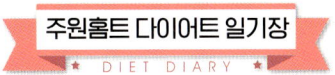

주원홈트 다이어트 일기장
DIET DIARY

1 틈새운동까지 모조리 적을 것!
2 입 속으로 들어가는 모든 먹을거리들을 기록할 것!

Date / /					
운동 기록			식단 기록		
시간	동작 이름	동작 횟수	시간	음식	섭취량(kcal)
:			:		
:			:		
:			:		
:			:		
:			:		
:			:		
:			:		
memo.			하루 물 섭취량 (한 칸 500ml)		
			memo.		

Date / /					
운동 기록			식단 기록		
시간	동작 이름	동작 횟수	시간	음식	섭취량(kcal)
:			:		
:			:		
:			:		
:			:		
:			:		
:			:		
:			:		
memo.			하루 물 섭취량 (한 칸 500ml)		
			memo.		

※[주원홈트 다이어트 일기장] 파일은 싸이프레스 블로그에서 무한 다운로드 받으실 수 있어요!
(http://blog.naver.com/cypressbook)

DIET
MANAGEMENT
PROGRAME

주원언니가 식욕을 억제하는 법

이건 절대적으로 나 자신을 위해 썼던 방법이니 정말 너무나도 식욕을 억제하기
힘들 때 참고만 해보면 어떨까?

1 식사 30분 전, 한 잔 가득 물을 마셔. 이건 이미 습관이 돼버려서 항상 지키고 있어.
외식을 하게 될 경우 음식이 먹음직스럽게 앞에 나오자마자 화장실로 가서
5분 정도 흥분을 가라앉혀. 워워! 동행인에겐 장이 안 좋아 오래 걸리니까
먼저 먹으라고 해. 안 그러면 욕을 바가지로 먹을 수도. 화장실에 다녀오면
예쁘게 세팅되었던 음식이 이미 산산조각 나있고, 그걸 보면 왕성했던 식욕이
조금은 진정이 되어 냉정해질 수 있어.

2 집에 절대로 먹을 걸 두지 마. 가족들이랑 같이 산다면 내 마음대로 할 수 없는
노릇일 테니 집에서는 끼니 외에 아무것도 먹지 말자. 아예 냉장고 근처에서
어슬렁거리지 않아야 돼. 가끔 과자나 빵이 아른거릴 때는 난 그냥 밖으로 나가서
사 먹고 들어왔어. 정말 꼭 먹고 싶은 걸로 밖에서! 하지만 난 귀차니즘이
심한 편이라 나가기 싫으니까 꾹 참는 경우가 많았지.

3 먹을 땐 먹기만 해. TV 보면서, 일하면서, 공부하면서, 핸드폰 보면서 먹지 마.
지금 음식을 무시무시하게 입에 넣고 있으면서 죄책감도 없이 딴짓 하지 말란
말이야! 그냥 우두커니 먹기만 해.

4 젓가락을 사용해. 음식을 먹을 때 숟가락은 치우고 무조건 젓가락으로만 먹어 봐.
신의 젓가락질이 아닌 이상 한 번에 입에 넣는 양이 확 줄더라고.

5 집 곳곳에 거울을 많이 놓자. 우리 집엔 대형 거울이 있는데 군것질을 하다가 무심코 거울을 볼 때가 있어. 열심히 먹고 있는 내 모습을 보다 보면 갑자기 식욕이 떨어질 때가 있더라.

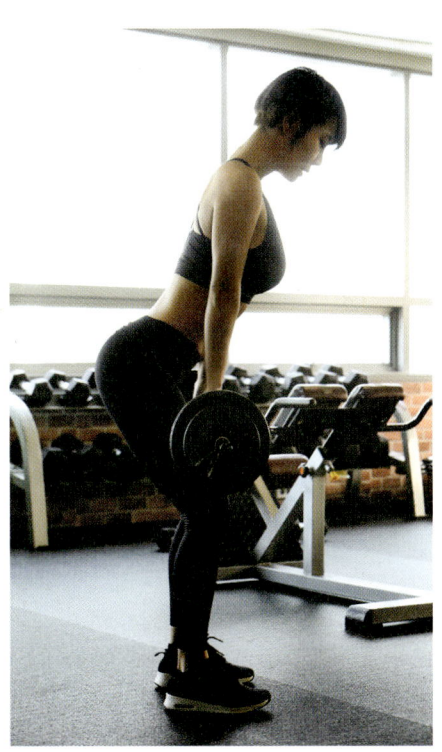

DIET
MANAGEMENT
PROGRAME

외식 추천 메뉴 & 편의점 추천 메뉴

내가 가장 강력하게 추천하는 외식 메뉴는 평소 먹지 못했던 건강한 음식을 마음껏
먹을 수 있는 곳! 샤브샤브, 월남쌈, 해물요리, 생선구이가 특히 좋아.
월남쌈에 라이스페이퍼가 탄수화물이라 걱정된다고 하는 언니들도 많지만 그보다
채소 섭취량이 훨씬 많으니까 그 정도는 걱정 안 해도 돼! 어차피 다른 곳에 가면
더 무시무시한 것들을 먹어 치울 테니까!
하지만 메뉴 선택권이 내게 없을 때도 있지. 이땐 차려진 음식 속에서 먹어야 할
것들만 똑똑하게 골라 먹는 방법을 써야 해. 모임에서 자주 가는 패밀리 레스토랑,
뷔페 같은 경우엔 샐러드 바가 있잖아. 나는 가장 먼저 접시에 샐러드를
가득 담아 그것부터 먹고 시작해. 한식집을 가게 된다면 비빔밥을 시키지!
비빔밥에 넣을 밥의 절반만 덜어 내고 소량의 고추장, 채소와 쓱쓱 비벼 먹으면
칼로리도 낮고, 영양소도 골고루 들어있어서 다이어터의 외식 메뉴로 아주 좋아.

편의점에도 식사대용 먹거리, 간식으로 괜찮은 음식들이 있어. 훈제란, 두유,
삼각김밥, 요즘은 생과일을 파는 곳도 많으니까 바나나나 사과를 하나씩
사먹는 것도 좋지. 난 간식으로 크래미를 즐겨 먹었어.

외식이든, 편의점이든 이것만 기억하면 돼.
국물과 밀가루가 들어 있는 음식을 조심할 것!
그 외의 것들은 적당히 조절하면서 똑똑하게 먹도록 하자.

JOOWON
HOME
TRAINING

다이어터 외식 추천 메뉴
- 샤브샤브
- 월남쌈
- 해물요리
- 생선구이
- 비빔밥
- 쌈밥
- 스시

다이어터 편의점 추천 메뉴
- 훈제란
- 두유
- 삼각김밥
- 과일
- 크래미

DIET
MANAGEMENT
PROGRAME

■ 다이어터 식단 속 블랙리스트

다이어터 언니들이 내게 자주 물어보는 것 중 하나가 바로 식단이야. 도대체
어떤 식단으로 살을 빼는 데 성공했는지 많이들 궁금해 하더라고. 지금 공개하는
식단은 트레이너로서가 아닌 다이어터 시절 내가 사용해서 성공했던 식단이야.
다른 건 몰라도 이 글만은 정식 트레이너가 아닌 20대 초반의 한 여자 다이어터가
50kg을 빼는 데 성공했던 식단을 공유한다는 정도로만 봐줬으면 해.
정답도 정석도 아니야. 아무것도 몰랐던 그 시절, 오로지 살을 빼기 위해 사용했던
식단 그대로를 공개할 테니 참고만 했으면 좋겠어. 참고만!

난 식단을 따로 정해서 그것만 먹는 것이 아니라 스스로 지킬 수 있는
나만의 룰을 정해서 그대로 실천하는 방법을 택했어.
먼저, 1년 이상 실천하는데 자신 없다면 그 식단은 제외할 것! 닭가슴살, 방울토마토,
고구마, 저염식만 먹는 다이어트 언제까지 할 수 있어? 여러 번 강조했지만
난 식탐이 어마어마해. 저런 것들만 먹어야 한다면 사는 의미가 없었을 거야.
대신 이건 꼭 지켰어.

- 잠들기 4시간 전부터 물 외엔 아무것도 먹지 않는다.
- 반찬 위주로 많이 먹고, 밥은 1/3공기만 먹는다. 대신 반찬의 간은 싱겁게!
- 외식할 때는 음식이 나오기 직전 화장실에 가서 스스로를 진정시킨다.
- 간식을 먹든, 밥을 먹든 무언가를 입에 넣기 전에 물 500ml를 원샷한다.
  (몸에 좋은 방법은 아닐지 몰라도 당시 난 살 빼는 것 외엔 아무것도 생각하지 않았으니까.)
- 화이트푸드는 무조건 1/3만 먹는다(여기서 말하는 화이트푸드란 밥, 면 등을 말해.).
- 일주일 중 하루는 무조건 치팅데이로 정할 것(이날만은 술을 제외하고 먹고 싶었던 것들을
  마음껏 흡입했어. 식욕 제대로 폭발하는 날이지. 장기 다이어터들의 정신 건강에 좋아.)!

그리고 주 6일, 절대 입에 대지 않았던 금지 음식 목록을 정해서 정말 열심히 지켰어.
세 끼 식사 외에는 최대한 아무것도 먹지 않으려 노력했고, 먹고 싶은 것은
밖에서 먹고 집으로 들고 오지 않았어.
또 끼니 외에 정말 너무나도 먹고 싶은 것이 있다면 얻어 먹는 것이 아니라
내 돈 주고 사먹자고 생각했지. 그럼 좀 더 심사숙고하게 될 테니까.

주원언니 금지 음식 리스트
- 과자
- 빵
- 떡
- 아이스크림
- 탄산음료
- 설탕이 함유된 음료수
- 초콜릿
- 카페 모카 등의 휘핑크림이 얹어진 커피
- 가공 식품(햄, 소시지, 통조림, 과일 등)
- 술
- 남이 주는 음식

특히 외식이나 회식이 불가피한 직장인들은 매일 같이 다이어트 도시락을
싸가지고 다니기 힘들잖아. 평소처럼 동료들과 점심을 먹되 양을 줄이고,
금지 음식 리스트의 음식들만 피해보는 것은 어때? 다른 건 몰라도 금지 음식들은
자신의 의지로 얼마든지 피할 수 있어. 그리고 우리에겐 치팅데이가 있으니까
그날을 생각하며 버텨보는 거야. 왜냐면 나는 살을 빼고 말거니까!

HOME TRAINING

TWO
내 몸에 집중하는 시간

건강미, 꿀벅지가 대세라지? 근데 그건 일단 됐고, 난 당장 이 옆구리 살을!! 앉을 때마다 부대끼는 이 뱃살을!! 걸을 때마다 반갑게 스치는 이 허벅지 살이나 빼고 싶은 마음이라고! 다들 꾸준히 운동하라고 하지만 사실 그건 쉽지 않잖아? 운동이 무섭고, 낯설고, 힘들거나 싫은 언니들은 이 파트를 주목! 운동? 생각보다 쉽고 재미있어! 게다가 별거 아닌 것 같은 동작인데도 다이어트 효과는 꿀이라지? 자, 같이 해보자!

DIET
MANAGEMENT
PROGRAME

운동은 도대체 언제부터 해야 해?

수많은 다이어터들이 이렇게 외쳐!

"다이어트는 내일부터!"
"운동은 다음주 월요일부터!"

그런데 대체 왜 월요일부터야?

운동, 막상 해보니 힘들지? 몸이 내 맘대로 안되잖아?
만약 언니가 중력의 법칙을 거스를 수 있는 능력이 있다면 계획대로 좀 더 즐기다가
월요일부터 하고, 그게 아니라면 당장 내일부터 해.
우리는 매일, 매 시간, 매초마다 조금씩 '늙어가고' 있어. 우리가 그렇게 경악하며
싫어하는 '노화'가 누구에게나 찾아오고 있다고!
오늘도 안 하는데 내일은 할 수 있을 것 같아? 내일은 또 다른 오늘이 기다리고
있을 뿐이야. 심지어 오늘보다 하루 더 늙은 오늘이 내일이라고. 오늘 안 하면
내일은 더 하기 싫고, 모레는 더더 하기 싫고, 그 다음날은 내가 운동을 하려고
했었는지 조차도 까맣게 잊어버리고 말 거야.

운동을 해야겠다고 마음 먹은 순간,
바로 운동화를 신고 밖으로 나가.

그냥 나가는 거야. 무조건! 음악을 들으며 그냥 걷는 것도, 아파트 꼭대기까지
계단으로 올라갔다 내려오는 것도, 집에서 스쿼트 4~5번 하는 것도 모두 다
운동이야. 운동 그거 거창할 것도, 어려울 것도 없어. 운동의 과정에서
가장 힘든 건 '시작'하는 거야. 그 다음은 몸이 저절로 알아서 따라와 줄 거야.

JOOWON
HOME
TRAINING

100kg이 넘었을 시절의 난 항상 이유가 너무 많았어. 확실히 게을렀었고.
그리고 그땐 몰랐어. 내가 매일같이 운동 못하는 이유만 열심히 찾아왔다는 걸.
지금은 아니야. 아주 약간의 틈이라도 생기면 움직이고 운동해.
하루 15분이라도 상관없어. 회식 때문에, 게을러서, 생리기간이라,
폭식을 멈출 수 없어서 고민이야?
운동해!
운동 하고 싶은데 시간이 없어? 자고, 먹고, 싸고 할 시간은 있는데
운동할 시간만 없는 거지? 100kg이 넘었을 때의 난 게으르고 싶지 않았을까?
나도 여잔데 생리주기를 안 겪었겠어?
피치 못하게 외식하게 된 일이 없었을 것 같아?
그럼 이것까지만 먹고 다이어트 하겠다고? 지금 상태에서는 찌우면 찌울수록
그 살을 빼기 위해 엄청난 노력과 시간이 필요해. 굳이 왜 힘든 길을 자처하는 거야.
정말 진지하게 내가 날씬해지고 싶은 게 맞는지, 대체 살이 왜 안 빠지는지 한 번만
생각해봐. 실패할만한 이유만 찾아가며 스스로를 합리화시키고 있는 건 아닌지도.
답은 본인이 가장 잘 알고 있을 거야.

운동은 내 몸이 나에게 하는 말을 들어주는 유일한 시간이고,
오로지 내 몸을 위해서만 쓰는 소중한 시간이다!
운동은 당연히 오늘부터고, 지금부터 하는 거다!
하루라도 더 젊은 바로 오늘.

DIET
MANAGEMENT
PROGRAME

운동은 하루에 15분만! 그래야 매일 할 수 있어!

한 번은 엄청난 하체 근육통에 시달렸던 적이 있어. 계단은커녕 변기에 앉는 것조차도 고통스러웠지. 엉덩이, 허벅지 앞·뒤가 온통 뭉쳐서 꼼짝 못하겠더라고. 무슨 운동이든 힘들게, 또 타이트하게 해야 효과가 좋은 건 사실이야. 근력운동의 경우 쓰리모어랩스(Three more Reps, 운동 후 한계점에 도달했을 때 보조자의 도움을 받아 3회를 더 실시하는 방법)라는 운동법도 있거든.
한때는 나도 힘들어하는 회원들에게 "죽을 것 같을 때 3개만 더!"를 외치며 운동을 시켰고, 나 또한 그렇게 했어. 하지만 어마어마한 근육통을 겪어 보니 운동이 생활화되었음에도 불구하고 하루 종일 "아, 짜증나! 불편해! 이게 뭐야!!"라고 외치게 되는 거야. 물론 운동도 가기 싫어졌어.
피트니스에서 개인 트레이닝을 받는 회원 중에는 욕심을 부려가며 며칠 엄청나게 몰아서 운동하다가 그 이후 자취를 감춰버린 사람도 많았어. 아마 한참을 끙끙거리며 근육통에 시달리다 운동에 정이 떨어져 버렸겠지. 운동선수나 바디프로필을 준비하는 것이 아닌 이상 무리한 운동은 그만두라는 말을 하려고 서론이 길었네. "죽을 것 같을 때 한 개만 더!"가 아니라 "아~ 힘들다. 그런데 개운해!" 정도로 해야 운동 병아리들은 그 다음날 약간의 근육통이 오더라도 기뻐하며 받아들일 수 있어.
일상 생활하는 데 불편할 정도로 아파지면 운동을 절대 꾸준히 할 수 없다는 걸 명심해.

운동 강도 < 운동 빈도

운동은 얼마나 강하게 하느냐가 아니라 얼마나 자주 하느냐가 중요해. 내 몸이 하는 소리에 귀를 기울여봐.

JOOWON
HOME
TRAINING

"운동 가기 무서워! 운동만 다녀오면 온몸이 피곤하고 아파!"
"운동이 하고 싶어! 운동이 끝난 후 그 상쾌함이 그리워!"

본인이 운동 병아리라면 운동 후에 당연히 후자의 소리를 내야만 해.
내 몸이 하는 말을 들어줘. 밀린 숙제를 해치우듯 갑자기 몰아서 하지 말고
하루에 15분만 해도 충분해! 틈틈이 매일 지속적으로 자극을 주는 편이
운동 병아리들에게 10,000배는 더 효과적이야! 초보자가 너무 거창한 운동계획을
세워 놓으면 운동 시작 전부터 부담 백배는 물론 1시간 30분의 운동계획을 세워놓고
1시간밖에 못 했을 경우에는 심지어 자책까지 들어. '15분만 해야지~'라는 계획을
세워 놓고 '어? 오늘 컨디션이 좋네?' 하면서 20분을 하게 되었을 때 얼마나
뿌듯해지는데!

운동과 내 몸이 자꾸자꾸 친해지는 데도 충분한 시간이 필요해.
내 몸이 하는 이야기…
꼭 들어줘야 해!

DIET
MANAGEMENT
PROGRAME

▌오늘 운동 뭐하지?

큰 맘 먹고 헬스장에 갔는데 어떤 운동을 해야 할지 몰라서 러닝머신 주변만 맴돌고
여기저기 기웃거리다 오는 언니들 많을 거야. 평소 인터넷이나 SNS를 통해
운동 영상이나 동작은 많이 봤는데, 헬스장만 가면 머릿속이 새하얘지면서
"난 아무것도 몰라요~"하는 백지 상태가 되는 거지. 나도 마찬가지야.
그래서 난 밤마다 다음날 할 운동을 정해놓고 자. '음... 오늘은 하체 운동을 했으니까
내일은 등이랑 팔 운동을 해야겠다. 옆구리도 좀 튀어나오는 것 같으니 옆구리 운동
도 좀 해야지.' 이렇게 대충 부위를 정해놓으면 하루 종일 설레기도 하고, 가만있어
보자... 등 운동이 뭐가 있었지?' 이런 식으로 운동 영상을 볼 때도 좀 더 구체적으로
찾아보게 돼. 이때껏 내 몸을 비롯해 여러 여성분들을 트레이닝 해본 결과,
여자들은 내가 지금 '어디'를 빼기 위한 운동을 하는 건지 확실히 알았을 때
파워가 업(up!) 된다. 다 죽어가다가도 내가 "여기 엉밑살(엉덩이 바로 밑에서
허벅지로 이어지는 부분의 살)!"했더니 갑자기 초인적인 힘을 발휘하더라고!
꼭 헬스장에 가지 않아도, 집에서 운동을 해도, 무의미하게 동영상 하나 틀어놓고
따라 하는 게 아니라 내 몸의 어느 부위에 힘이 생기고 탄력이 생기는 운동인지,
무슨 효과가 있는 운동인지 꼼꼼히 따져보고 운동해. 대부분의 운동 영상을 보면
시작 부분에 항상 운동 이름이 나올 거야.

'운동녀'로 가는 길의 첫 번째 미션은 운동 이름부터 외울 것!

자신이 자주 하는 동작의 이름 정도는 알아놔야 해.
그래서 검색창에 운동 이름을 쳐보고 이건 이렇게 하면 효과가 더 좋구나,
또는 이렇게 해야 더 자극이 잘 오는 구나 등을 연구해볼 수가 있거든.
조금만 더 내 몸에 관심을 갖고 내 몸 구석구석을 아름답게 만들어보자.

JOOWON
HOME
TRAINING

운동할 때만큼은
나 좀 섹시한 것 같지 않아?

매일 바쁜 일상에 치이며 사는 요즘, 살면서 스스로를 칭찬하거나
제대로 들여다보는 시간이 얼마나 있을까? 매번 강조하지만 운동은 오로지
내 몸을 위해서 쓰는 소중한 시간이야.
처음 헬스장에 갔던 날이었어. '크런치'라는 동작을 배워서 하는데 거울에 비친
내 모습이 정말 추한 거야. 두툼한 배 때문에 쉽게 올라오지도 못하는 내 모습.
거울을 보기 싫어서 두 눈을 질끈 감았어. 다행히도 횟수가 반복됨에 따라 복부에
어마어마한 통증이 밀려오면서부터는 내 모양새 같은 건 안중에도 없었지.
하지만 '스쿼트'를 하게 된 날은 달랐어. 엉덩이를 뒤로 쭉 뺀 내 모습이
우스꽝스럽기도 했지만 나에게도 엄청나게 큰 대문자 S라인 비슷한 게 보이는 거야.
한 번은 누워서 '브릿지'라는 동작을 하는데 웬걸? 나도 좀 섹시해 보이는데?
남들이 들으면 웃기겠지만 나는 태어나서 처음으로 내 모습이 섹시하다고 느꼈어.

운동을 해봐. 시작해봐. 처음 해보는 동작에 나도 몰랐던
숨은 라인들을 보게 될지도 몰라. 거기서 희열을 느껴봐.

못할 것만 같았던 동작을 해내는 내 모습, 러닝화를 신은
내 모습, 마지막 힘을 쥐어짜내는 내 모습, 운동이 끝나고 살에 파묻혀 보이지도
않지만 어쨌든 쇄골 위로 땀이 뚝뚝 흐르는 내 모습, 머리는 산발에 홍조 띤 얼굴까지도.
정말 좀 섹시한 것 같지 않아?
다시 한 번 잘 봐봐!
섹시한 자신의 모습을!

DIET
MANAGEMENT
PROGRAME

화장실은 가장 좋은 헬스클럽!

내가 한창 다이어트 하던 시절에는 20대 초반이라 매달 헬스클럽을 등록할 돈이
없었어. 당시 나는 미용실 스텝이었는데 배우는 직업이 대부분 그렇듯 겨우 차비와
밥값 정도의 월급으로 살아야 했거든. 심지어 근무시간도 너무 길고 연습도
해야 하기 때문에 근력운동을 할 시간을 낼 수도 없었어.
그때 내게 가장 좋은 헬스클럽은 바로 화장실이었어!
화장실에서 할 수 있는 게 얼마나 많은 줄 알아?
양치하면서 다리를 뒤로도 차고 옆으로도 차고, 변기에 엉덩이만 살짝 댔다가
일어나기를 반복하거나, 벽을 밀어내는 동작 등… 요즘은 운동 종류도
어마어마하게 많아져서 1평 남짓한 공간만 있으면 가능한 동작들이 엄청나게 많아.
운동은 꼭 1시간 집중해서 해야 하는 것만은 아니야.
틈틈이 시간 날 때마다 자극을 주는 것도 효과가 엄청 좋다고!

화장실을 잘 이용해봐!
날개 돋친 듯 날씬해지는 지름길로 데려가 줄 거야!

벽 잡고 옆으로 다리 들어 올리기

한 손으로 벽을 잡고 바깥쪽 다리를 옆으로 들어 올렸다가 내리기를 반복한다.
옆 골반에 자극이 오는 높이까지만 다리를 올리는 것이 좋다.

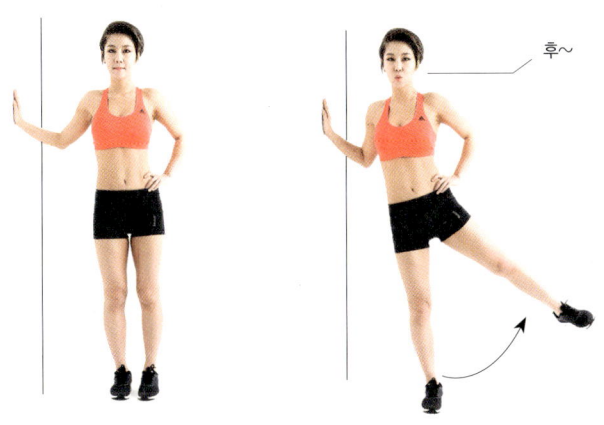

벽 잡고 뒤로 다리 들어 올리기

양손으로 벽을 잡고 한 발씩 뒤로 들어 올렸다 내리기를 반복한다. 엉덩이 뒤쪽 근육에
자극이 오는 높이까지만 다리를 올리는 것이 좋다.

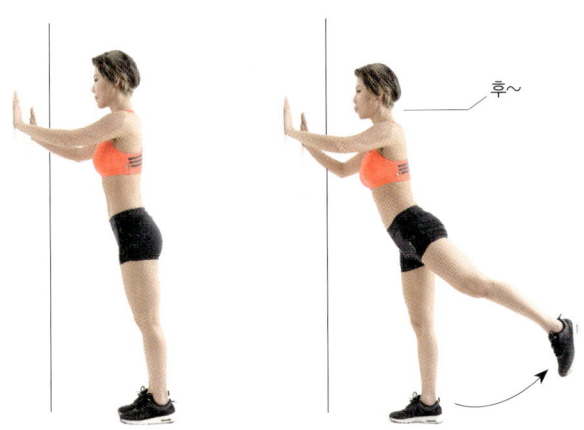

DIET
MANAGEMENT
PROGRAME

헬스 운동 순서만큼은 꼭 알고 하자!

다이어트를 하려고 혹은 건강을 위해 헬스장에 등록했는데 뭘 먼저 하는 게 좋은지 모르니까 주로 유산소운동(걷기, 자전거 등)만 하다 오는 언니들이 많아. 헬스장에서 여자들에게 가장 인기가 많은 운동기구가 러닝머신, 싸이클인 것만 봐도 짐작할 수 있지. 그렇게 하면 어쨌든 살은 뺄 수 있을 거야. 하지만 절대 예쁜 몸, 탄력 있는 몸은 만들 수가 없어. 유산소운동만 죽어라 하면 살이 탄력 없이 빠지게 되고 많은 양의 칼로리를 소비할 수 없거든. 헬스는 운동 순서를 지켜줘야 훨씬 효율적이고 부상도 방지할 수 있어. 지금부터 운동 병아리들에게 헬스장에서 꼭 지켜야 할 운동 순서에 대해 알려줄게.
우선 운동은 크게 3가지 종류로 나뉘지. 무산소운동, 유산소운동, 유연성운동! 유산소운동은 위에서 언급한 것처럼 걷기, 조깅, 자전거, 수영 등 산소를 필요로 하는 것으로 지방을 에너지원으로 사용하며 체지방을 날리는 효과를 볼 수 있어. 무산소운동은 곧 근력운동을 말해. 유명한 스쿼트나 데드리프트, 벤치프레스 같은 내 몸을 활용하는 바디 웨이트(body weight)가 있고, 기구의 도움을 받아서 하는 방법도 있어. 마지막 유연성운동은 스트레칭을 떠올리면 쉬울 거야.
자, 기본적인 내용 설명이 끝났으니 본격적으로 헬스 운동 순서를 알아볼까?

헬스 운동 순서

1 워밍업 단계(약 5~10분 소요) 가벼운 유산소운동 + 스트레칭

워밍업의 목적은 몸에 열을 내 근육을 이완시키고 운동할 수 있는 몸이 되도록 준비를 시켜주는 것으로 5분 정도 가벼운 유산소운동으로 몸을 풀어주고, 간단한 스트레칭으로 마무리해주는 것이 좋아. 워밍업 과정을 거쳐야 부상을 예방할 수 있어!

2 본 운동 단계(본인의 역량을 발휘할 수 있을 때까지!) 근력운동

스쿼트로 시작해서 벤치프레스, 데드리프트, 헬스장의 기구를 활용할 수 있는 운동 위주로 하되 무리하지 않는 선에서 하는 것이 좋아. 헬스장 직원이나 트레이너들에게 기구 사용에 관한 조언을 구하고, 올바른 사용법을 익힌 뒤에 하자! 여기서 체중 감량이 목표인 언니들은 유산소운동을 한 번 더! 약 40분~1시간 정도가 적당하고 러닝머신이나 자전거 등의 헬스장 기구들을 활용해보면 좋겠지. 체중 감량이 목표가 아닌 언니들도 근력운동 후에 주 2~3회 정도, 20분 내외로 정해서 유산소운동을 해주면 완벽한 코스!

2 쿨다운 단계(여유를 가지고 천천히) 유연성운동

헬스의 마지막 단계는 유연성운동, 즉 정적 스트레칭이야. 헬스 마치기 전에 약 10~15분 정도 꼭 해주는 것이 좋아. 몇 가지 스트레칭 동작을 익혀서 해봐도 좋고 몸을 쭉쭉 늘여주는 스트레칭을 하는 이유는 운동 중에 쌓인 피로물질인 젖산을 제거하고, 근육을 이완시켜주는 데 탁월하기 때문이지. 다른 건 몰라도 스트레칭만은 귀찮다고 빼먹으면 아니 아니 아니되오!!

헬스 운동 순서는 꼭 지켜주고, 절대 다치지 않는 운동인이 되기를.
알고 하면 대박의 결과를 얻지만, 자칫 잘못하면 실이 더 많은 것이 다이어트!
약간의 관심만 더하고 배워서 보다 효율적으로 다이어트하자!

PLUS TIP

고도비만 언니들을 위한 헬스 TIP!

평소 움직임이 적은 고도비만 운동 병아리라면 무작정 위 설명대로 헬스를 해선 안 돼. 한 달 정도 스트레칭과 빨리 걷기, 식단조절을 병행하면서 체력을 단련시킨 뒤에 헬스장에 등록하는 것이 좋아. 처음에 의욕이 넘쳐 갑자기 뛴다든지, 욕심 내서 근력운동에 손을 대게 되면 몸이 굉장히 힘들어지고 운동이 싫어지게 될 거야. 급하게 먹으면 체하는 법! 한 달 정도 꼭 여유를 두고 몸이 적응할 시간을 주자. 우리의 몸은 소중하니까.

DIET
MANAGEMENT
PROGRAME

내 몸의 퍼스널 트레이너는 나!

불과 10년 전만 해도 펑셔널 무브먼트, 케틀벨 같은 다양한 운동이 없었어. 홈 트레이닝을 할 수 있는 맨몸운동은 오로지 스쿼트, 런지, 팔굽혀펴기 같은 운동이 다였지. 그래서 "나 때는 맨날 스쿼트, 런지만 반복했어! 헬스장 가면 러닝머신만 하고! 그런데 지금은 얼마나 좋아? 인터넷에서 어디 살 빠지는 운동만 검색하면 죄다 나오고! 게다가 재미있고!"라고 항상 얘기했지. 그런데 뭐든 양날의 검! 장점이 있으면 반드시 단점도 존재해. '누군 이 운동으로 살 뺐다더라.', '아니야. 누군 그 운동 했는데 더 쪘다는데?', '자기 전에 물 마셔.', '아니야. 자기 전에 물 마시면 안 좋아.', '공복운동이 좋다며?', '아니야. 공복운동하면 몸이 망가진대.' 등... 정확한 답은 없으면서 수많은 다이어트 정보들만 넘쳐나니 도대체 살을 빼라는 건지, 말라는 건지, 운동을 하라는 건지, 말라는 건지 헷갈리기 시작해. 운동에만 집중해도 부족한데 '내가 제대로 하는 건가?' 하는 고민까지 더해지니 우리 언니들이 얼마나 혼란스럽고 힘들겠어.

사실 정답은 없어. 이래도 맞고, 저래도 맞는 이야기들이야. 체질에 따라 어떤 운동법은 잘 맞아 살이 쭉쭉 빠지고, 어떤 운동법은 오히려 역효과가 나는 경우가 있거든. 내 경우에는 그냥 묵묵히 내 방식을 고집했어. 그래서 흔들림 없이 더 꾸준히 할 수 있었던 것 같아. 예를 들면 빨리 걷기와 줄넘기를 했을 때 가장 많은 체중 감량에 성공했는데 그때 가장 많이 들었던 말이 줄넘기하면 가슴살만 빠지고 종아리가 굵어진다는 얘기였지. 그런데 난 줄넘기가 그나마 유산소운동 중에 제일 할만 했고, 살이 빠지는 기분도 들었기 때문에 주위의 말에 개의치 않고 꾸준히 했어. 일일이 다 신경 쓰다 보면 고민만 깊어지고 예쁜 몸매에 다가갈 날이 하루 늦어질 뿐이야. 망설일 시간에 그냥 움직여!

살 빼는 방법은 몸의 주인이 가장 잘 알고 있어. 비결이 없잖아. '덜 먹고 더 움직이는 것!' 이것뿐이라는 걸 잘 알고 있잖아.

내 운동법이 누군가에겐 정답이 될 수도 있고 독이 될 수도 있어.
난 내게 가장 효과가 좋았던 것이 슬로우 다이어트였고, 주 6회씩 조금이라도
운동하고 군것질 딱 끊고 일반식 먹으면서 한다면 꾸준히 할 수 있겠다 싶어서
그렇게 한 거야. 내 방식이 맞는 사람이 있을 거고 안 맞는 사람도 있을 거야.
자기와 맞는 방식으로 다이어트 하고 있는 멘토를 정해서 그 사람만
쭉 따라가는 것도 좋아.
내가 예전에 다니던 헬스장에 긴 생머리에 몸매가 너무 예뻤던 여자 트레이너가
있었어. '리버스 크런치'라는 동작을 알려준 분이었지. 잠깐의 만남이었고
알려준 운동이라곤 그거뿐이었는데, 아직도 기억에 남아있는 강렬한 멘트가 있어.
내가 운동할수록 허벅지가 자꾸 더 단단해지고 굵어지는 느낌이라 하체운동하면
허벅지 더 두꺼워지는 거 아니냐고 물어봤더니 "근육운동 한다고 안 두꺼워져요.
나 뚱뚱해요?"라고 묻는 거야. 당연히 아니었지! 그 트레이너는 정말 나에게
굉장히 큰 사람으로 보였고, 그 순간 나는 정말로 트레이너가 되고 싶었어.
그때부터 난 근력운동에 대해 한치의 의심도 갖지 않고 열심히 했어.
트레이너 명찰을 가슴에 달고 정말 좋은 트레이너가 되고 싶었어.
내가 50kg을 빼면서 수없이 겪었던 시행착오를 보완해 나와 같은 고민을 하는 언니들을
최대한 도와주고 싶었고, 막연함과 절망감을 다독여 주고 싶었고, 옆에서 같이 울고
웃고 진심으로 운동에 재미를 느끼게 해주는 그런 트레이너가 되고 싶었어.
정말 진짜로 할 수 있다고, 포기하지 말라고 제발 서두르지 말라고 애타는 내 마음을
간절히 외치면 전해질까? 정말 꾸준히 하면 무조건 가능하다는 사실을 언니들에게
전달하고 싶은데 내가 아는 단어로 설명하기엔 한없이 부족한 것 같아. 언니들은
모르는 것 같아. 자기가 생각하는 것보다 자신이 얼마나 더 강한 사람인지, 얼마나
무한한 잠재력을 가졌는지, 얼마나 더 아름다운 사람인지 그걸 좀 알았으면 좋겠어.
흔들리지 마. 꾸준히 나아간다면 몸은 꼭 보답을 해주니까. 그리고 어떤 식품광고에도
혹하지 마. 먹어서 살이 빠지는 건 물 빼고는 절대로 없어.

DIET
MANAGEMENT
PROGRAME

운동을 해도
살이 안 빠져!

운동 시작한지 좀 된 것 같은데 왜 살이 안 빠지는지 의문인 언니들이 있지?
운동 시작할 땐 먼저 '체성분 검사'를 해보는 걸 추천해. 인바디 알지?
이것도 100% 맹신해서는 안 되지만 일단 체중계보다는 훨씬 정확해. 운동은
하는데 몸무게가 오히려 늘어났다면 '근육량'이 올라갔기 때문일 수도 있거든.
지방보다 근육이 훨씬 무겁기 때문에 몸무게가 늘었다고 해도 전체적인 신체 사이즈
는 줄어들게 돼 있어. 물론 건강은 플러스 알파! 그러니까 몸무게에 연연해선 안돼!
하지만 가장 정확한 건 역시 눈바디가 최고!

운동하는데 살이 안 빠진다면?

Q 운동 전후 스트레칭을 빼먹진 않았어?

A 운동할 때 쌓인 젖산을 날려 주는 데는 스트레칭이 최고야! 잊지 말고 꼭 해야 해.
나 같은 경우엔 운동할 시간이 30분밖에 없다고 해도 마지막 5분은 꼭
스트레칭에 투자했어.

Q 운동하는 동안에는 운동에만 집중하고 있어?

A 주기적으로 20분 이상 유산소운동을 하면 심장이 튼튼해지고 각종 질병을
예방할 수 있어! 하지만 체지방 감량이 목적이라면 얘기가 달라져. 휴대폰이나
TV를 볼 정도의 여력이 있는 운동을 하고 있다면 체지방 감량을 기대하긴 힘들어!
'내가 운동하고 있다! 꽤 힘들다!'를 느낄 수 있는 강도로 운동을 해야 해.

Q 매일 같은 강도, 같은 방법의 운동을 반복하고 있지는 않아?

A 항상 같은 강도의 운동을 반복하게 되면 운동효과는 떨어져. 몸이 적응해서 정체
기가 오게 되는데 효과를 보려면 다른 운동법과 다른 강도의 운동을 해줘야만 해.
매일 똑같은 운동은 NO! 별로 힘들지 않다면 운동효과도 떨어지는 거야.

JOOWON
HOME
TRAINING

Q 운동하니까 더 먹어도 돼! 이러고 있는 거야?
A 운동하니까 더 먹어도 된다는 생각! 물론 건강을 위해서 운동을 하는 거라면
맞는 말일 수도 있지. 하지만 살을 빼기 위해 운동을 하는 거라면 NO!
근육 돼지라고 들어봤지? 그렇게 되는 지름길이야.

Q 운동할 때 말고 생활 속 움직임도 틈틈이 하고 있어?
A 운동하는 시간 외에 평소에도 수시로 몸을 움직여 줘. 생활 속 움직임이
얼마나 중요한 지는 잘 알거야. 계단 이용하기, 틈틈이 스트레칭하기,
주변 정리하기, 집안일 하기, 한 정거장 먼저 내리기 등 평소에도 자주
움직여줘야 효과만점이라고!

다이어트도 똑똑하게 해야 좀 더 쉽고 빠르게 성공할 수 있어!
조금만 자기 몸에 관심을 가지고 더 신경 써서
건강하게 다이어트에 성공하자.

기억해!
언니는 언니가 생각하는 것보다 15배는 더 아름답다.

HOME TRAINING

주원홈트

A ≫ 겨드랑이 삐죽살
B ≫ 오동통통 팔뚝살
C ≫ 옷걸이형 어깨
D ≫ 두툼 뱃살
E ≫ 등빨? 등살!
F ≫ 옆구리 vs. 뒷구리
G ≫ 애증의 하체
H ≫ 처진 엉덩이
I ≫ 알찬 종아리
J ≫ 전신 운동

주원홈트 다이어트 프로그램

• 매일 15분, 4주 완성 「주원홈트」
• 주원언니 비키니 다이어트
  상체 / 하체 / 전신 운동

※ 호흡 표시가 안 되어있는 동작은 자연스럽게 호흡하면 돼!
※ 모든 동작의 세트 사이에는 10~30초간의 휴식 시간이 있어.
   자신의 역량에 맞게 쉬도록!

A

겨드랑이 삐죽살 (feat. 굽은 어깨 교정하기)

겨드랑이 옆, 툭 튀어 나온 살 없애기!

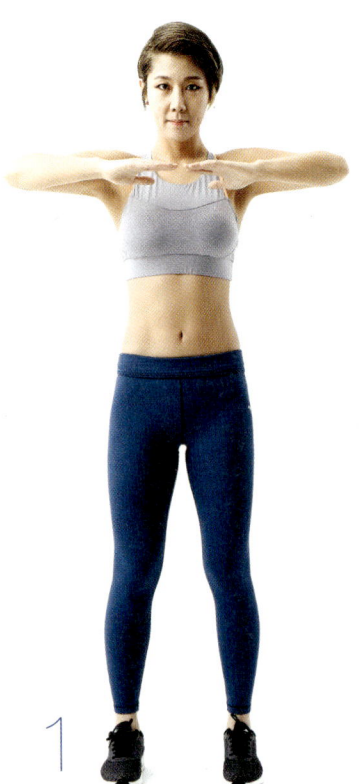

EXERCISE A1
겨살 타파 Ⅰ   20회 × 2세트

1 바로 서서 양 팔꿈치를 구부린 상태로 팔을 어깨 높이, 가슴 위쪽까지 들어 올려. 양 손끝은 살짝 겹치거나 맞닿게 하면 돼.
2 그 상태에서 양 팔꿈치를 뒤로 밀어내. 동작 내내 팔의 높이는 최대한 유지하고, 양 날개뼈를 서로 붙여버리겠다는 각오로! 총 20회 진행 후 10~30초간 휴식하고 1세트 더!

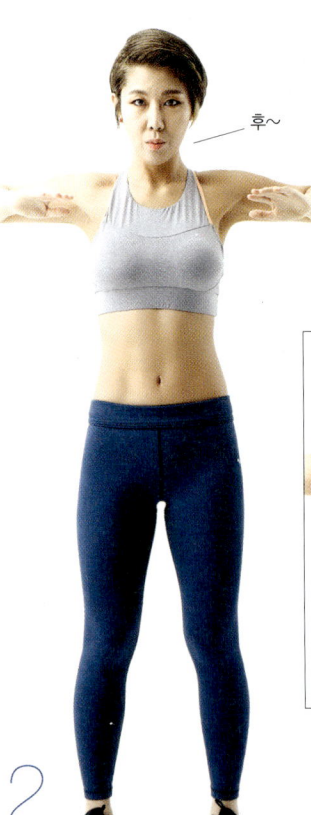

후~

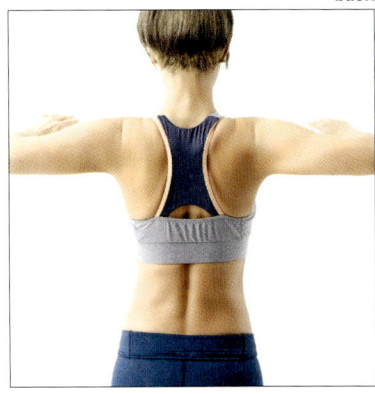

back

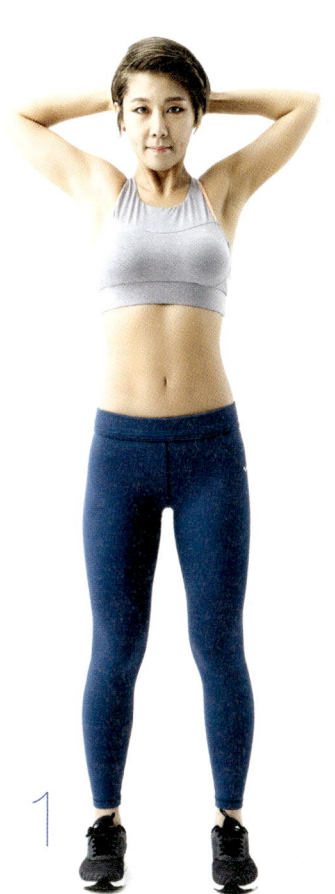

EXERCISE A2
겨살 타파 II 10회 × 2세트

1 바로 서서 머리 뒤로 손을 깍지 끼고.
2 상체는 고정시킨 채로 팔꿈치를 오른쪽 아래로 쭉 당겨줘. 당길 때 오른쪽 날개뼈가 아래로 쭉 내려가는 느낌이 들어야 해. 최대한 당길 수 있는 범위까지 천천히!
3 같은 방법으로 이번에는 왼쪽 아래로 쭉 당겨줘. 2~3번 과정까지가 1회, 총 10회 진행 후 10~30초간 휴식하고 1세트 더!

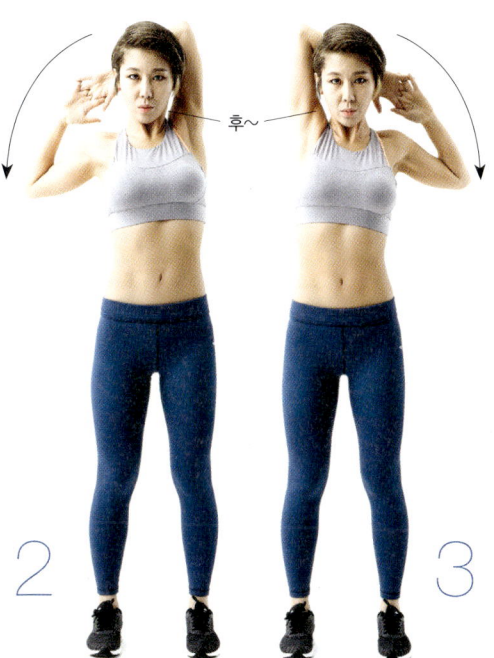

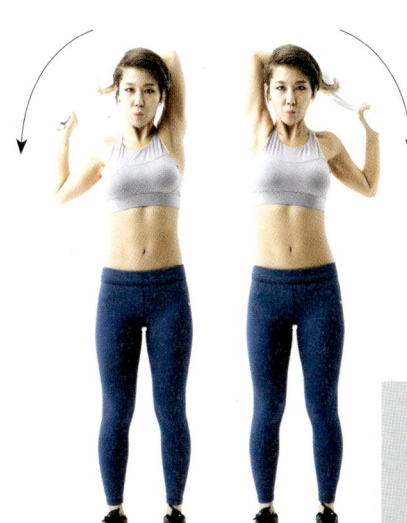

TIP
머리 뒤로 깍지를 낀 채 동작을 따라 하기 힘들거나, 동작할 때 팔 근육에 통증이 느껴진다면 수건을 잡아봐.

POINT 이 동작을 하다 보면 목에 자꾸만 힘이 들어가. 최대한 고개가 숙여지지 않도록 목의 힘을 빼는 것이 좋다는 걸 명심해!

오동통통 팔뚝살(feat. 출렁이는 저고리살 안녕~)

날아갈 것도 아닌데 팔뚝에 날개는 필요 없잖아!

EXERCISE **B1**
펭귄 운동 I   20회 × 3세트

1 바로 서서 양발은 어깨너비로 벌리고, 양팔을 아래로 쭉 편 뒤 손목을 밖으로 꺾어 줘.
2 손목을 안으로도 한 번 꺾어 줘. 동작을 할 때 팔 근육에 힘을 단단히 주고 천천히 꺾어 줘야 원하는 부위의 살을 뺄 수 있어! 여기까지가 1회, 총 20회 진행 후 10~30초간 휴식하고 2세트 더!

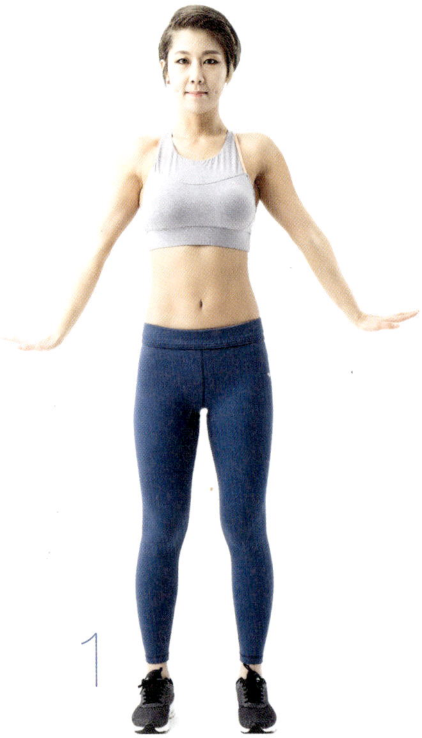

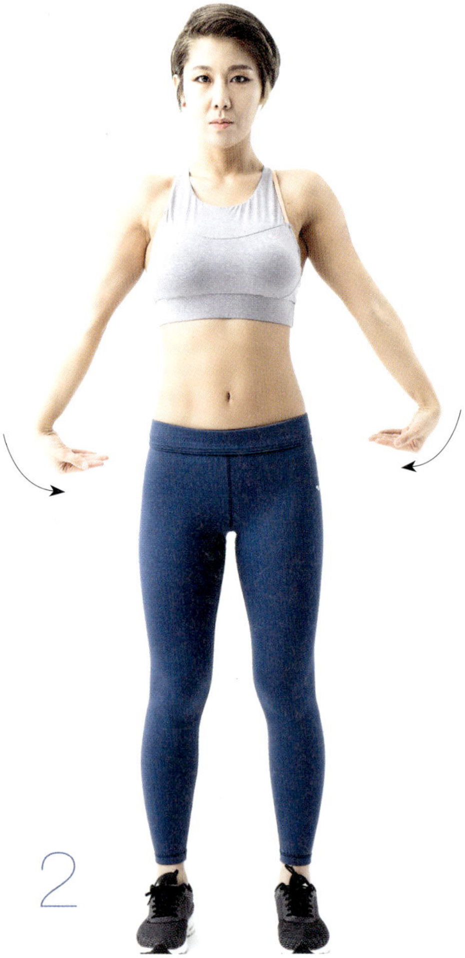

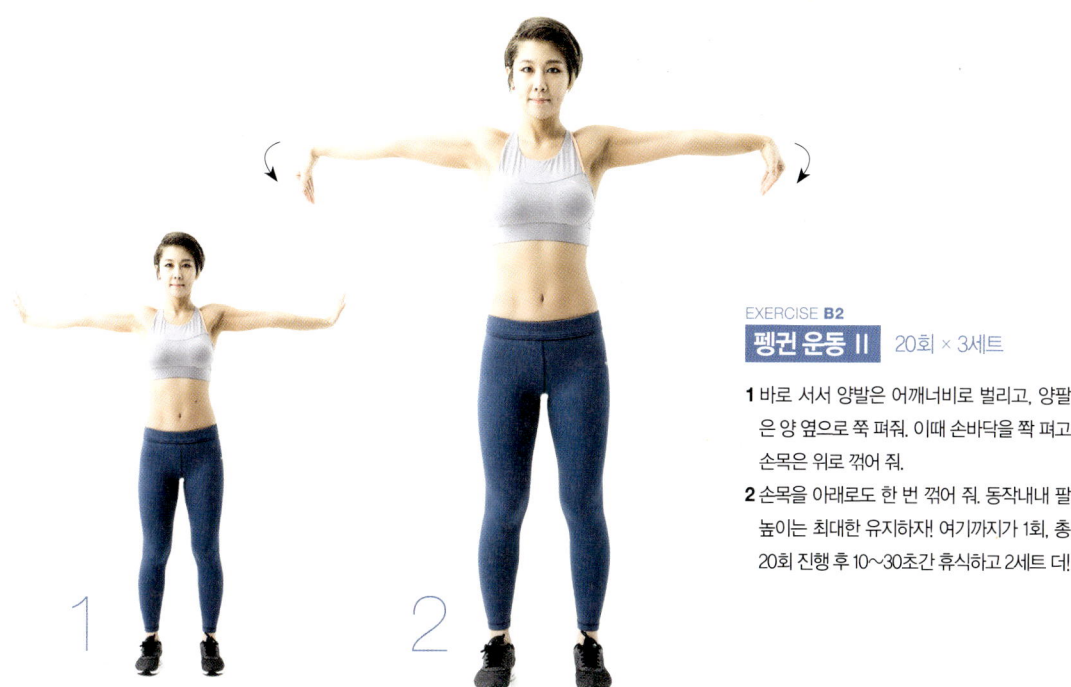

EXERCISE B2
펭귄 운동 II 20회 × 3세트

1 바로 서서 양발은 어깨너비로 벌리고, 양팔은 양 옆으로 쭉 펴줘. 이때 손바닥을 쫙 펴고 손목은 위로 꺾어 줘.
2 손목을 아래로도 한 번 꺾어 줘. 동작내내 팔 높이는 최대한 유지하자! 여기까지가 1회, 총 20회 진행 후 10~30초간 휴식하고 2세트 더!

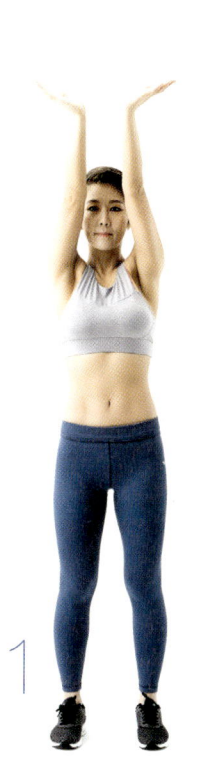
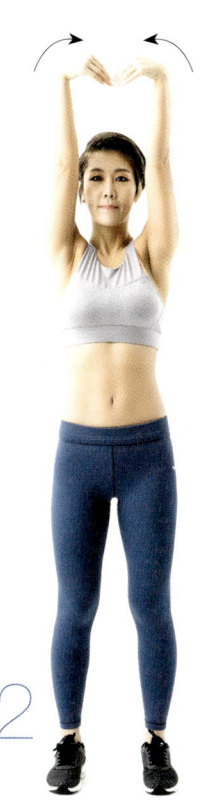

EXERCISE B3
펭귄 운동 III 20회 × 3세트

1 바로 서서 양발은 어깨너비로 벌리고, 양팔은 하늘 높이 만세! 이때 손바닥을 쫙 펴고 손목은 밖으로 꺾어 줘.
2 손목을 안으로도 한 번 꺾어서 하트 만들기! 여기까지가 1회, 총 20회 진행 후 10~30초간 휴식하고 2세트 더!

EXERCISE **B4**

수건 잡고 뒤로 팔 들어 올리기　12회 × 3세트

1 바로 서서 허리 뒤쪽으로 수건의 양끝을 잡아.
2 허리를 곧게 편 채 상체를 앞으로 약간 숙이고.
3 양팔을 뒤로 천천히 들어 올려.
4 천천히 양팔을 내려서 원위치 시켜줘. 3~4번 과정까지가 1회, 총 12회 진행 후 10~30초간 휴식하고 다시 1번 동작부터 2세트 더!

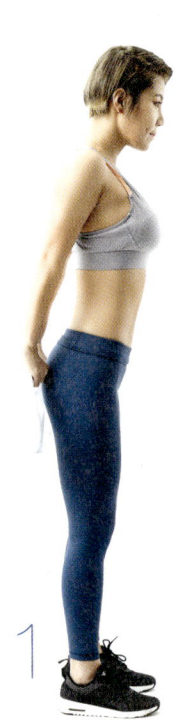

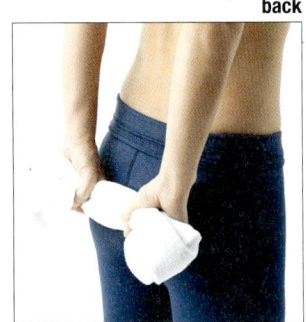
back

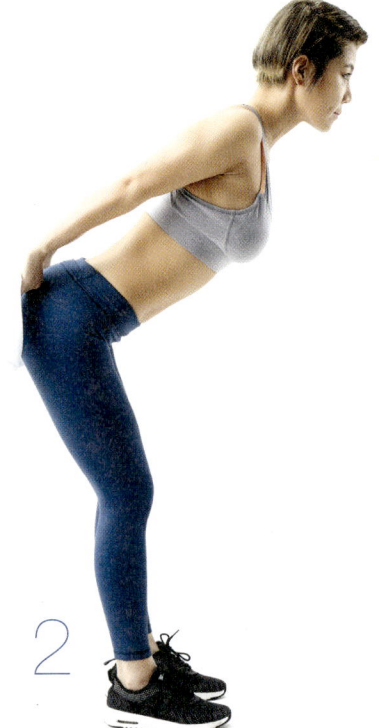

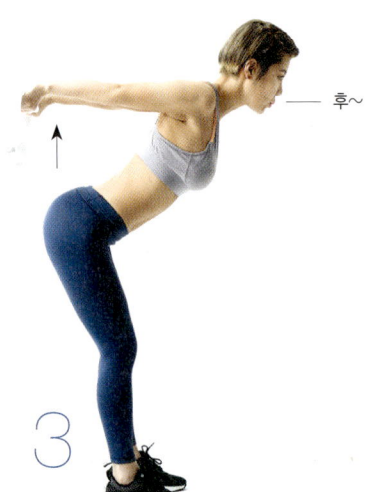
후~

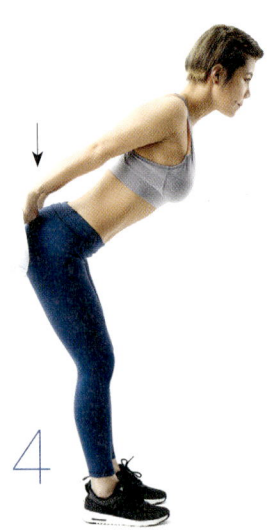

EXERCISE **B5**

팔 뻗어 손목 돌리기　10회 × 3세트

1 바로 서서 양발은 어깨너비로 벌리고 양팔을 양 옆으로 쭉 펴줘. 주먹 쥐고 엄지손가락은 위로 세우자!
2 팔 높이를 유지한 채로 엄지손가락을 천천히 아래로 돌려줘. 팔뚝 근육에 자극이 오는 지점까지 팔을 돌리는 게 좋아. 여기까지가 1회, 총 10회 진행 후 10~30초간 휴식하고 2세트 더!

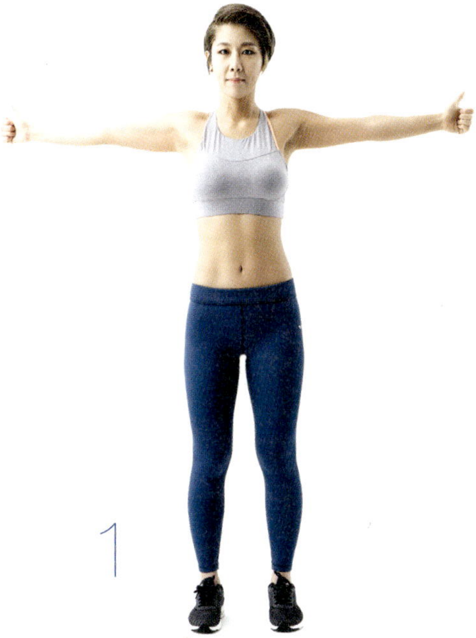

후~

1

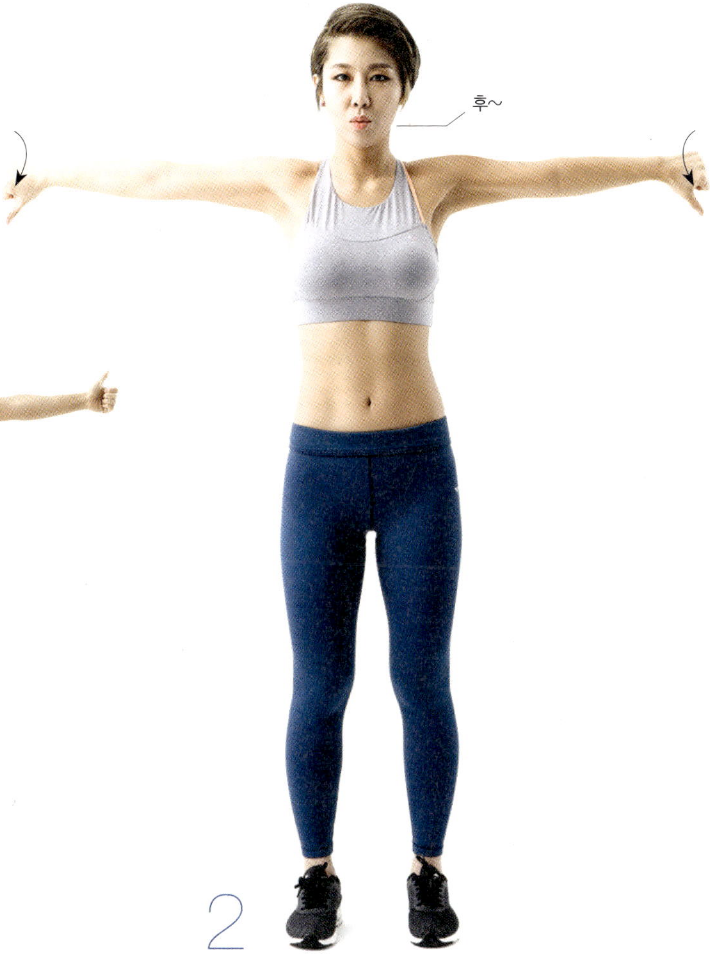

2

TIP

이 동작을 진행하게 되면 어깨와 가까운 팔 근육에 자극을 받게 돼. 팔목을 돌릴 때 어깨에서 우두둑 소리가 날지도 모르는데, 평소 안 쓰던 근육을 사용해서 나는 소리일 경우가 많아. 하지만 통증이 느껴진다면 팔의 높이를 조정해보거나 팔목을 전부 돌리지 않는 등 아프지 않은 범위 내에서만 동작을 진행하도록 하자!

옷걸이형 어깨(feat. 직각 어깨를 원해)

어딜 가나 끼어드는 오지라퍼 승모근! 승모근 날려버리고 가냘픈 어깨 라인 가져보자!

EXERCISE C1
허리 뒤로 손깍지 들어 올리기 20회 × 3세트

1 바로 서서 허리 뒤로 양손 깍지를 낀 다음에.
2 뒤로 쭉 밀어내면서 들어 올려. 그 상태로 10초 정도 멈췄다가 천천히 내려주기를 반복해. 여기까지가 1회, 총 20회 진행 후 10~30초간 휴식하고 2세트 더!

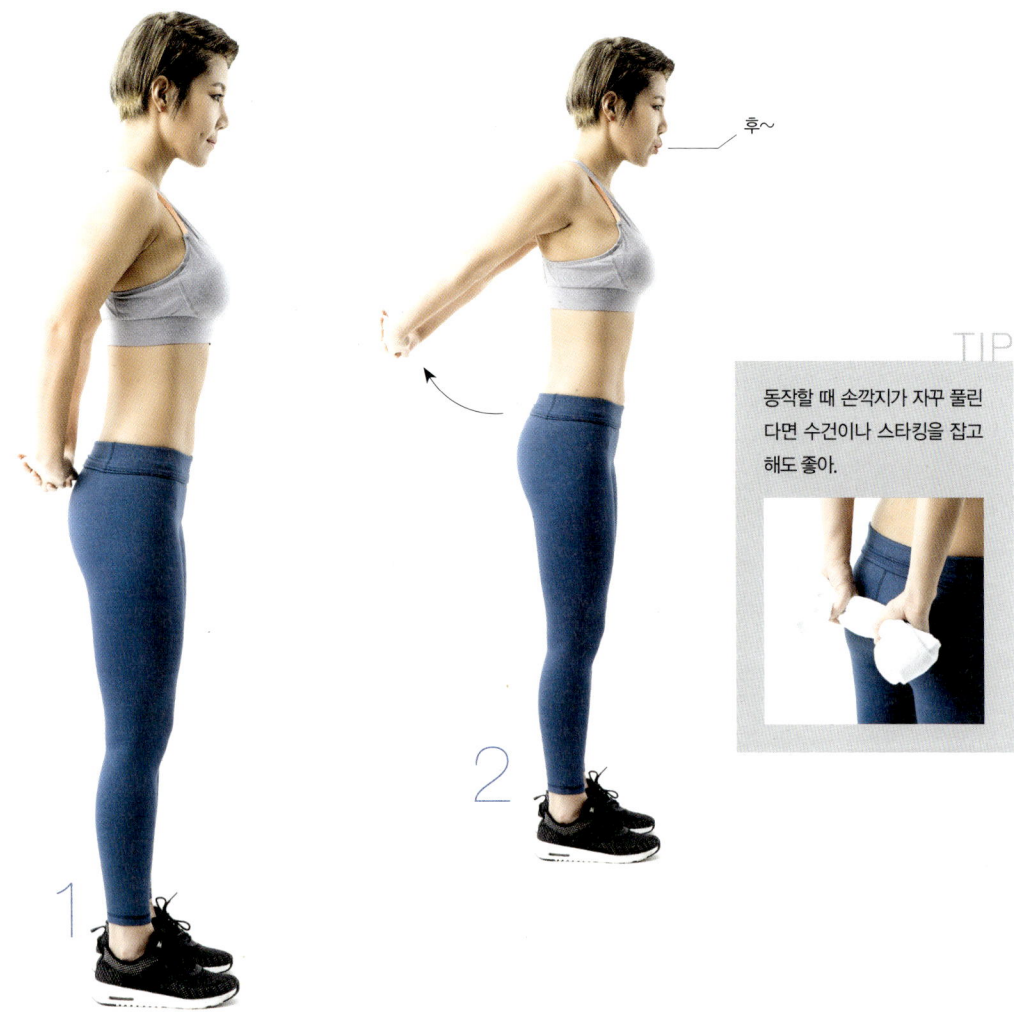

TIP
동작할 때 손깍지가 자꾸 풀린다면 수건이나 스타킹을 잡고 해도 좋아.

EXERCISE **C2**

거북이 동작 15회 × 3세트

1 양손을 겹친 다음, 쇄골 위에 얹고 살짝 눌러줘.
2 아래턱을 앞으로 쭉 밀어내며 고개를 뒤로 젖혀. 마치 거북이가 목을 쭉 뽑아내는 것처럼!
  여기까지가 1회, 총 15회 진행 후 10~30초간 휴식하고 2세트 더!

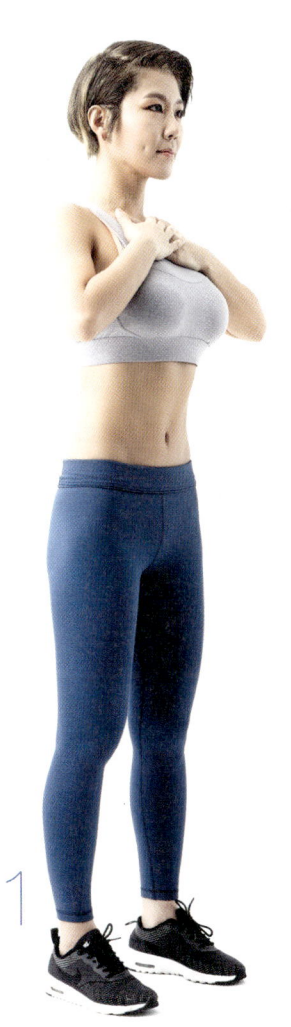
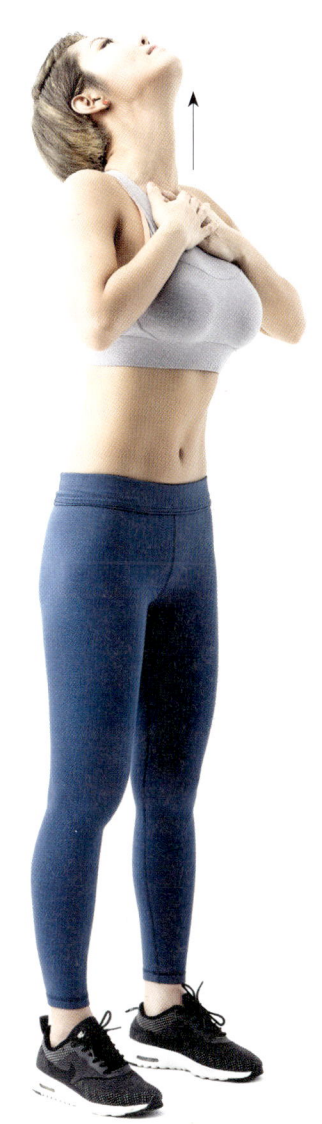

EXERCISE **C3**

승모근 스트레칭 I

1 오른손을 머리 위에 얹고 고개를 오른쪽으로 천천히 꺾어줘. 이때 왼쪽 어깨는 머리와 반대쪽으로 쭉 내려 당겨줘야 해. 승모근이 쭉 늘어나도록!
2 반대쪽으로도 실시! 좌우 각 10초씩 버티기!

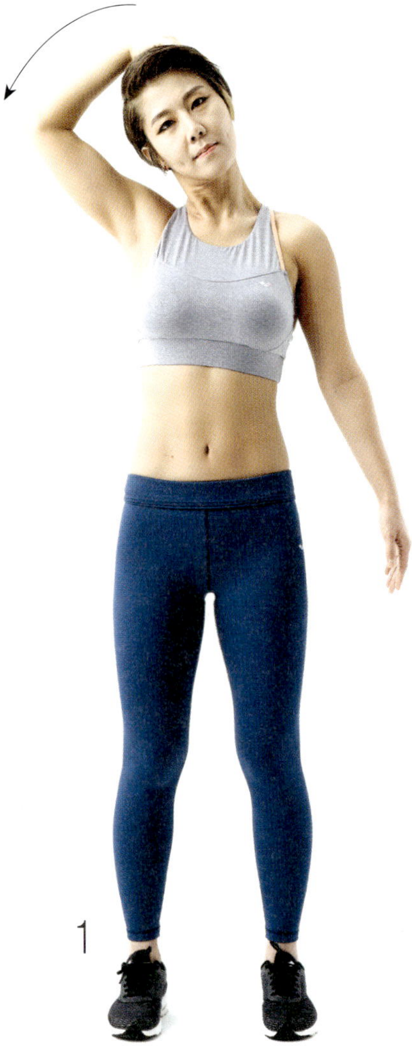

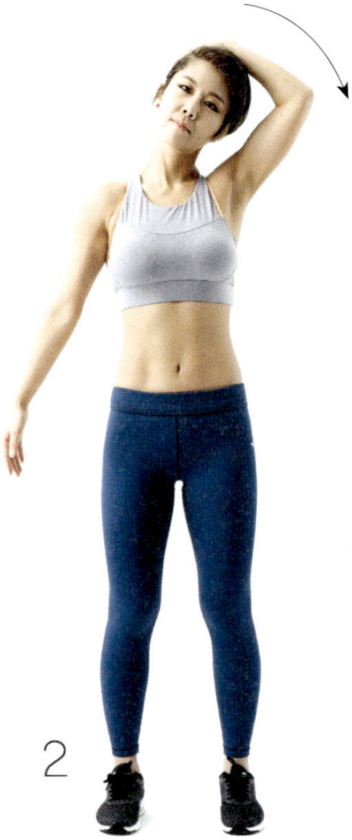

EXERCISE **C4**
승모근 스트레칭 II

양손 깍지를 머리 뒤에 얹고 천천히 앞으로 고개를 숙여줘. 어깨에 힘이 들어가지 않도록 하고, 깍지 낀 손으로 뒤통수를 꾹 눌러서 목 뒤쪽 근육이 쫙쫙 스트레칭 될 수 있게! 10초간 버티기!

EXERCISE **C5**
승모근 스트레칭 III

양쪽 엄지손가락을 턱 아래 부분에 대고 쭉 밀어내며 고개를 위로 젖혀줘. 목 주름이 쫙쫙 펴질 수 있도록! 10초간 버티기!

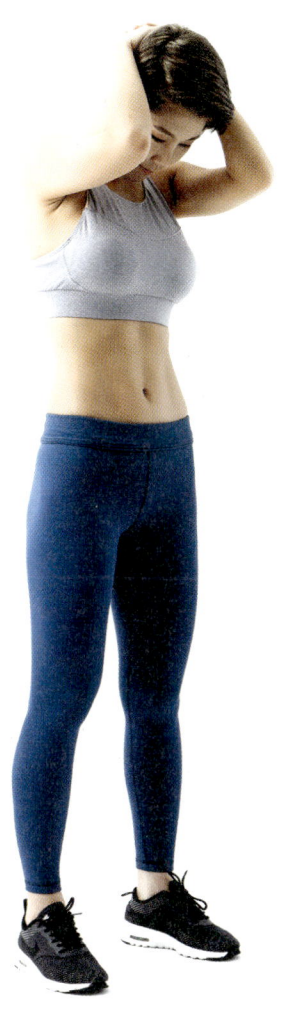

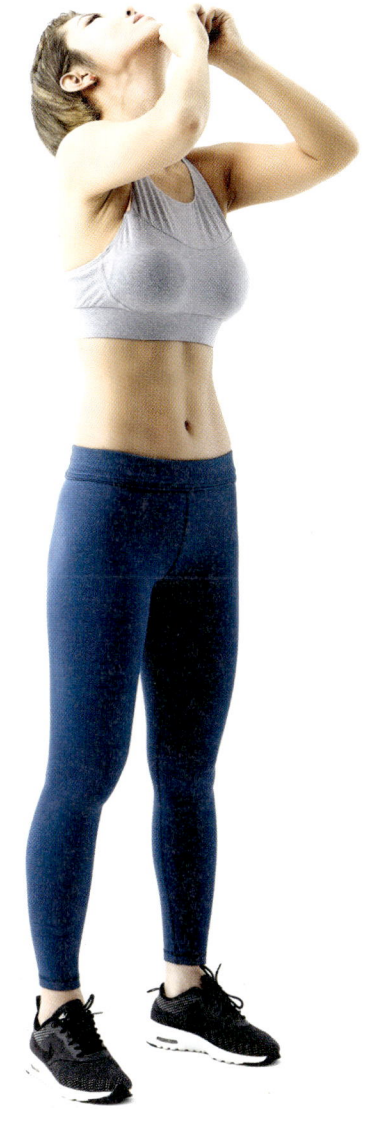

두툼 뱃살 (feat. 복근이 갖고 싶어)

이럴 줄 알았더라면 참치로 태어날걸 그랬어. 뱃살은 참치한테나 줘버려!

EXERCISE D1

서서 무릎 당기기　　15회 × 3세트

1 바로 서서 양팔을 하늘로 쭉 편 채로 만세! 복부를 있는 힘껏 늘여주자.
2 오른쪽 무릎을 가슴 쪽으로 당기는 동시에 상체를 동그랗게 말아. 복부에 힘 주고 자연스럽게 양 팔꿈치 사이로 무릎을 쑥 끼우면서!
3 다시 만세! 복부를 쭉 늘였다가.
4 이번에는 왼쪽 무릎을 가슴 쪽으로 당기는 동시에 상체를 동그랗게 말아줘. 여기까지가 1회. 총 15회 진행 후 10~30초간 휴식하고 2세트 더!

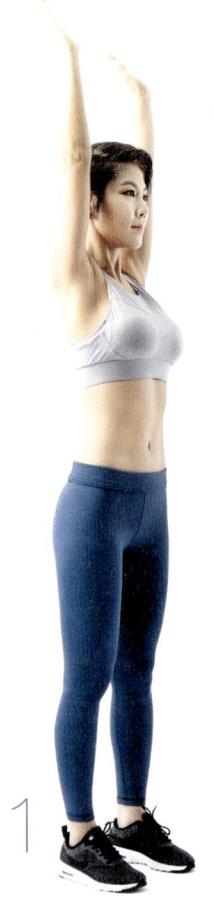
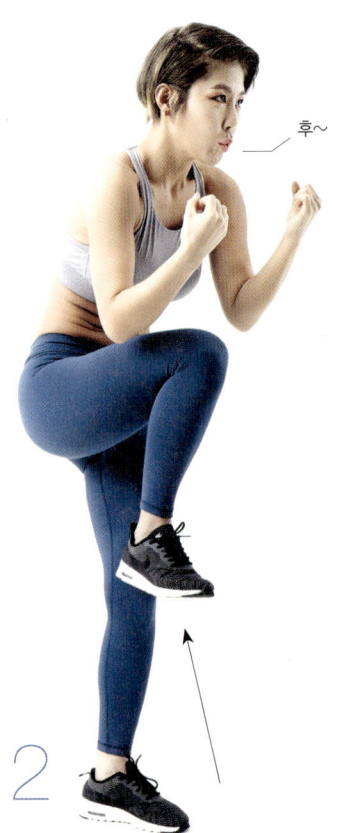

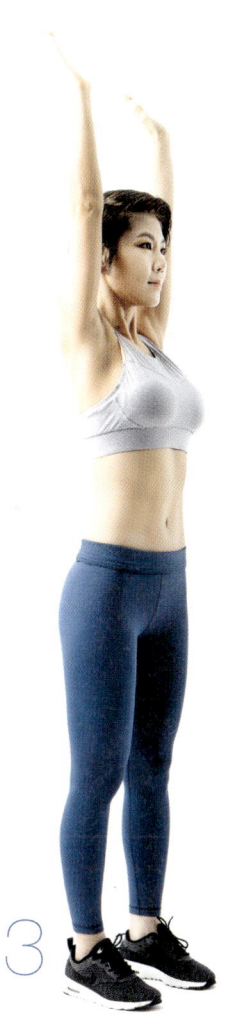

3

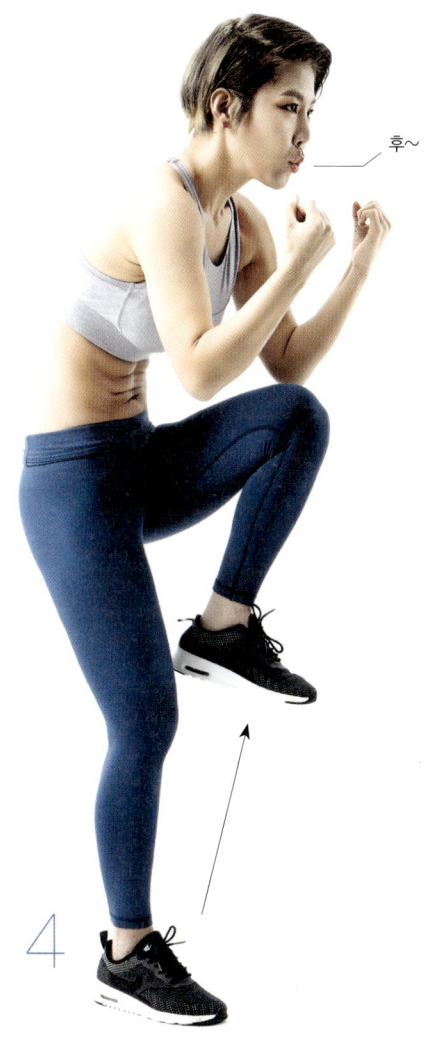

후~

4

EXERCISE D2

누워서 다리 번갈아 들어 올리기　10회 × 3세트

1 등을 매트에 대고 누운 뒤 양팔은 자연스럽게 매트 위에 올리고, 양 다리를 바닥과 직각이 되게 들어 올려.

2 오른쪽 다리를 바닥에 닿기 직전까지 천천히 내려줘. 이때 복부에 힘을 팍 주고!

3 복부에 힘을 준 상태로 내렸던 다리를 다시 들어 올려.

4 이번에는 왼쪽 다리를 바닥에 닿기 직전까지 천천히 내려줘. 여기까지가 1회. 총 10회 진행 후 10~30초간 휴식하고 2세트 더!

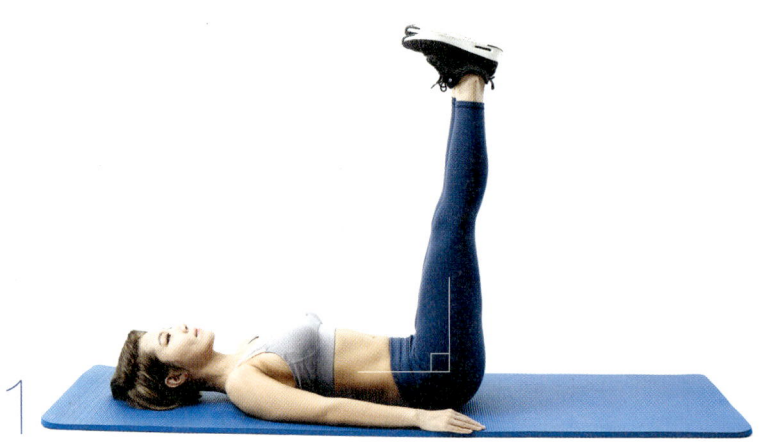

1

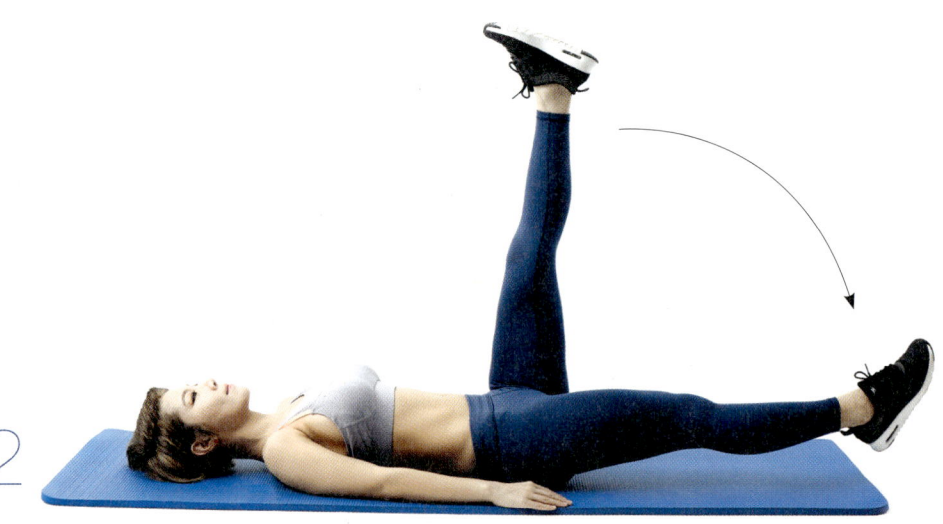

2

3

후~

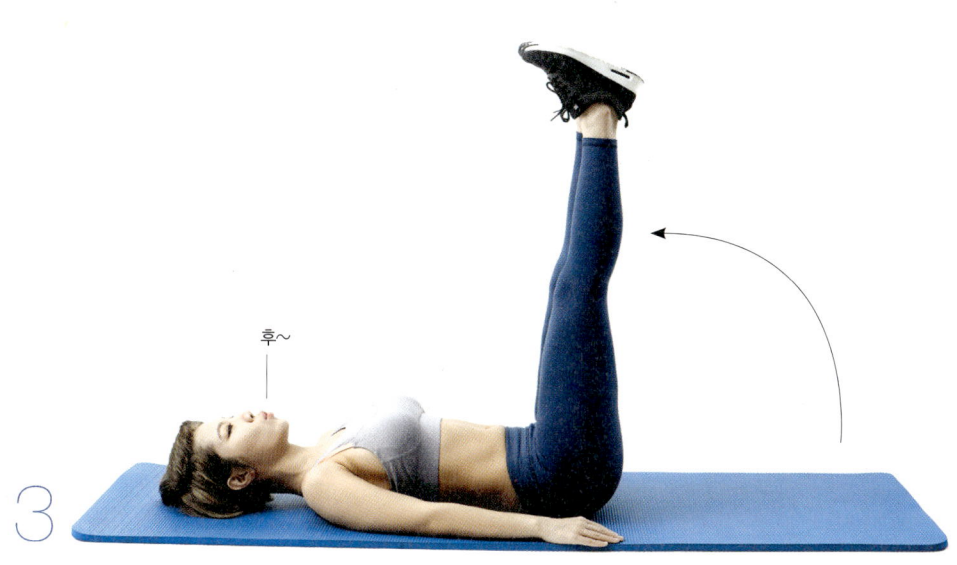

4

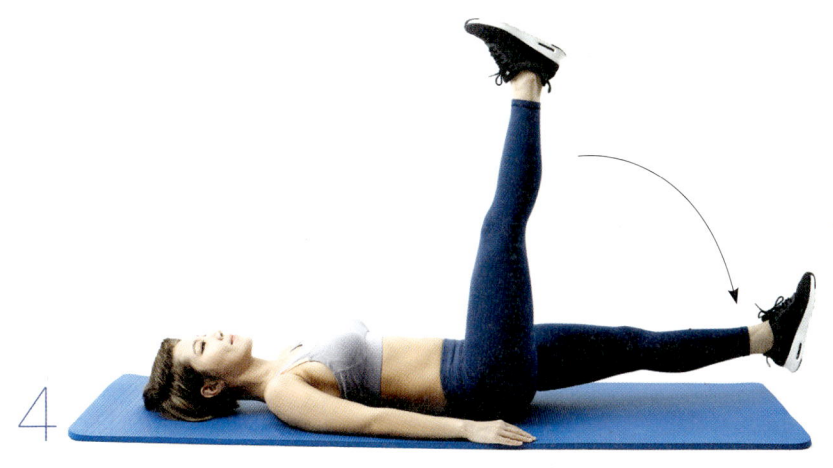

EXERCISE **D3**

누워서 무릎 구부렸다 펴기   15회 × 2세트

1 등을 매트에 대고 누운 뒤 양팔은 자연스럽게 매트 위에 올리고, 양 무릎을 붙인 채로 세워줘.
2 양 무릎을 들어 올려서 가슴 쪽으로 당겨. 이때 복부에 힘 주는 것 잊지 말고!
3 그대로 양 무릎을 대각선 방향으로 쭉 펴자. 2~3번 과정까지가 1회, 총 15회 진행한 후 10~30초간 휴식하고 다시 1번 동작부터 1세트 더!

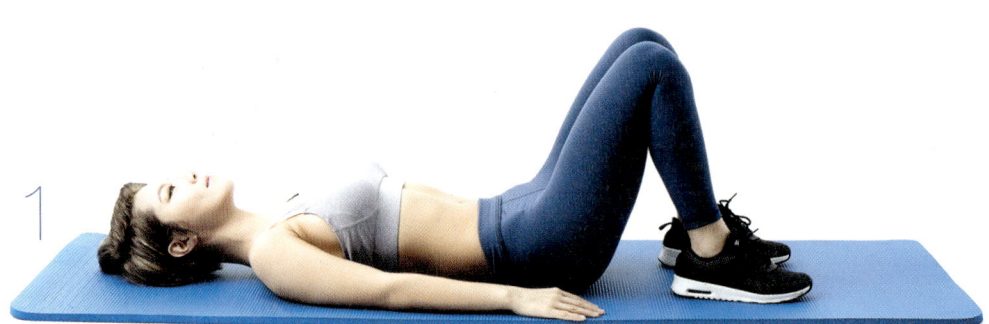

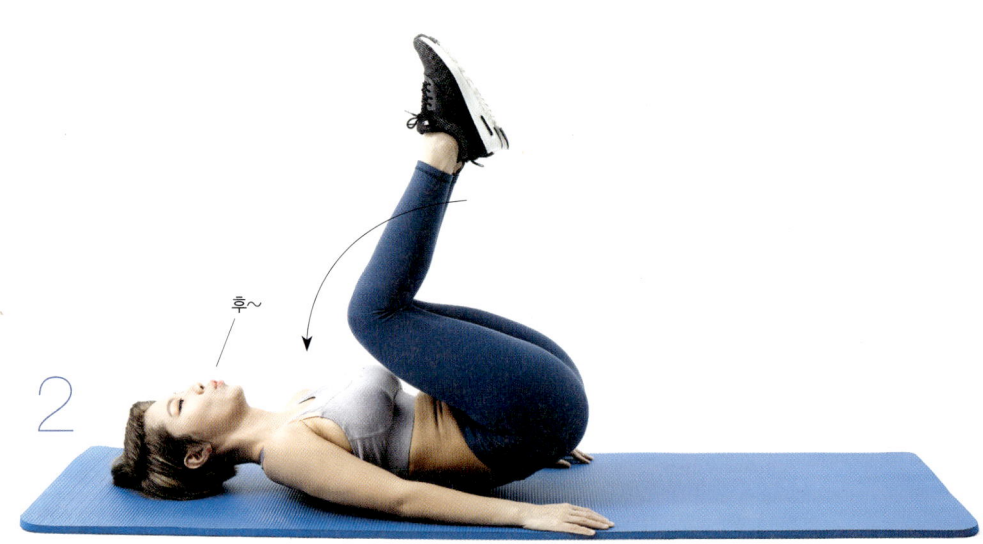

3

TIP
허리가 바닥에서 뜨지 않을 정도로만 다리를 들어 올리자.

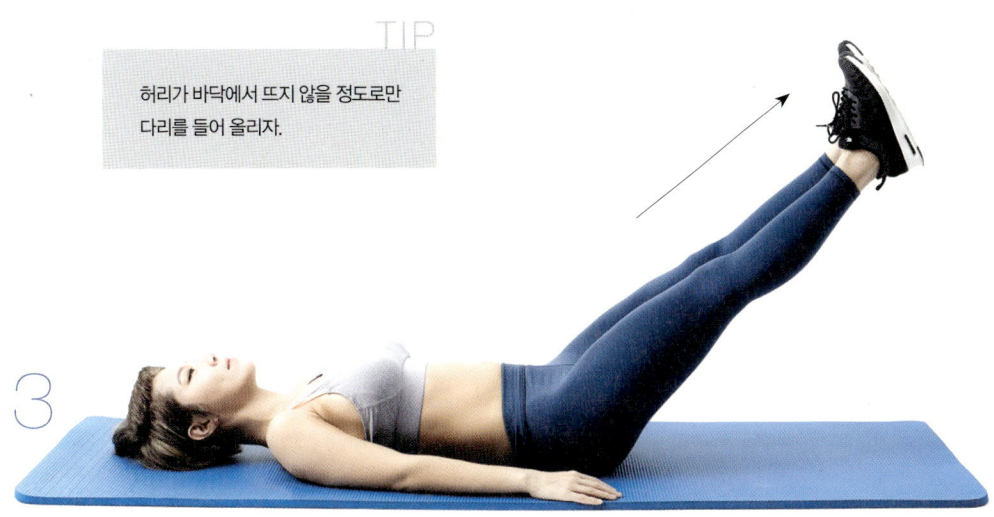

CLOSE UP

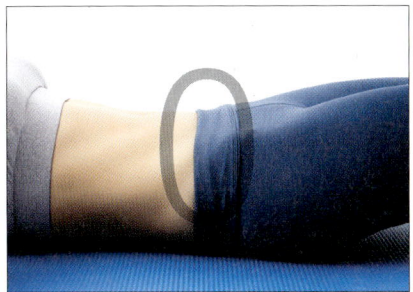
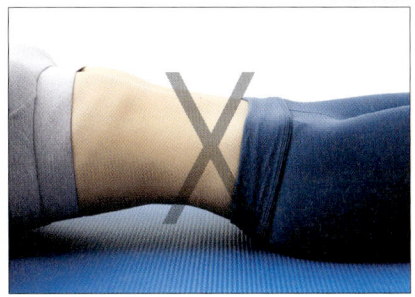

EXERCISE D4

수건 크런치   15회 × 3세트

1 등을 매트에 대고 누운 뒤 양손으로 수건의 양끝을 잡고 뒤통수를 받쳐줘. 양발은 골반너비로 벌리고, 무릎은 세워주자.

2 복부에 힘을 주면서 천천히 상체를 들어 올리는데, '나는 김밥이다'라고 생각하고 돌돌 말아주면 더 좋아.

3 복부에 힘을 유지하면서 상체를 다시 원위치! 이때 머리는 바닥에 닿기 직전, 양 어깨는 바닥에 닿는 정도까지만 내려가도록 하자. 2~3번 과정까지가 1회, 총 15회 진행한 후 10~30초간 휴식하고 다시 1번 동작부터 2세트 더!

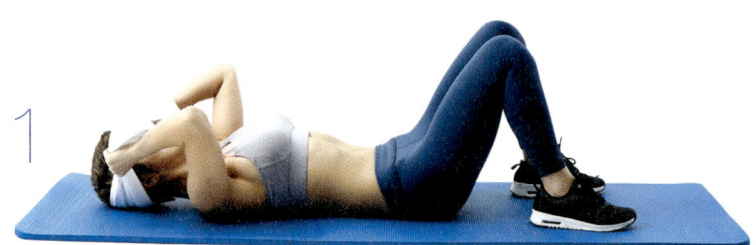

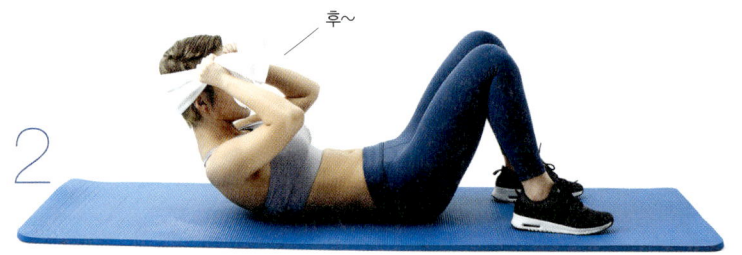

TIP

이때 목의 힘으로 격렬하게 당기는 경우가 많은데, 최대한 복부의 힘으로 상체를 일으키도록 하고, 손은 살짝 거들어주는 정도로만!

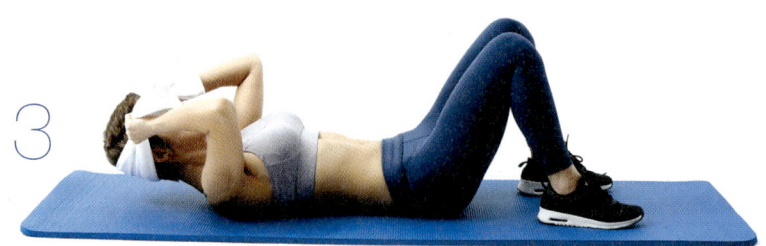

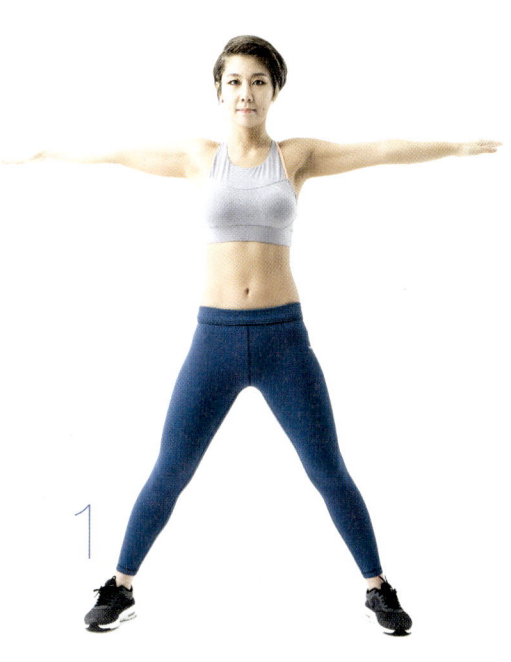

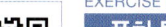

EXERCISE D5

풍차 돌리기 10회 × 3세트

1 바로 서서 양발은 어깨너비보다 넓게 벌리고, 양팔을 양 옆으로 쭉 펴줘.

2 그대로 오른쪽 손끝이 왼쪽 발목에 닿도록 상체를 숙이면서 양팔로 반원을 그려. 움직임은 크게 크게! 이때 양팔은 계속 쭉 편 상태를 유지해야 해.

3 이번에는 왼쪽 손끝으로 오른쪽 발목을 터치! 손이 안 닿더라도 최대한 가까운 곳에 닿겠다는 의지로 동작을 진행하자. 2~3번 과정까지가 1회, 총 10회 진행한 후 10~30초간 휴식하고 다시 1번 동작부터 2세트 더!

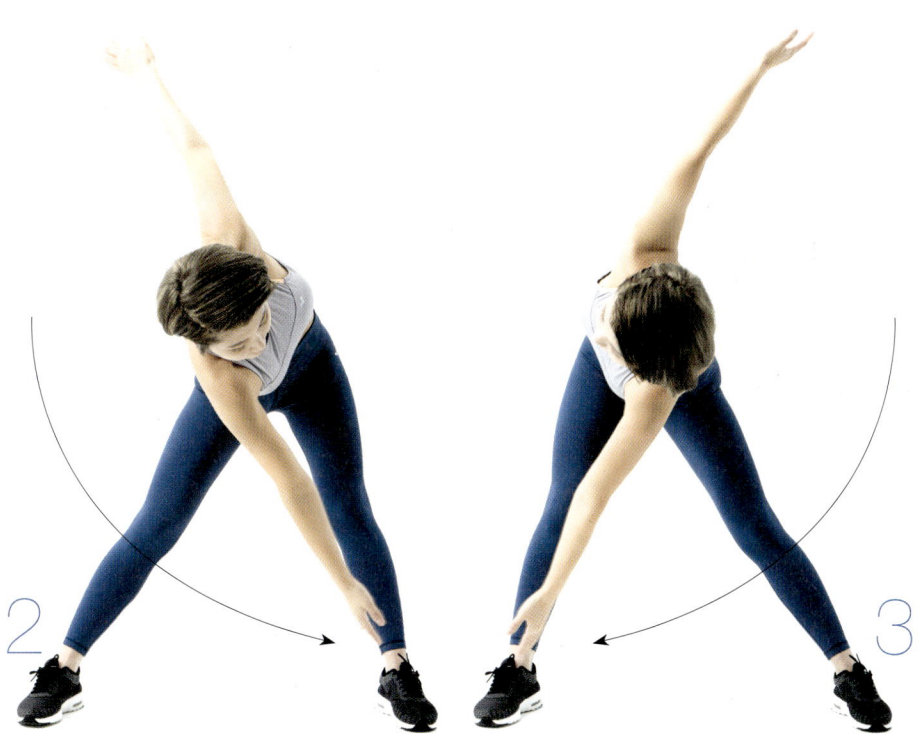

EXERCISE D6
스트레칭 마운틴 클라이머 20회 × 3세트

1 엎드려뻗쳐 알지? 그 자세에서 엉덩이를 더 높게 올려서 멀리서 봤을 때 몸이 산처럼 뾰족해 보일 수 있도록 해. 양팔부터 등이 일직선으로 쭉 펴지도록 스트레칭을 쭉쭉!
2 엉덩이를 낮추면서 오른쪽 무릎을 가슴 방향(대각선으로)으로 당겨줘. 이때 복부에 힘 주는 것 잊지 말고!
3 다시 엎드려서 등을 꾹꾹 눌렀다가.
4 이번에는 왼쪽 무릎을 가슴 방향(대각선으로)으로 당겨줘. 여기까지가 1회, 총 20회 진행한 후 10~30초간 휴식하고 2세트 더!

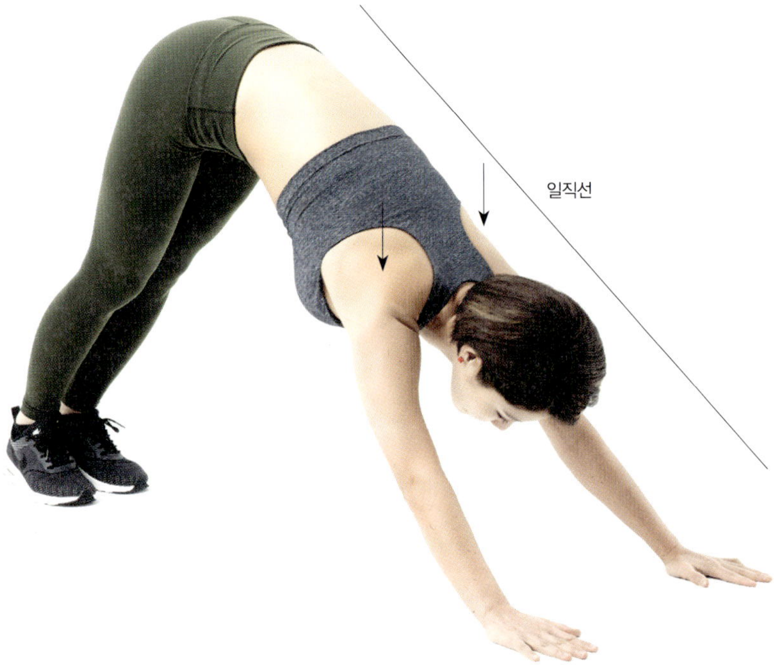

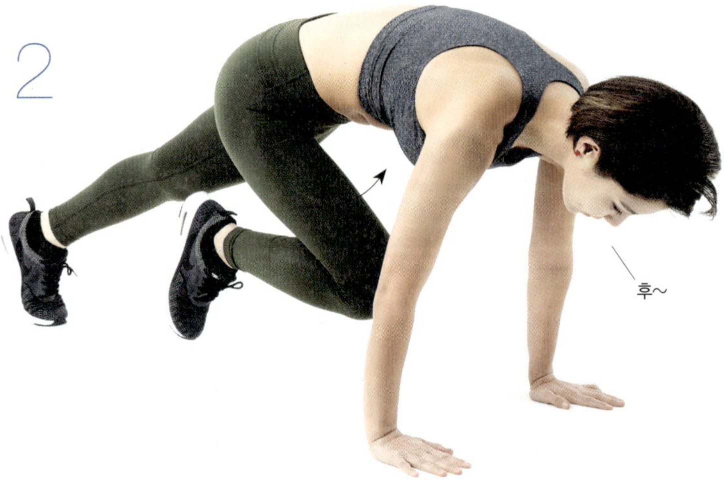

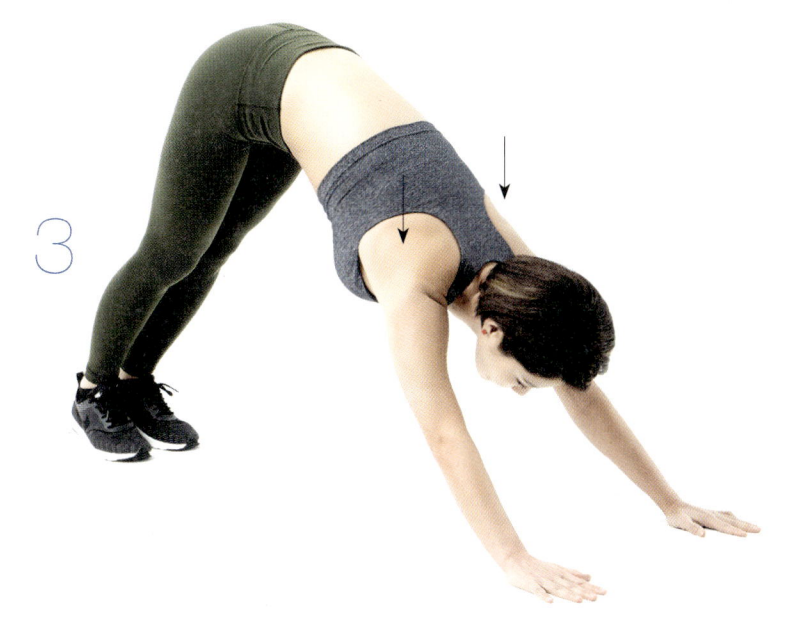

3

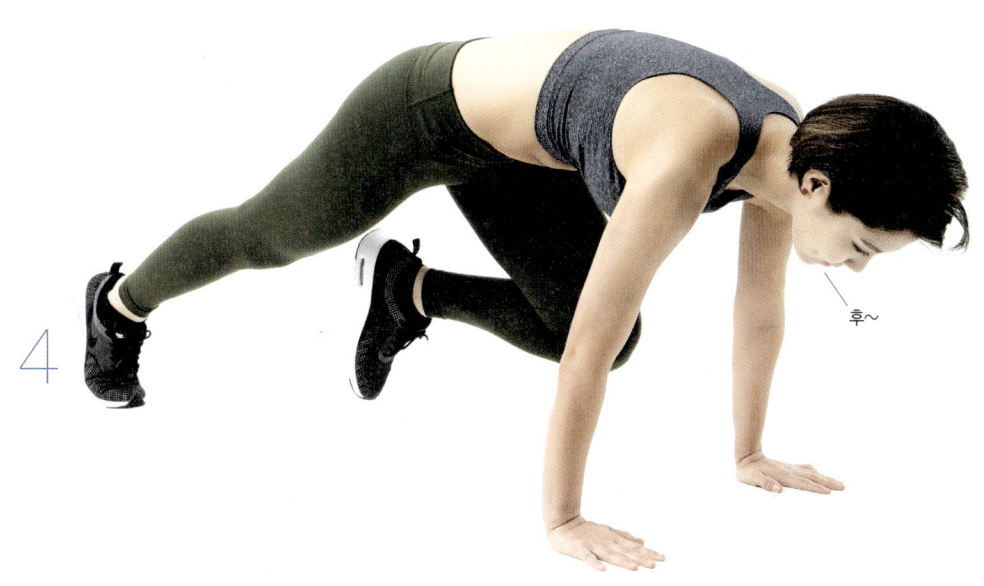

4 후~

EXERCISE **D7**

이너타이킥 10회 × 3세트

1 매트에 등을 대고 누워 양발은 붙이고, 손은 편하게 바닥에 내려놔.
2 복부에 힘을 주면서 양 다리를 그대로 들어 올려. 높이는 자기가 견딜 수 있는 선에서!
3 양 다리를 좌우로 넓게 벌린 다음.
4 양 다리를 교차시켜줘. 먼저 오른발이 위로! 동작 내내 계속 복부에 힘을 줘야 해.
5 다시 양 다리를 좌우로 넓게 벌리고.
6 이번에는 왼발이 위로 오게! 3~6번 과정까지가 1회, 총 10회 진행한 후 10~30초간 휴식하고 다시 1번 동작부터 2세트 더!

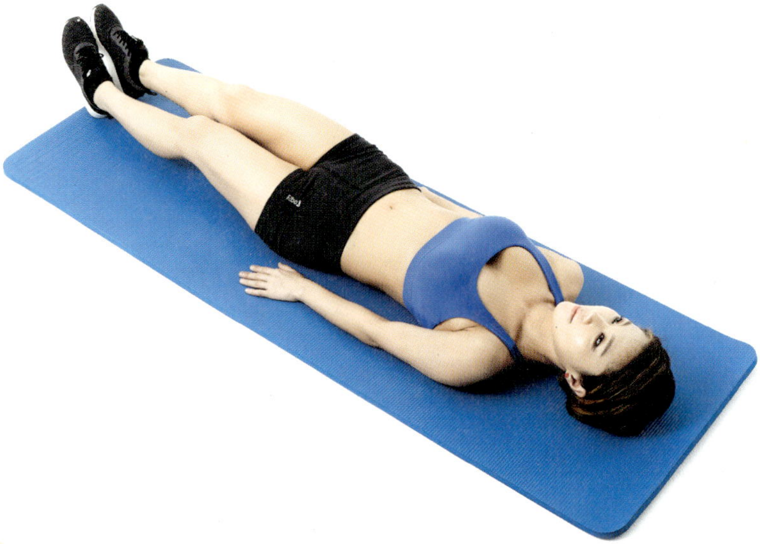

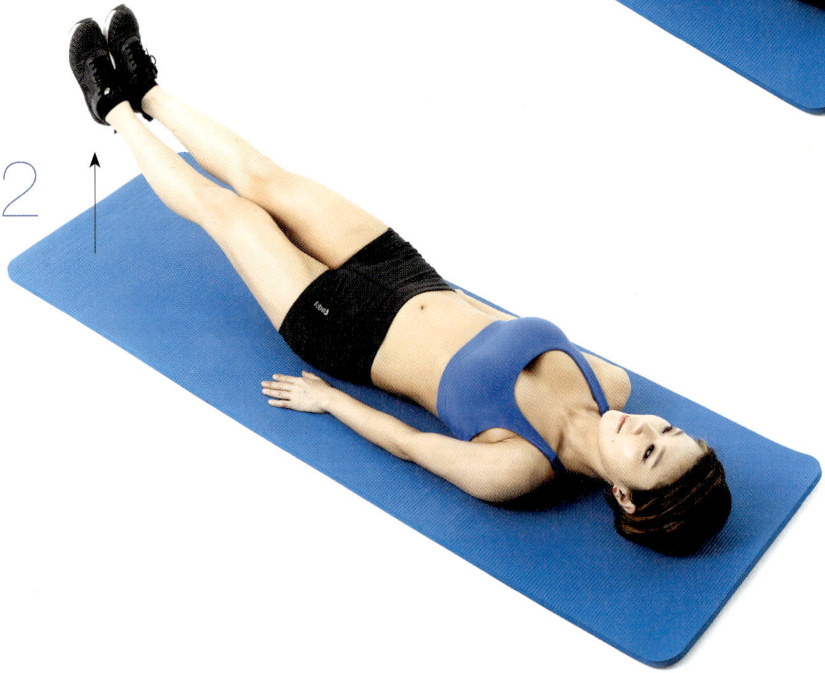

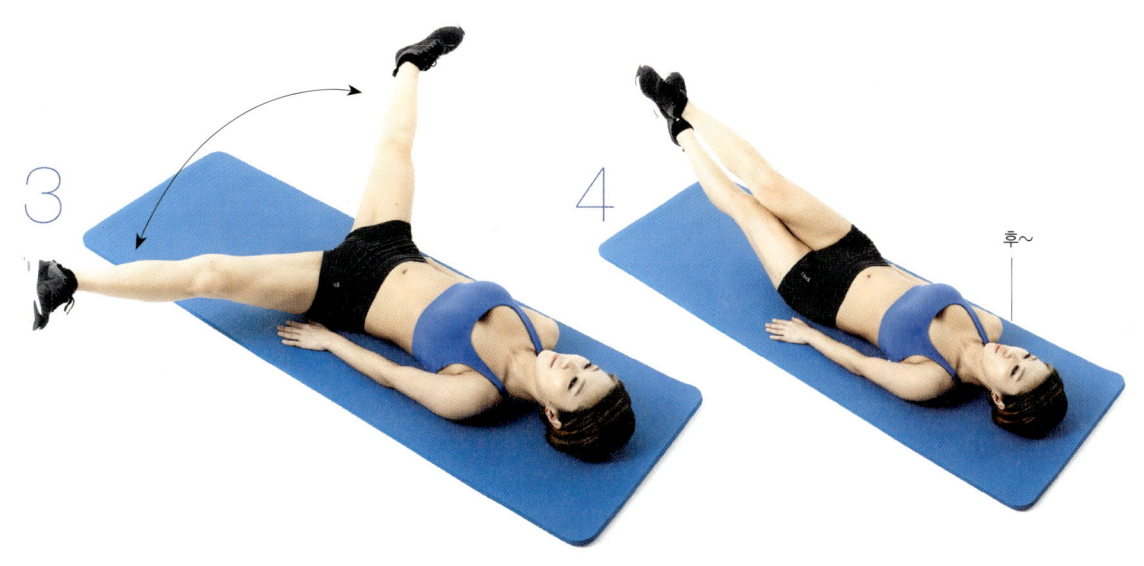

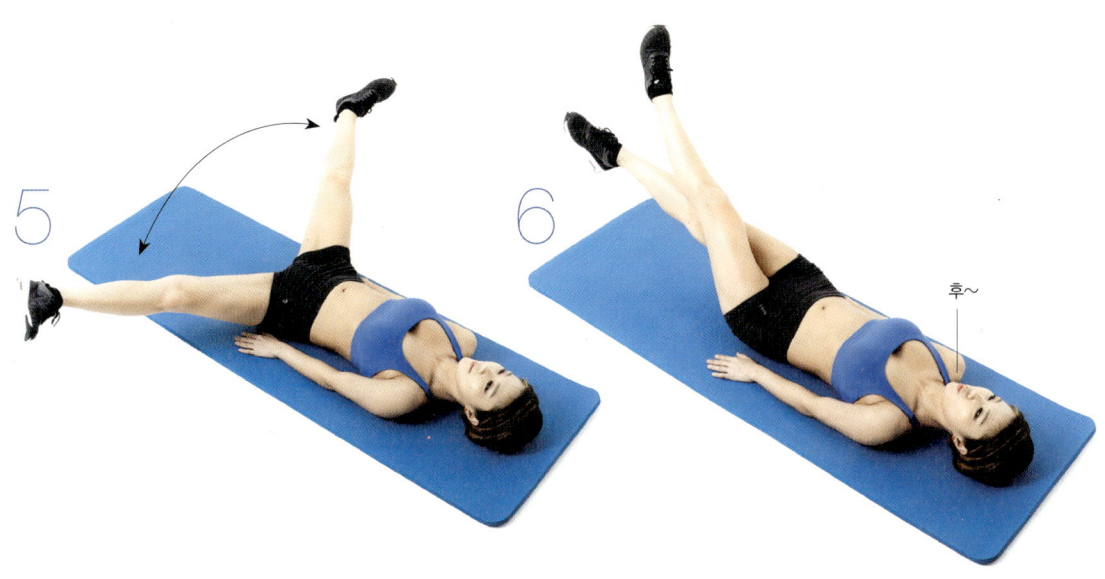

TIP
동작을 하다가 허리에 통증이 느껴지면 다리의 높이를 더 올려서 실행하면 돼.

등빨? 등살! (feat. 섹시한 뒤태 미인이 되어보자)

이거 옷 아니거든? 속옷 사이로 삐죽삐죽 튀어나오는 등살 정복해버리겠어!

EXERCISE E1
엄지 하늘 12회 × 3세트

1 바로 서서 양발은 골반너비로 벌리고, 양팔을 앞으로 나란히 한 상태로 엄지손가락을 척 들어 올려.
2 허리는 편 상태를 유지하면서 상체를 숙여 줘. 이때 무릎을 살짝 구부려줘도 좋아.
3 양팔을 뒤로 천천히 밀어내. 등 근육이 조이는 느낌이 들 때까지 최대한 뒤로 쭉 젖혀봐. 2~3번 과정까지가 1회, 총 12회 진행한 후 10~30초간 휴식하고 다시 1번 동작부터 2세트 더!

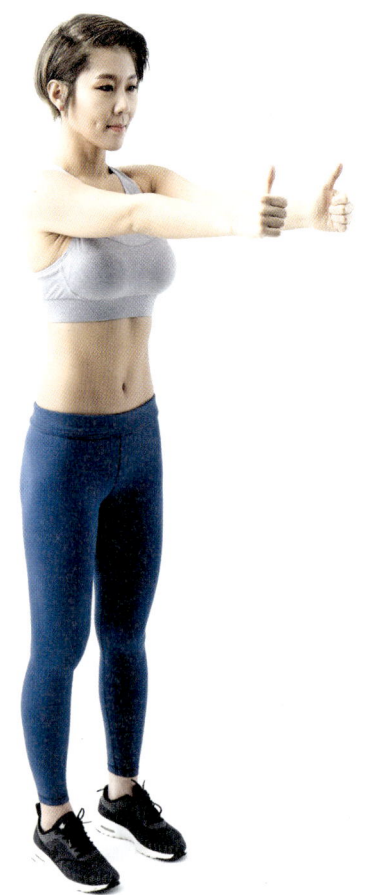

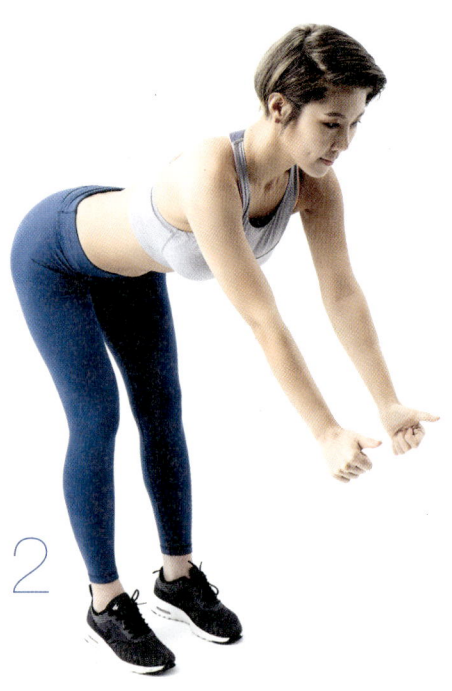

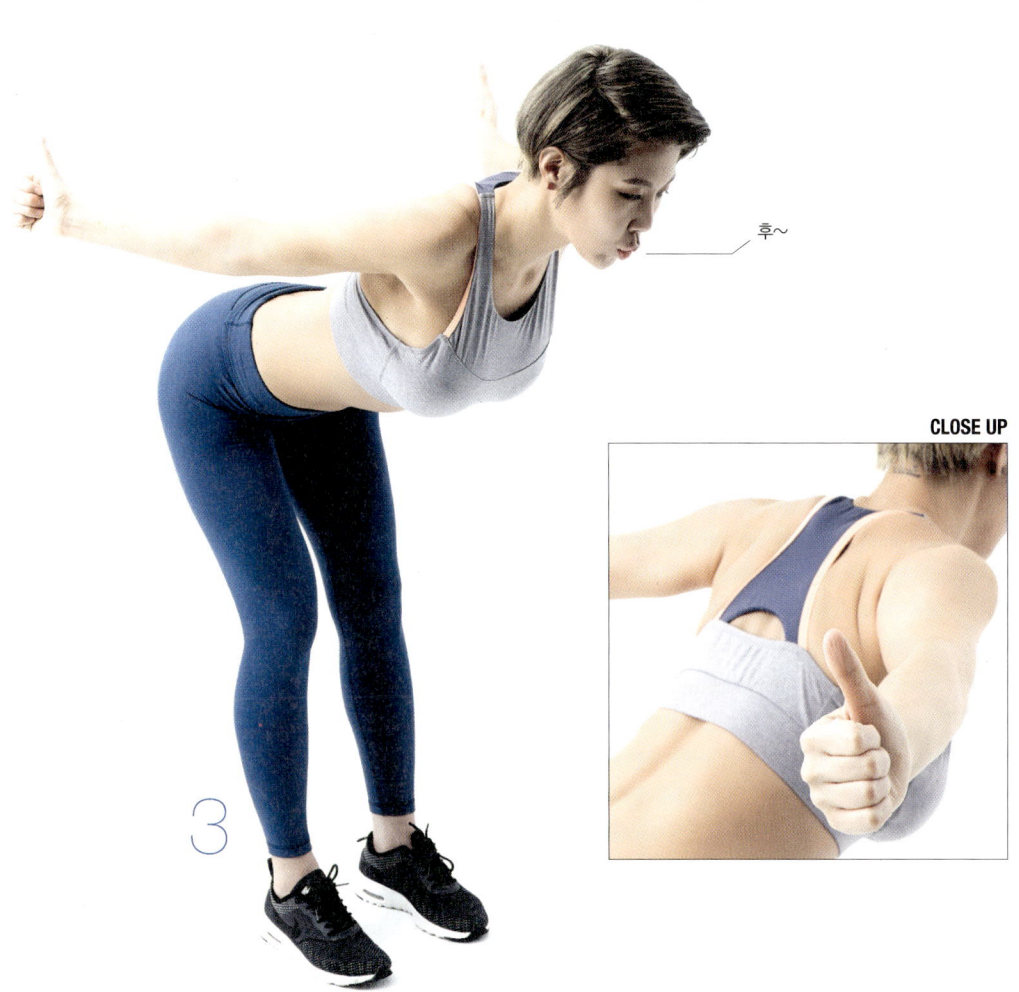

후~

CLOSE UP

3

TIP
엄지손가락은 팔을 들어 올릴 때 하늘을 향해 세워져 있어야 해. 등살이 너무 조여서 못 배길 정도로 마구마구 괴롭혀줘!

EXERCISE E2
엄지 아래 12회 × 2세트

1 바로 서서 양발은 골반너비로 벌리고, 양팔은 자연스럽게 내려 놓자!
2 허리는 편 상태를 유지하면서 상체를 숙여 줘. 이때 무릎을 살짝 구부려줘도 좋아. 양팔은 아래로 뻗은 다음, 가볍게 주먹 쥐고 엄지손가락이 서로 마주 볼 수 있도록 세워줘. 팔꿈치는 살짝 구부려도 돼!
3 양 팔꿈치를 구부리며 위로 천천히 들어 올려. 등 근육이 조이는 느낌이 들 때까지 최대한 위로 쭉 올려봐.
2~3번 과정까지가 1회, 총 12회 진행한 후 10~30초 휴식하고 다시 1번 동작부터 1세트 더!

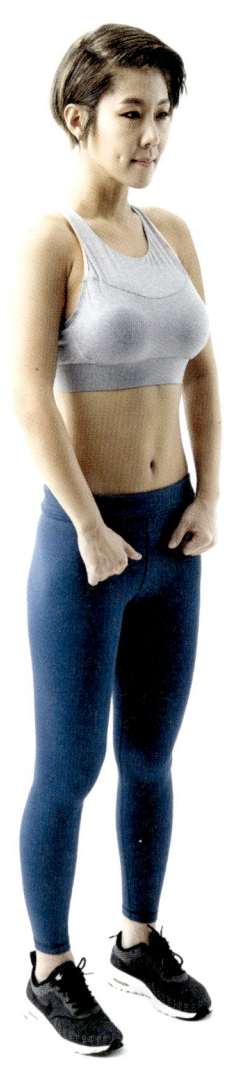

1

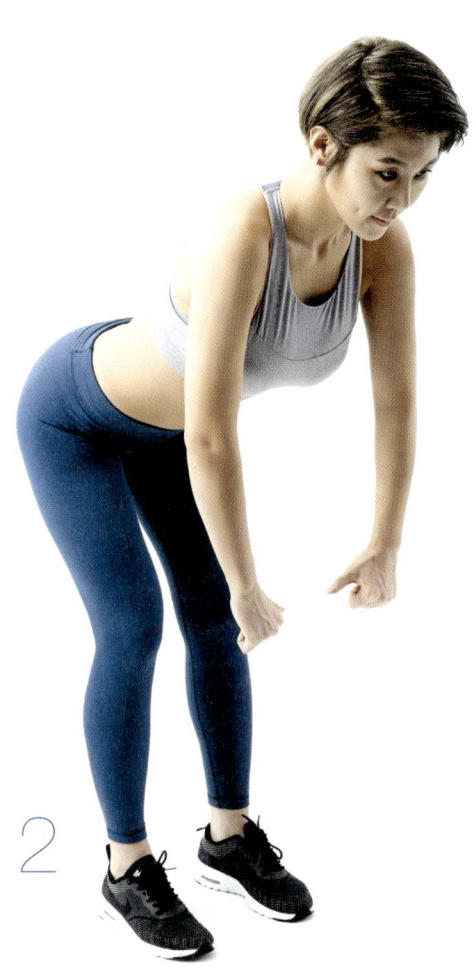

2

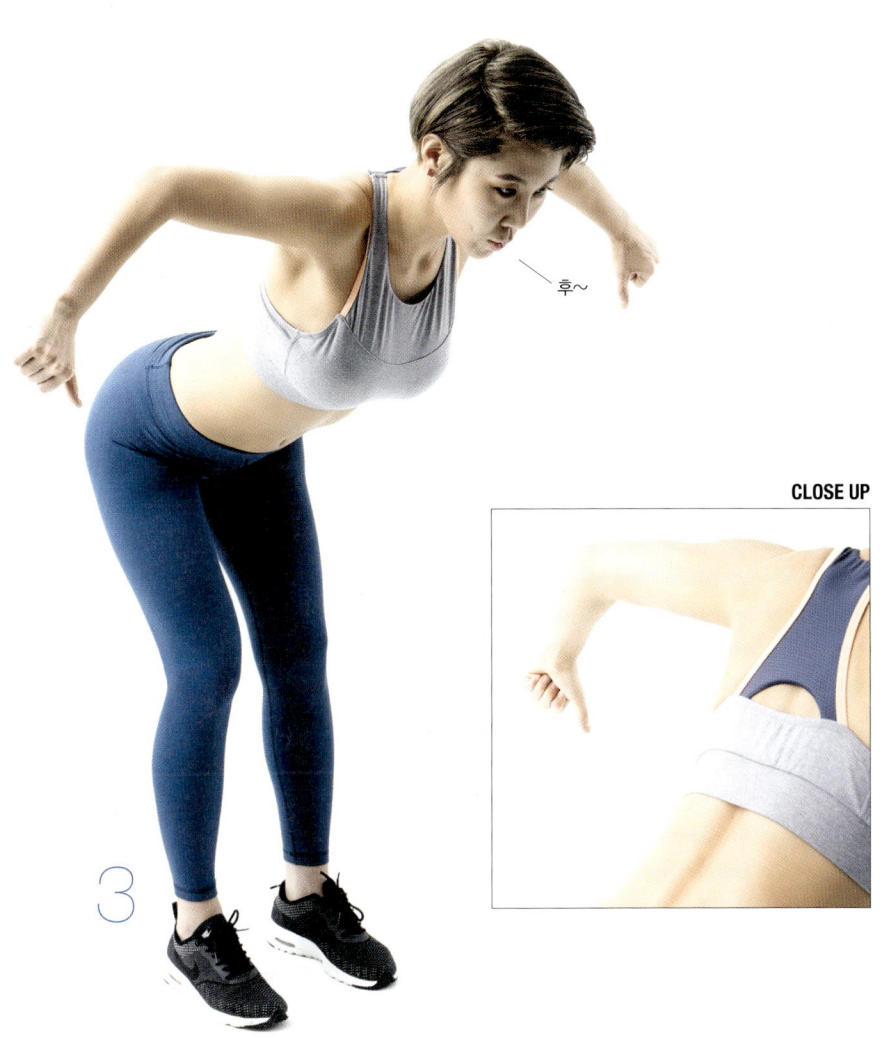

3

CLOSE UP

후~

TIP

엄지손가락은 팔을 들어 올릴 때 바닥을 향해야 해. 팔을 들어 올릴 때는 등과 팔뚝에 힘 팍 주고, 살이 더 이상 버틸 수 없게 못살게 굴자!

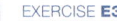

EXERCISE **E3**
목 뒤로 수건 당기기   12회 × 2세트

1 바로 서서 양손으로 수건 양끝을 잡고 위로 쭉 뻗어줘. 이때 살짝 몸 뒤쪽으로 팔이 넘어가 있어야 해.

2 날개뼈에 자극이 가는지 천천히 느끼면서 양팔을 목 뒤로 쭉 내려 당겨줘. 목에 너무 많은 힘이 들어가지 않도록 주의하자! 여기까지가 1회, 총 12회 진행한 후 10~30초간 휴식하고 1세트 더!

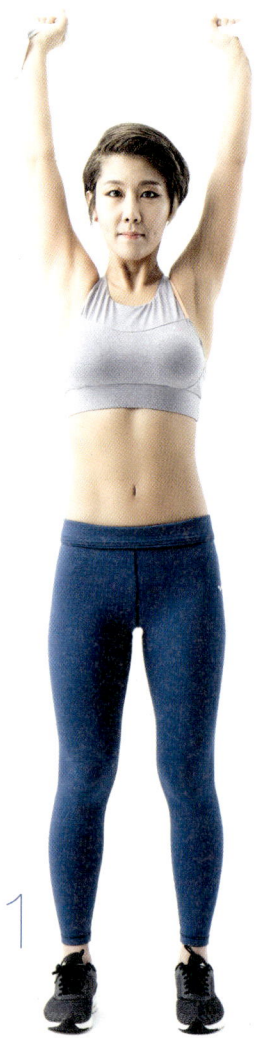

1

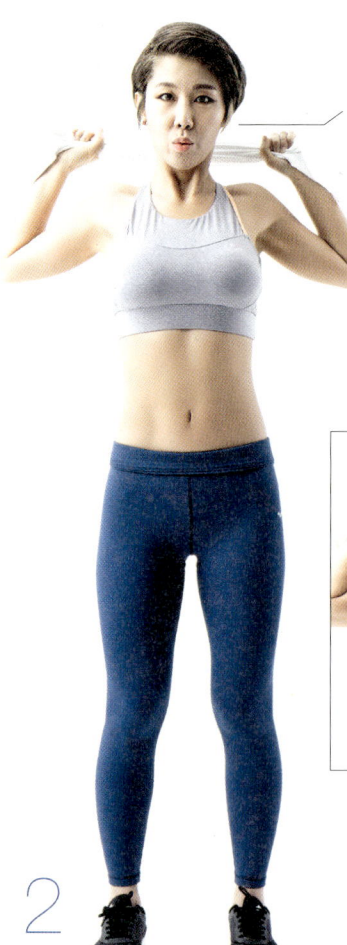

후~

2

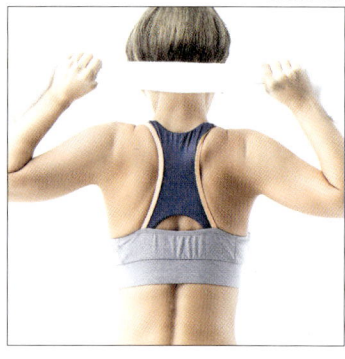

CLOSE UP

TIP

몸이 유연한 사람은 수건 간격을 좁게 잡고, 뻣뻣한 사람은 넓게! 동작이 익숙해지면 조금씩 간격을 좁혀봐!

EXERCISE **E4**

슈퍼맨 W 10회 × 2세트

1 매트에 배를 대고 누운 뒤 양발은 편하게 두고, 양팔은 슈퍼맨처럼 앞으로 쭉 뻗어.

2 상체를 들어 올리면서 양 팔꿈치를 구부려 뒤로 쭉 밀어내 10초간 버틴다. 위에서 봤을 때 대문자 W를 만든다는 생각으로 뒤로 당기며 등을 사정 없이 꽉 짜주면 끝! 여기까지가 1회. 총 10회 진행한 후 10~30초간 휴식하고 1세트 더!

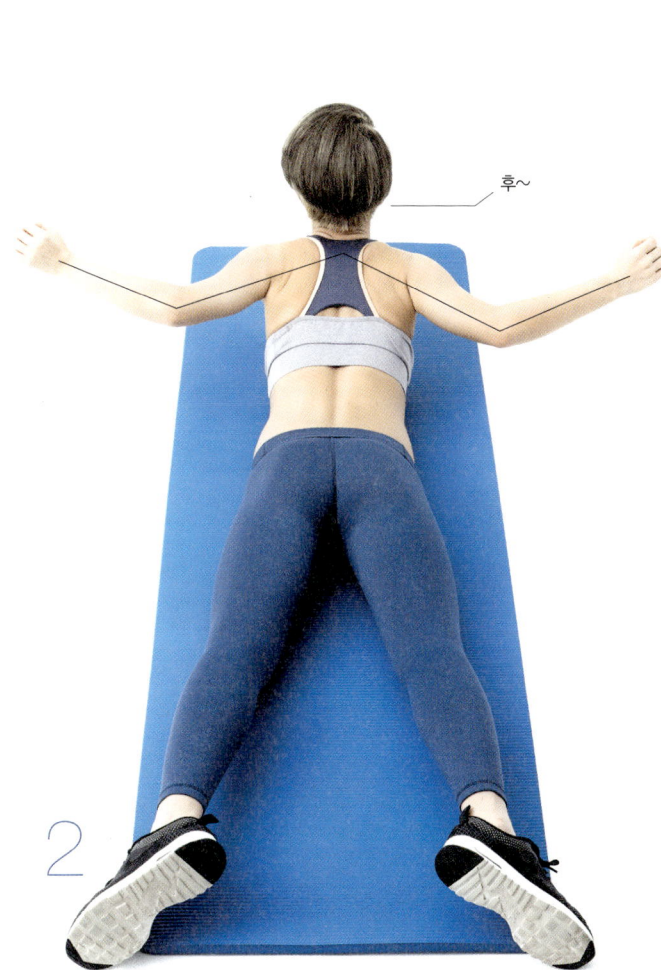

EXERCISE **E5**

슬로우 레니게이드 로우   10회 × 2세트

1 엎드려뻗쳐 자세에서 양손은 어깨너비로 벌리고, 양발은 붙여줘.
2 오른쪽 팔꿈치를 들어 올려 뒤로 쭉 당겨. 왼손으로는 몸이 흔들리지 않도록 중심을 잘 잡아주고.
3 이번에는 왼쪽 팔꿈치를 들어 올려 뒤로 쭉 당겨. 마찬가지로 오른손으로는 몸의 중심을 잘 잡아주고.
4 엎드려뻗쳐 자세로 돌아가서 오른발을 한발 앞으로 가져오자.
5 왼발도 한발 앞으로.
6 다시 오른발 원위치.
7 왼발도 원위치 해서 처음 자세로 돌아가. 여기까지가 1회, 총 10회 진행한 후 10~30초간 휴식하고 1세트 더!

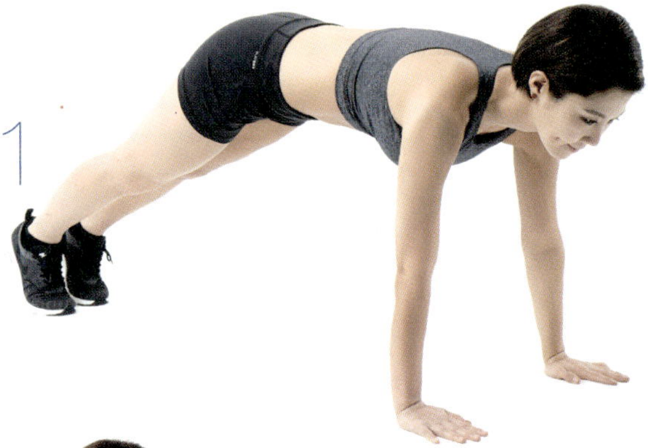

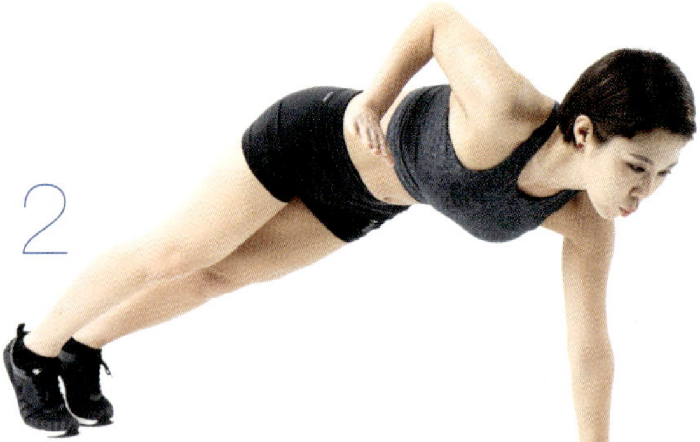

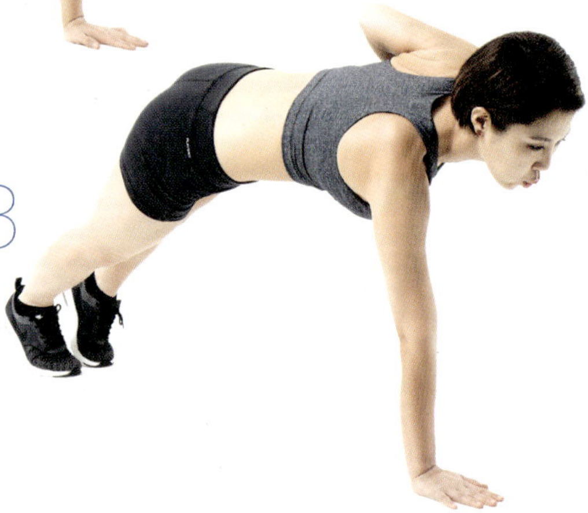

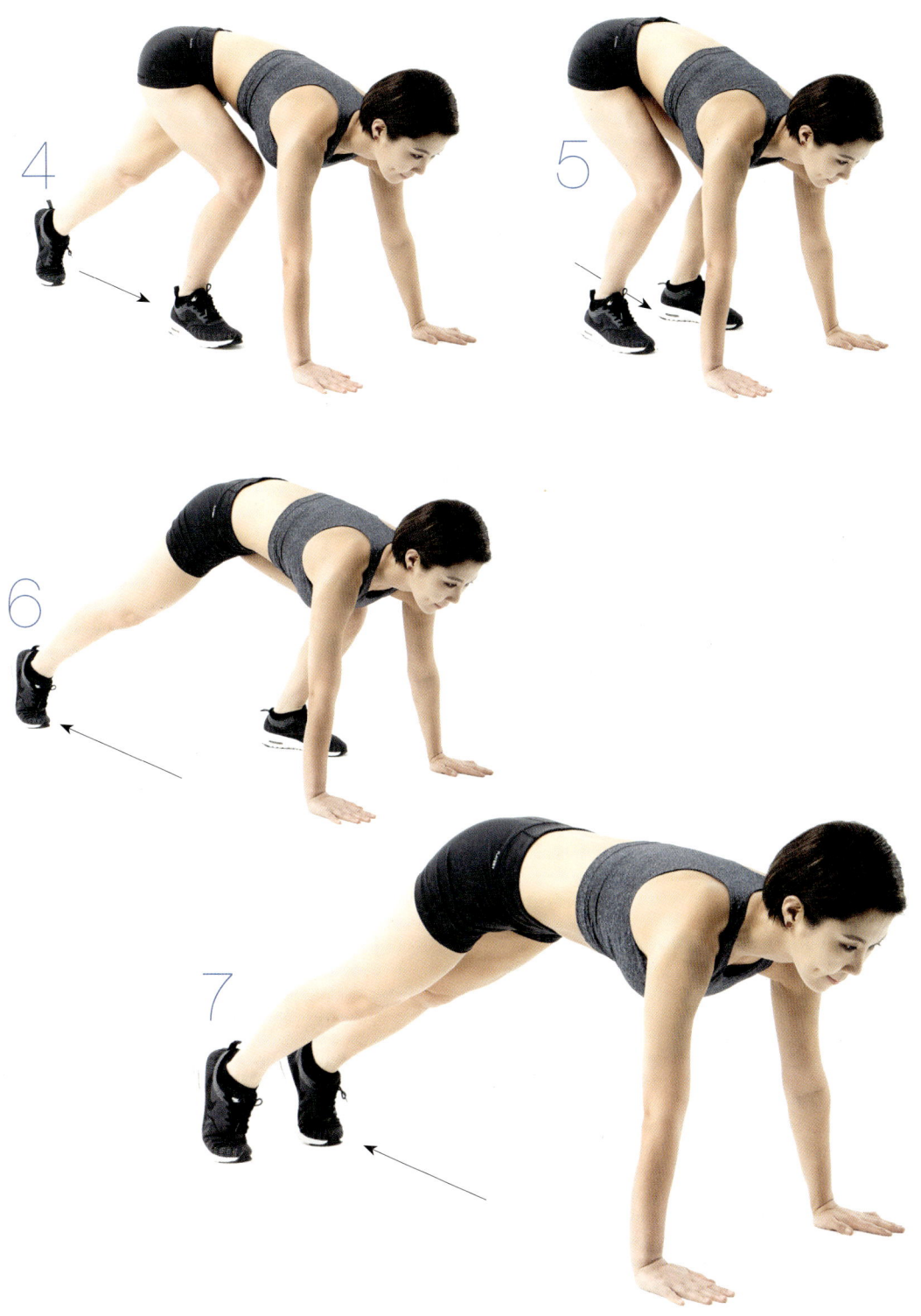

옆구리 vs. 뒷구리 (feat. 러브 핸들 사라져라)

러브 핸들? 보기도 싫은데 대체 누가 러브라고 이름 붙인 거야?
이번 기회에 옆구리와 뒷구리살 싹 정복하자!

EXERCISE F1

빨랫줄 동작   10회 × 3세트

1 바로 서서 양발은 어깨너비로 벌리고, 양팔은 옆으로 나란히!
2 하체는 고정한 채로 팔이 흔들리지 않도록 신경 쓰면서 상체를 옆으로 쭉 밀어내 마치 빨랫줄에 걸린 것마냥 또는 양쪽에서 누가 팔을 잡아 당긴다고 생각해!
3 이번엔 왼쪽 방향으로 상체를 쭉 밀어내. 2~3번 과정까지가 1회, 총 10회 진행한 후 10~30초간 휴식하고 2세트 더!

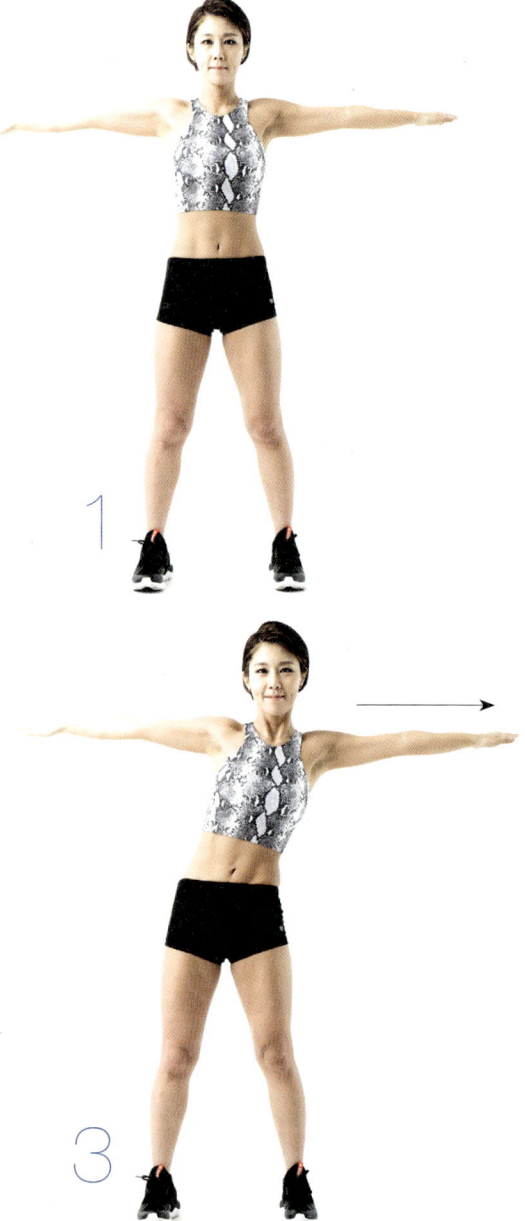

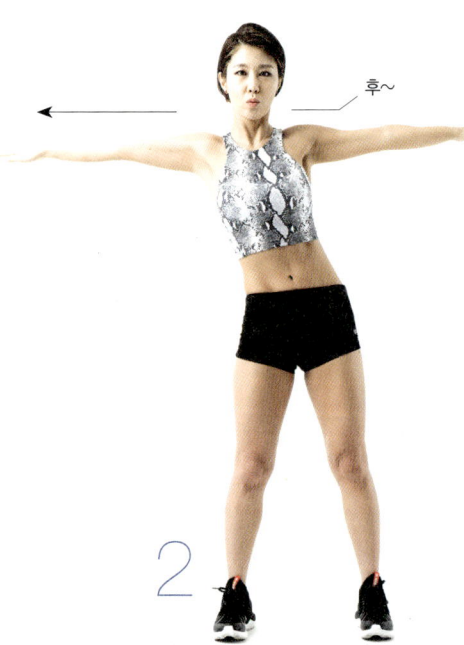

EXERCISE **F2**

코브라 푸시업 10회 × 3세트

1 바닥에 배를 대고 누운 뒤 양손은 가슴 옆 바닥을 짚고, 양 발끝은 바깥쪽으로 벌려줘.
2 양 팔꿈치로 바닥을 밀어낸다는 느낌으로 상체를 들어 올려. 가슴을 쭉 펴고 허리 근육에 자극이 올 수 있도록 신경 쓰며 동작을 진행하자. 여기까지가 1회, 총 10회 진행한 후 10~30초간 휴식하고 2세트 더!

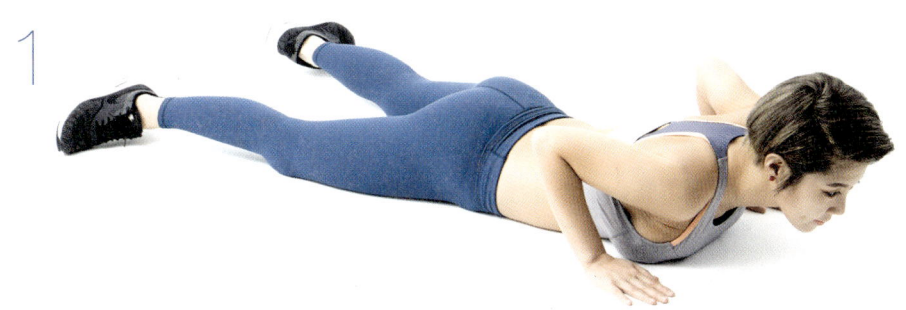

후~

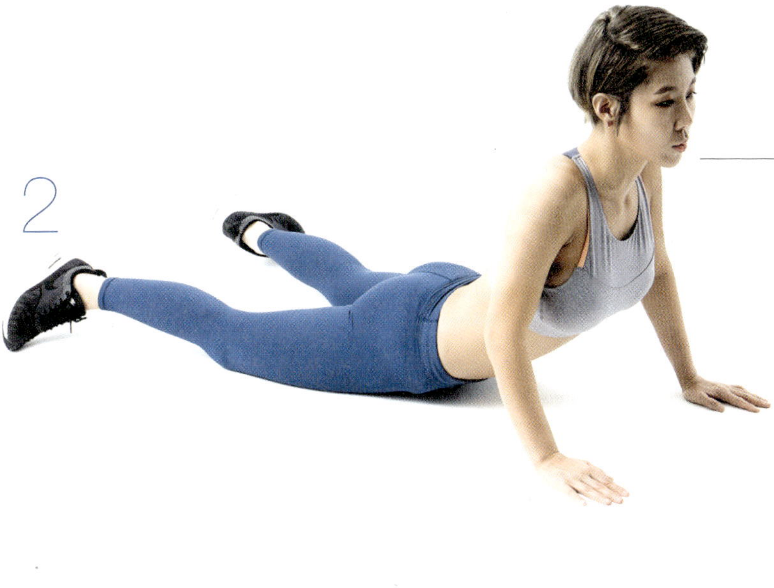

TIP

팔뚝살도 빼고 싶어?
상체를 들어 올릴 때 팔꿈치를 몸통에 붙이고 간격이 벌어지지 않도록 주의하면 OK!

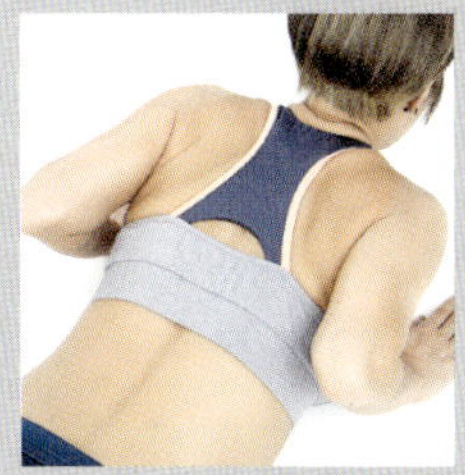

EXERCISE **F3**

엎드려 다리 들어 올리기　10회 × 2세트

1 매트 위에 엎드린 상태에서 양손은 편한 곳에 두고, 양 발끝은 바깥쪽으로 벌려줘.
2 허리 아래쪽부터 엉덩이 뒤쪽까지 힘을 주면서 천천히 양 다리를 들어 올려. 여기까지가 1회, 총 10회 진행한 후 10~30초간 휴식하고, 1세트 더!

CLOSE UP

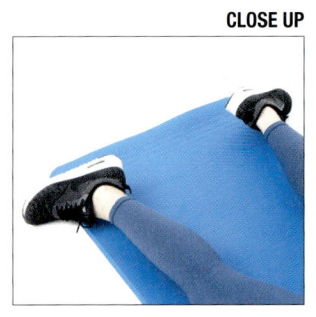

1

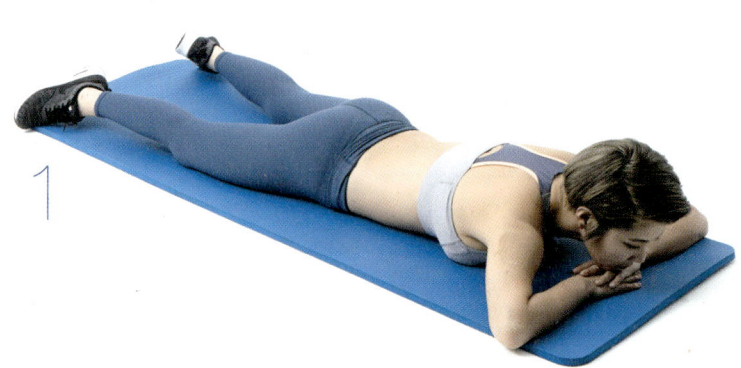

2

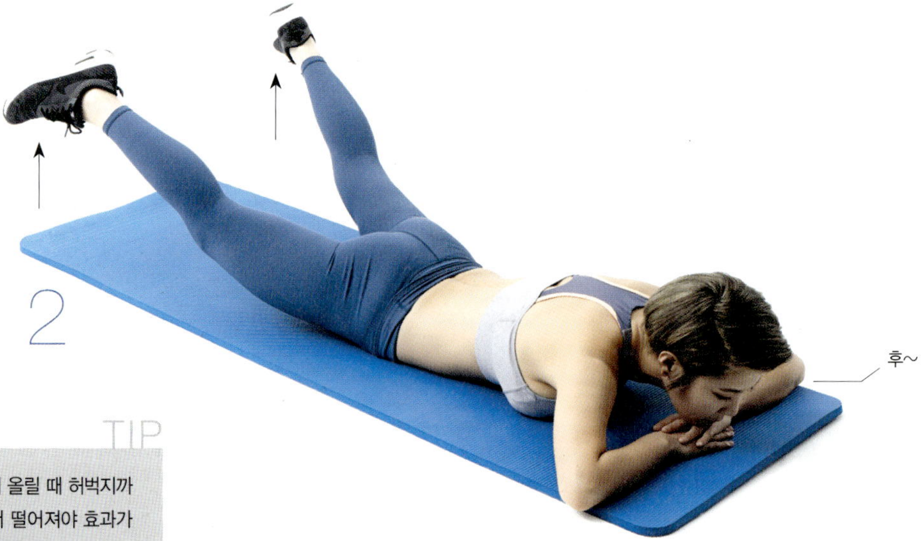

후~

TIP
다리를 들어 올릴 때 허벅지까지 바닥에서 떨어져야 효과가 좋다는 걸 명심해!

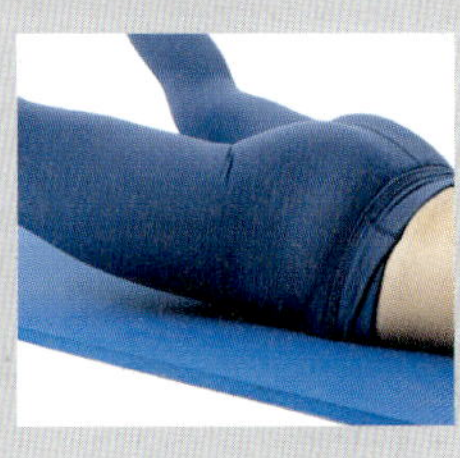

EXERCISE F4

목도리 도마뱀　15회 × 3세트

1 바로 서서 양손은 머리 뒤로 깍지 끼고.
2 중심을 잡으면서 오른쪽 팔꿈치와 오른쪽 무릎이 맞닿을 수 있도록 몸을 옆으로 둥글게 말아줘. 옆구리가 쭉 늘어나는 것이 느껴지지?
3 다리를 내렸다가.
4 이번엔 왼쪽 팔꿈치와 왼쪽 무릎이 닿게 둥글게 말아줘. 여기까지가 1회, 총 15회 진행한 후 10~30초간 휴식하고 2세트 더!

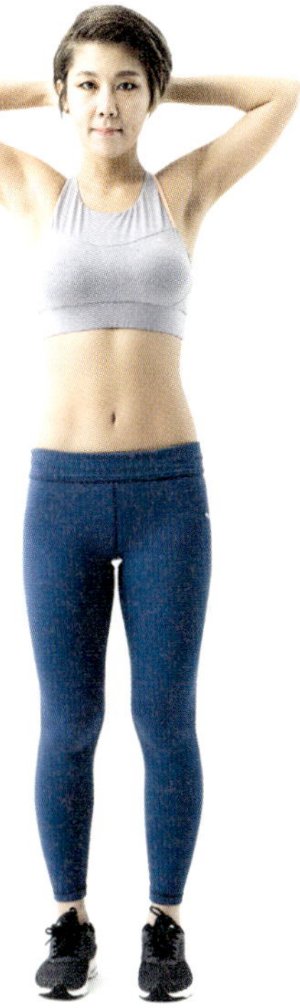

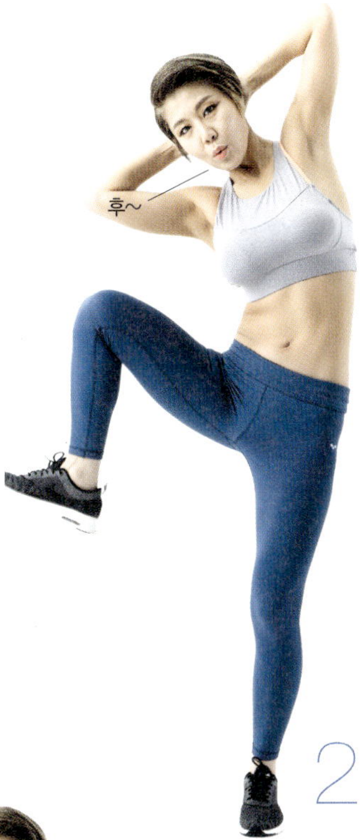

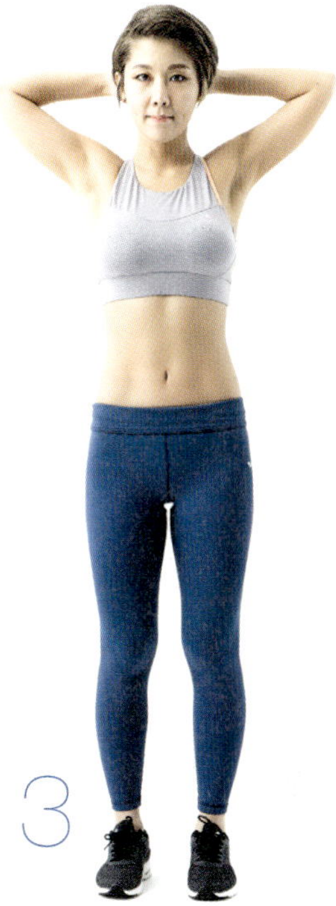

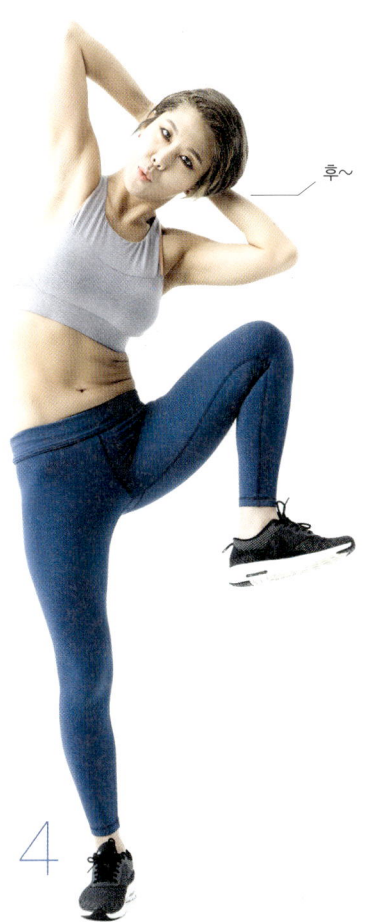

EXERCISE **F5**

손 모아 옆구리 늘이기   10회 × 3세트

1 바로 서서 양발은 어깨너비로 벌리고, 양 팔꿈치를 구부려 팔을 어깨 높이, 가슴 위쪽까지 들어 올려. 양 손끝은 살짝 겹치거나 맞닿게 하면 돼.

2 하체는 고정한 채로 상체만 오른쪽으로 기울이며 옆구리를 최대한 늘여줘!

3 옆구리에 힘을 주면서 상체 원위치!

4 같은 방식으로 이번엔 왼쪽 방향으로 상체를 기울여줘. 여기까지가 1회, 총 10회 진행한 후 10~30초간 휴식하고 2세트 더!

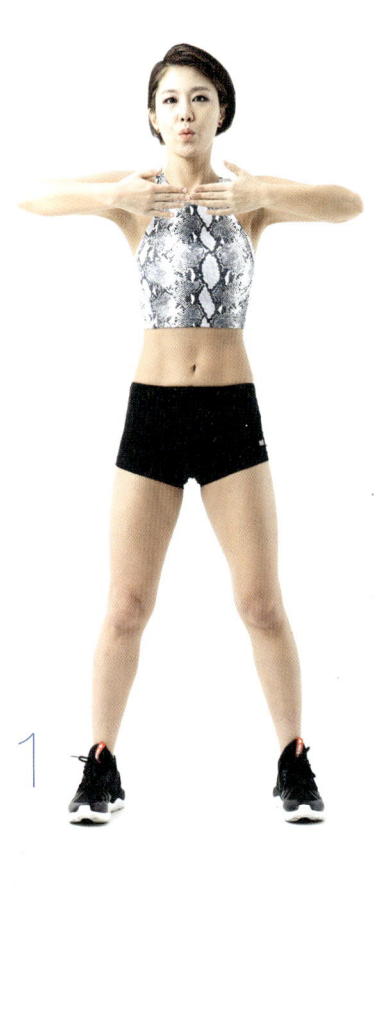

1

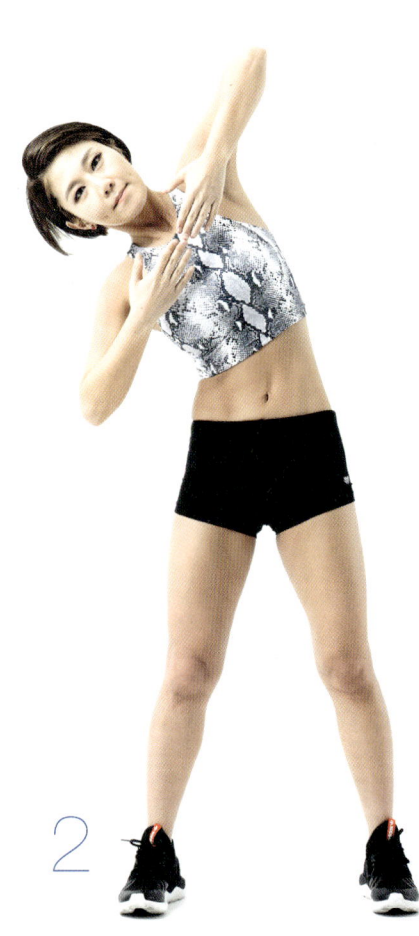

2

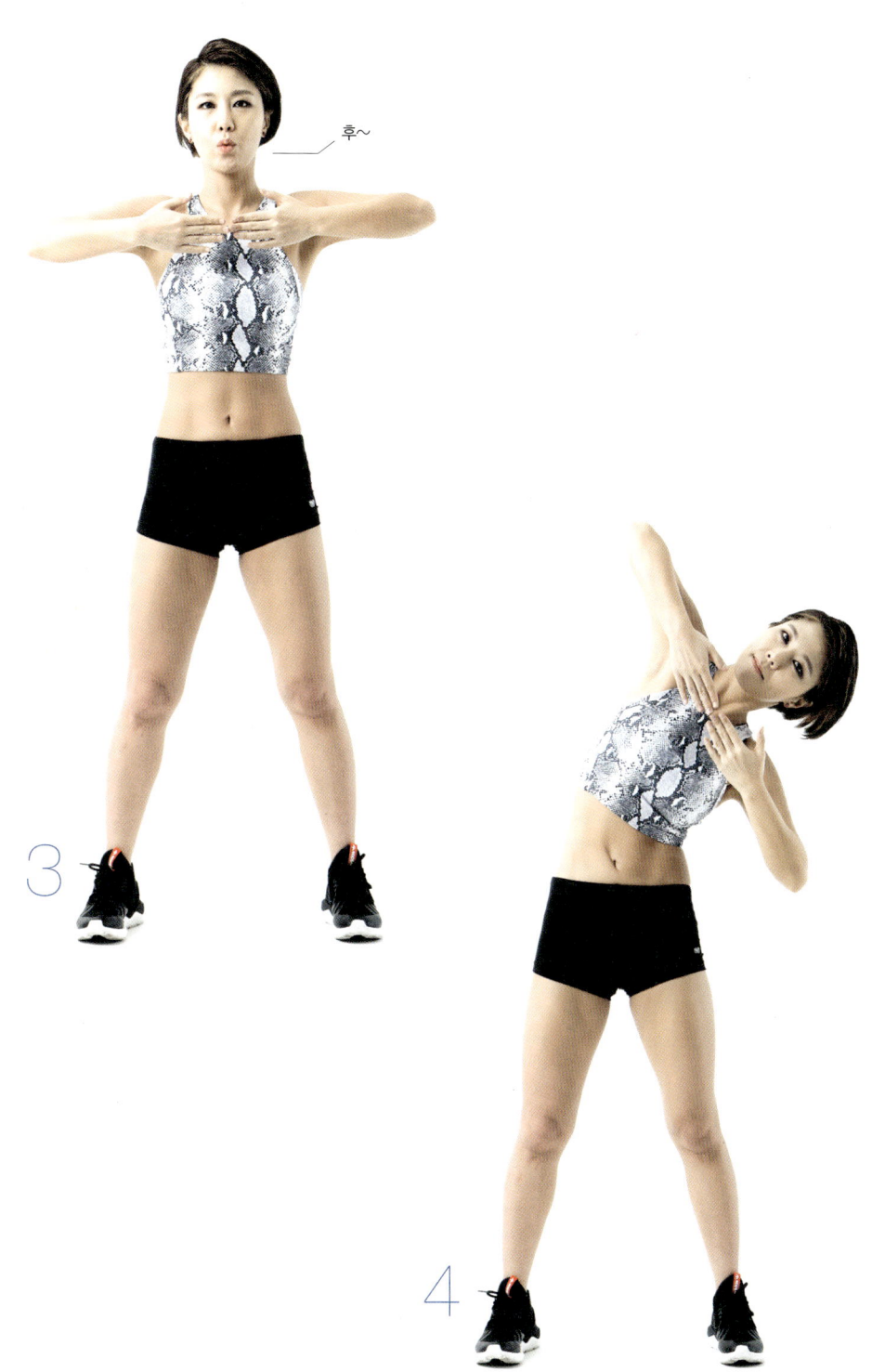

EXERCISE **F6**

플랭크 사이드니턱 10회 × 2세트

1 엎드려뻗쳐 자세에서 양손은 어깨너비, 양발은 좁게 벌리고.
2 오른쪽 무릎을 바깥쪽으로 쭉 당겨줘. 오른쪽 팔꿈치에 닿게끔! 이때 시선도 같이 움직여주는 것이 좋아!
3 원위치!
4 이번에는 왼쪽 무릎을 바깥쪽으로 쭉 당겨주고!
5 다시 원위치! 여기까지가 1회, 총 10회 진행한 후 10~30초간 휴식하고 1세트 더!

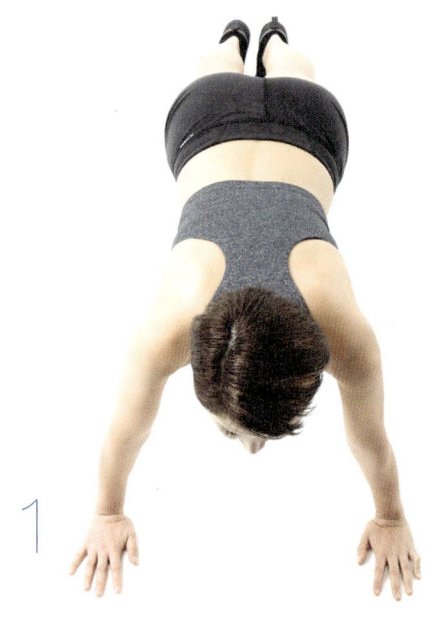

1

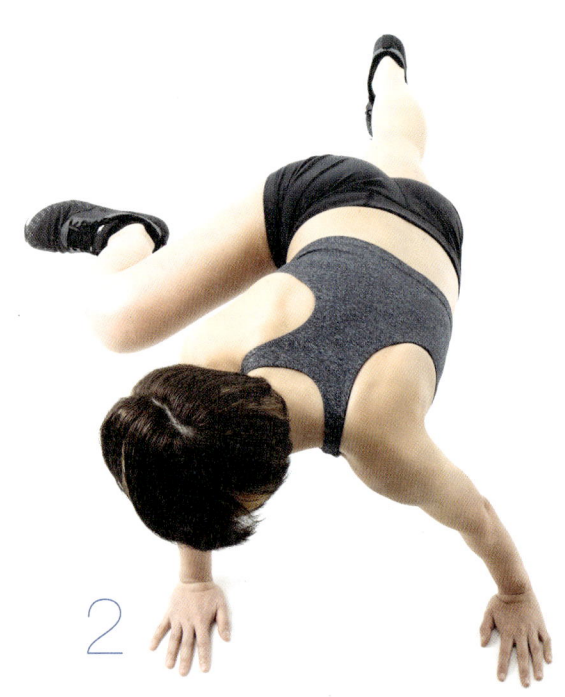

2

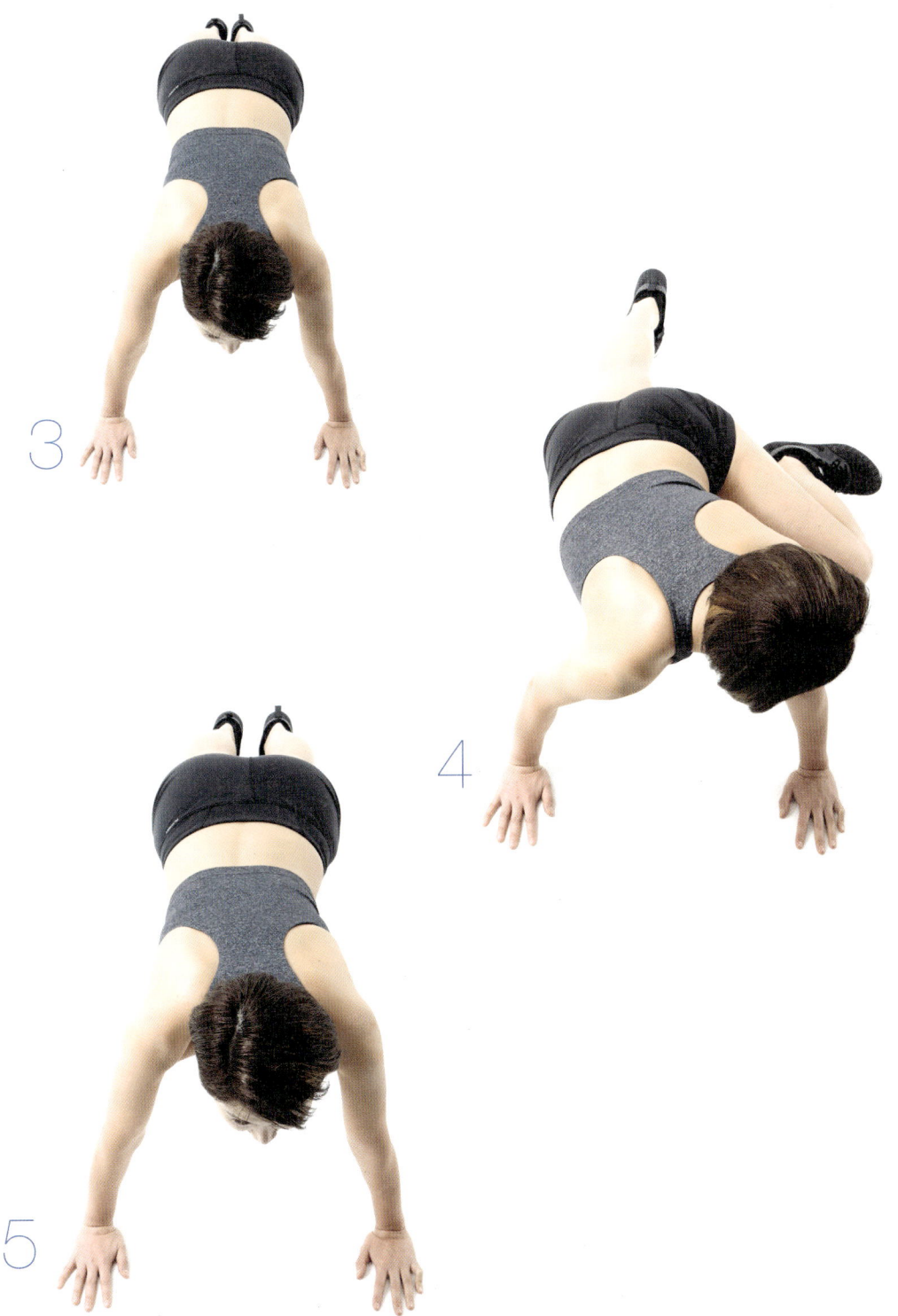

애증의 하체(feat. 스키니 좀 입어보자)

코끼리가 친구하자고 달려들겠네! 하비(하체비만) 언니들을 위한 허벅지살 빼는 운동!

EXERCISE G1

스쿼트 20회 × 3세트

1 바로 서서 양발은 어깨너비, 발끝은 살짝 바깥으로 벌리고, 양손은 앞으로 나란히!
2 허리를 편 채로 무릎을 발끝 방향으로 벌리면서 그대로 앉아. 이때 엉덩이가 무릎보다 아래로 내려가게 앉도록!
3 천천히 일어나면서 원위치! 여기까지가 1회. 총 20회 진행한 후 10~30초간 휴식하고 2세트 더!

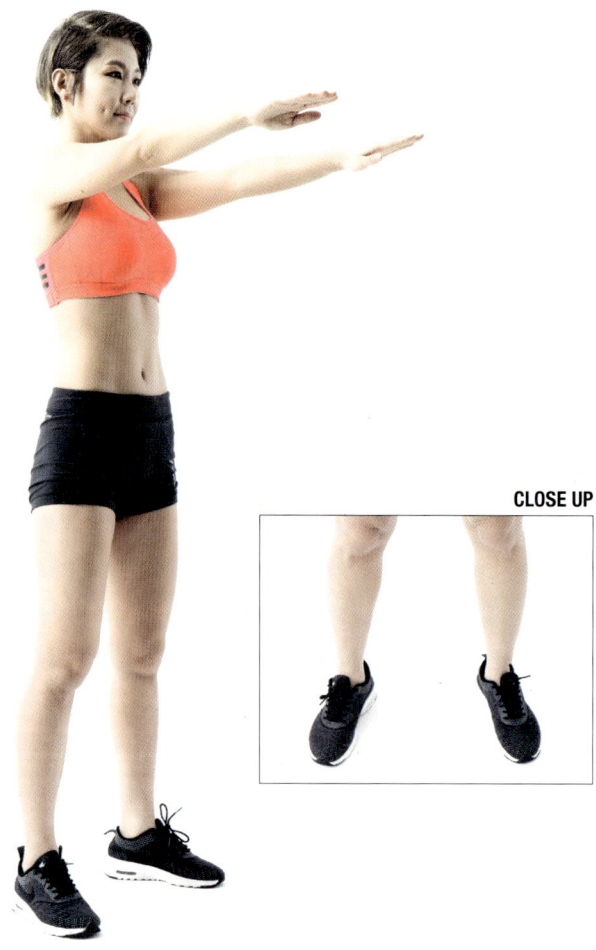

CLOSE UP

1

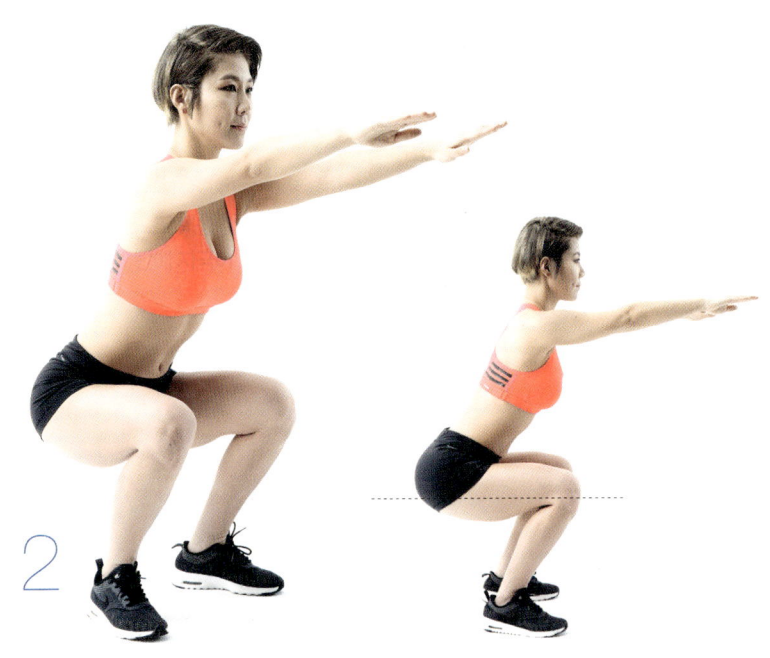

2

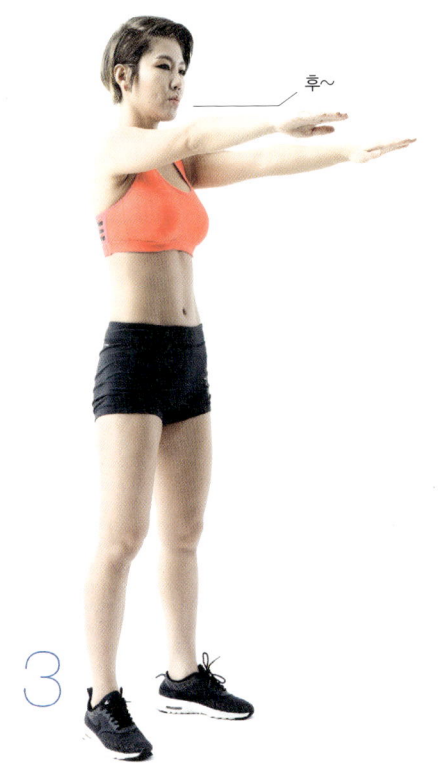

후~

3

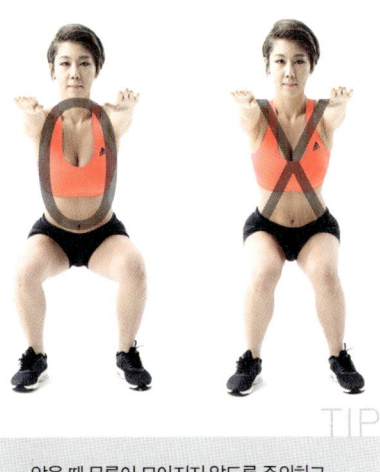

TIP
앉을 때 무릎이 모아지지 않도록 주의하고,
허리가 과도하게 꺾이지 않도록 신경 쓰자!

EXERCISE **G2**

스쿼트 + 사이드킥 10회 × 2세트

1 바로 서서 양발은 어깨너비로 벌리고, 양손은 가슴 앞으로 모으고!
2 허리를 편 채로 무릎을 발끝 방향으로 벌리면서 그대로 앉아. 여기까지는 스쿼트 자세와 같아!
3 일어나면서 오른쪽 다리를 옆으로 쭉 들어 올려.
4 다시 스쿼트 자세로 앉았다가.
5 일어나면서 왼쪽 다리를 옆으로 쭉 들어 올려. 여기까지가 1회, 총 10회 진행한 후 10~30초간 휴식하고 1세트 더!

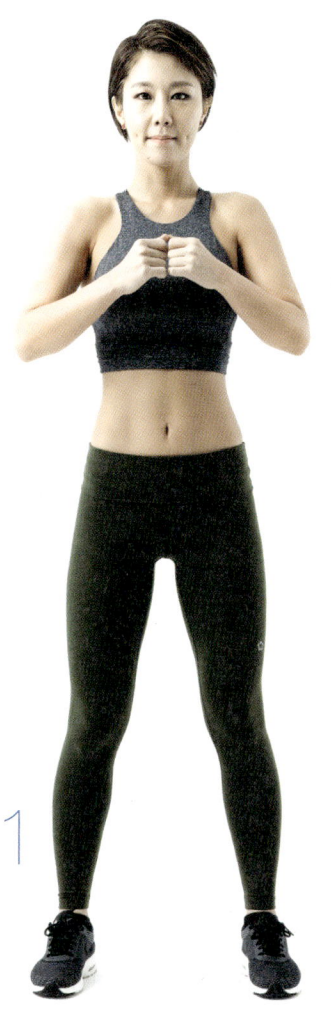

1

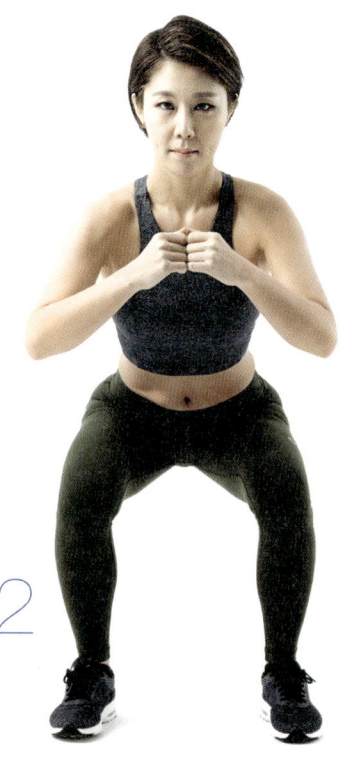

2

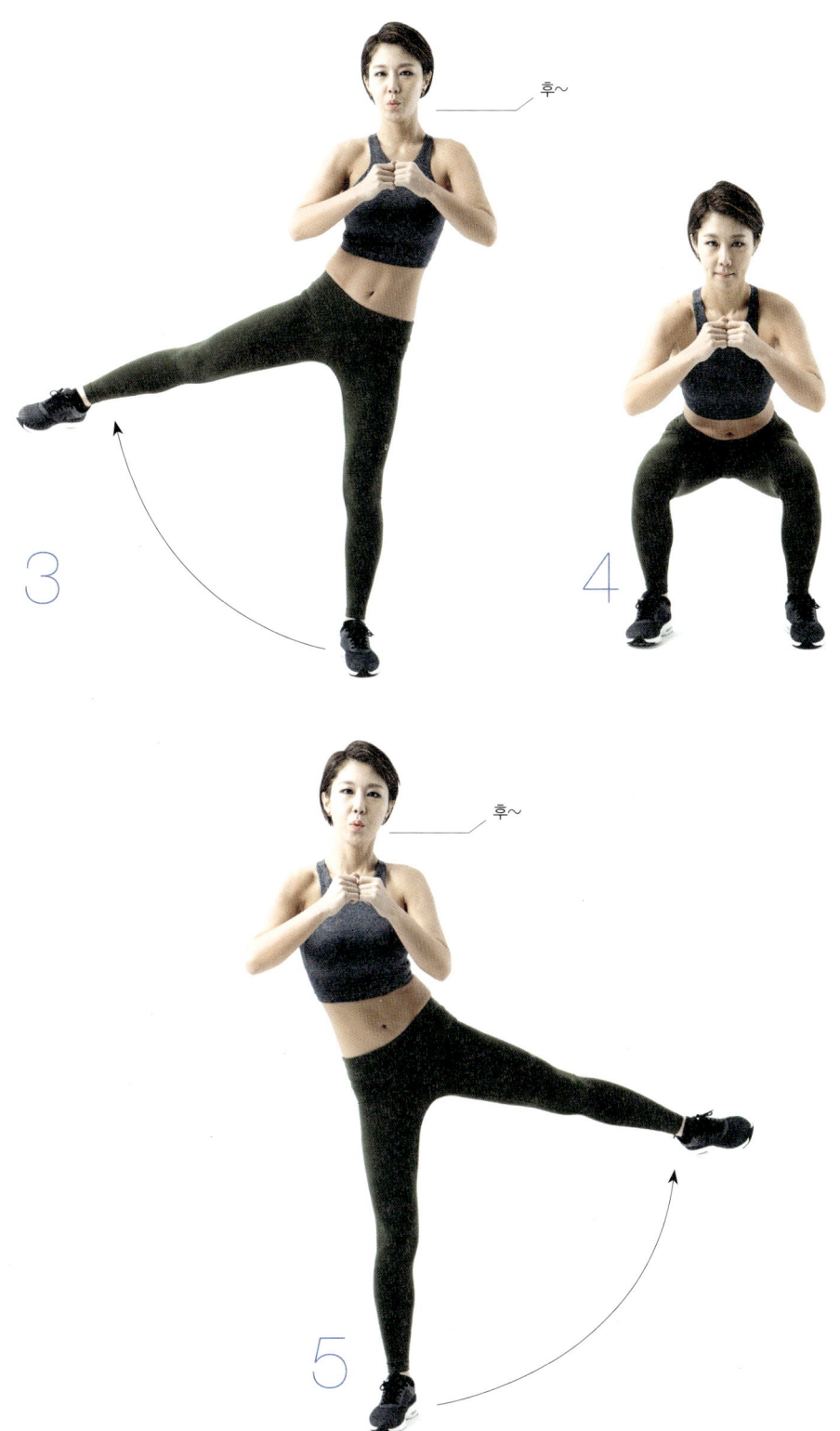

EXERCISE **G3**

딥 런지 변형 12회 × 3세트

1 앞뒤로 다리를 넓게 벌리고 서자. 앞다리의 발바닥은 바닥에 붙이고, 뒷다리는 발꿈치를 들어줘.
2 머리 뒤로 깍지 끼고, 상체를 뒤쪽으로 살짝 기울이면서 뒷다리에 체중을 실어줘.
3 뒷다리의 무릎이 바닥에 닿기 직전까지 앉아. 꾹꾹 눌러주듯이! 자세가 흐트러지지 않도록 몸의 균형을 잘 잡아주자.
4 앞다리에 체중을 실어 주면서 바닥을 밀어내듯 그대로 살짝 일어나. 3~4번 과정까지가 1회, 총 12회 진행한 후 같은 방식으로 반대쪽 다리도 12회 실시하면 1세트 완성. 10~30초간 휴식하고 2세트 더!

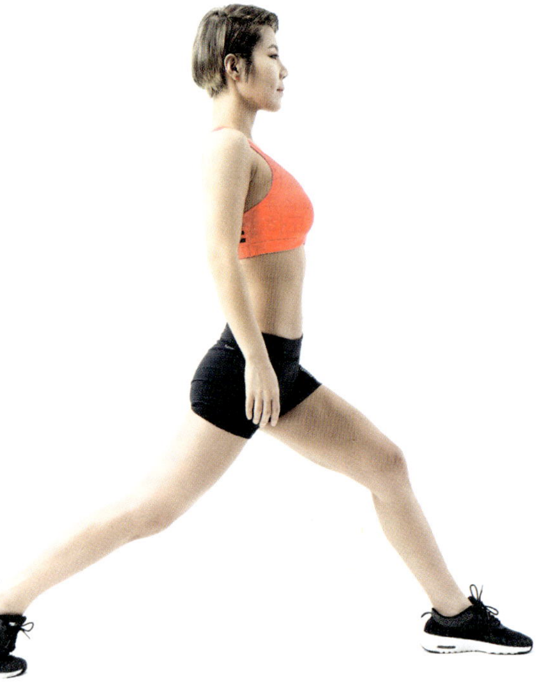

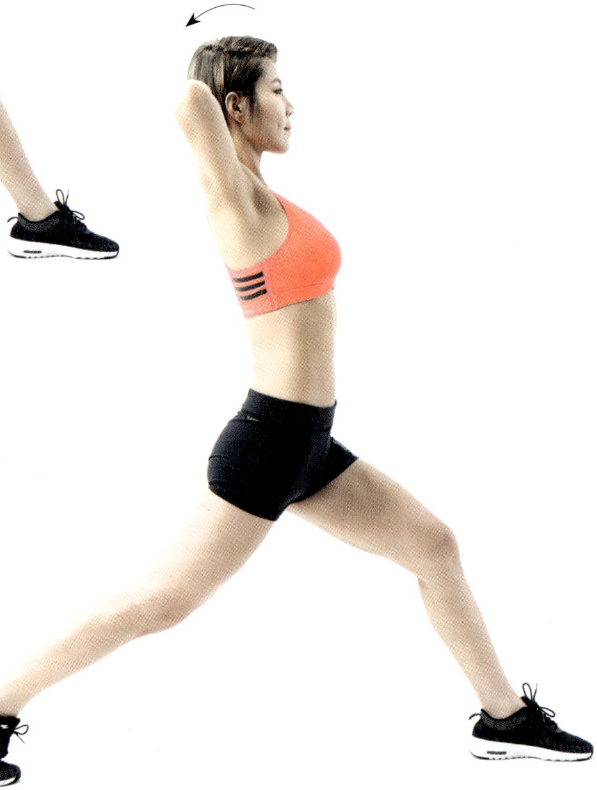

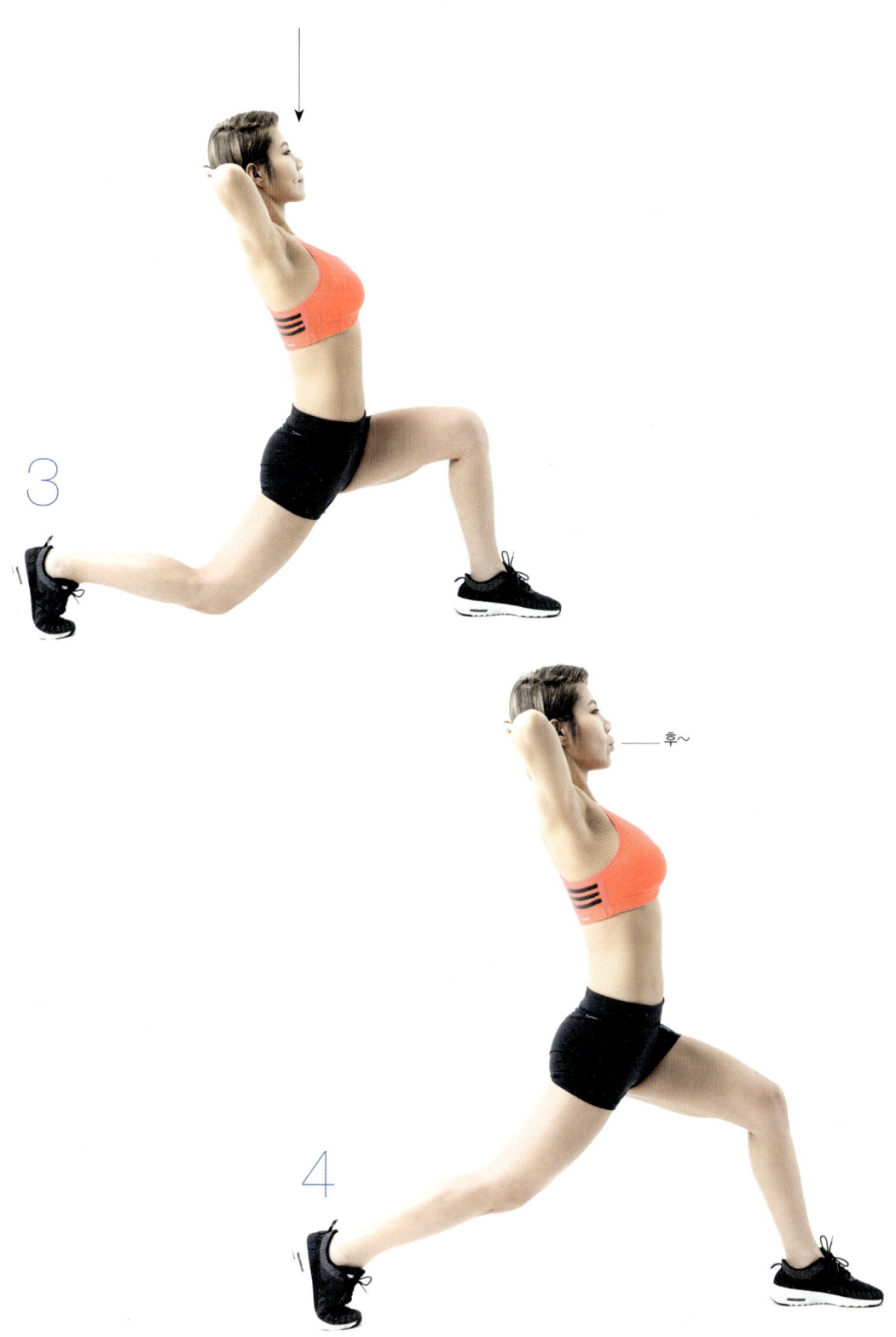

EXERCISE **G4**

앞벅지 스트레칭 10초씩 × 수시로

1 매트에 등을 대고 누운 뒤 오른쪽 다리는 무릎을 꿇은 상태로 두고, 왼쪽 발목을 오른쪽 무릎 위에 얹어. 그대로 골반 위에 양손을 포개 올리고 골반이 뜨지 않도록 지긋이 눌러줘.

2 반대쪽도 실시하자.

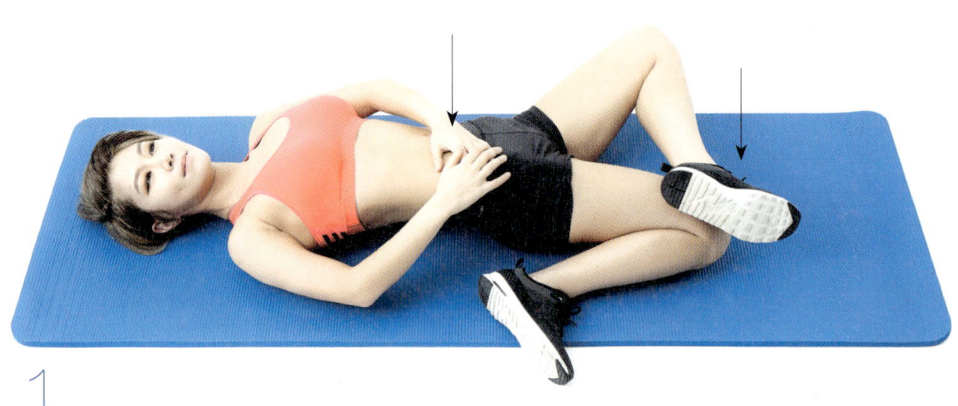

1

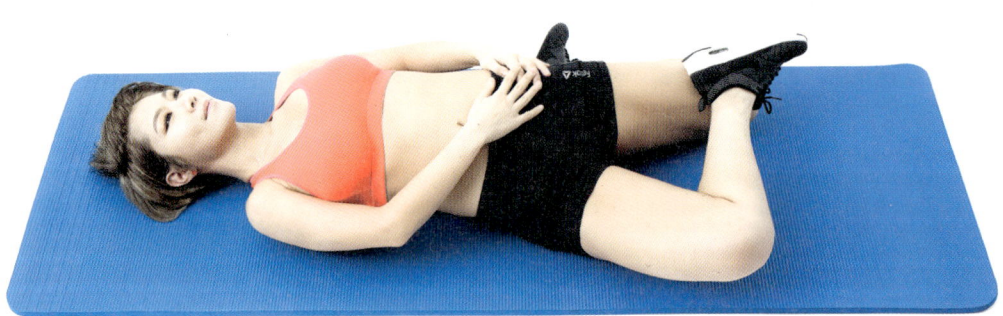

2

EXERCISE **G5**
내로우 스쿼트   15회 × 3세트

1 바로 서서 양발의 간격은 10cm 정도로 좁게 벌리고, 양팔은 앞으로 나란히!
2 허리를 편 상태로 상체를 사선으로 숙이면서 동시에 엉덩이를 최대한 뒤로 빼며 살짝 앉아.
3 그대로 천천히 일어나. 여기까지가 1회, 총 15회 진행한 후 10~30초간 휴식하고 2세트 더!

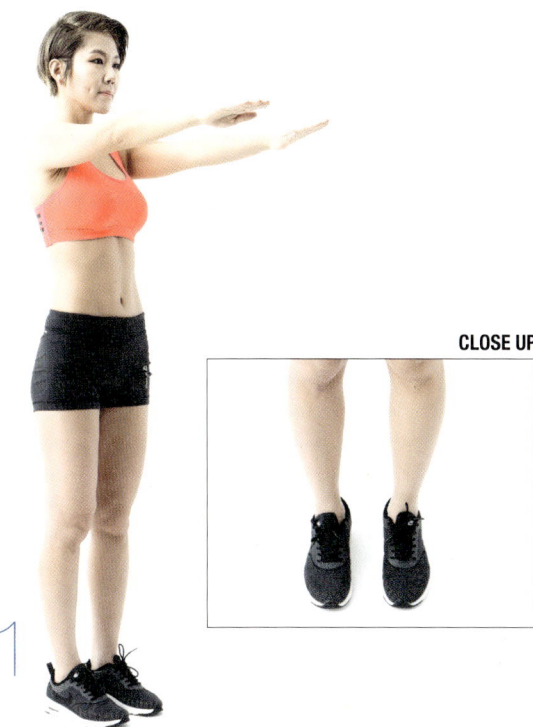

CLOSE UP

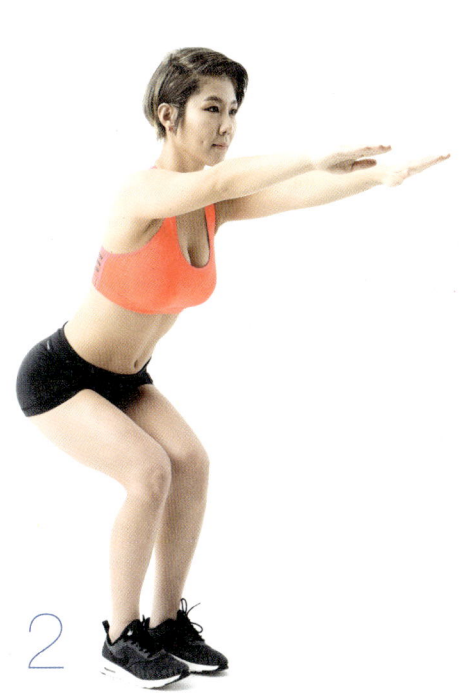

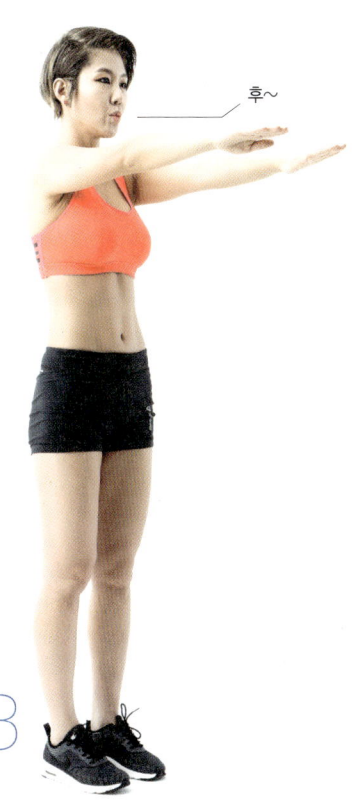

후~

EXERCISE **G6**

옆으로 누워서 다리 들어 올리기 15회 × 2세트

1 옆으로 편하게 누운 뒤 바닥의 다리는 직각으로 만들고, 위쪽 다리는 쭉 뻗어서 상체와 최대한 일직선이 되게 하자.
2 옆구리와 허벅지 바깥쪽 근육에 힘이 들어가는지 손으로 만져보면서 위쪽 다리를 천천히 들어 올려.
3 들어 올린 다리를 천천히 내려서 원위치! 여기까지가 1회, 총 15회 진행한 후 10~30초간 휴식하고 1세트 더!

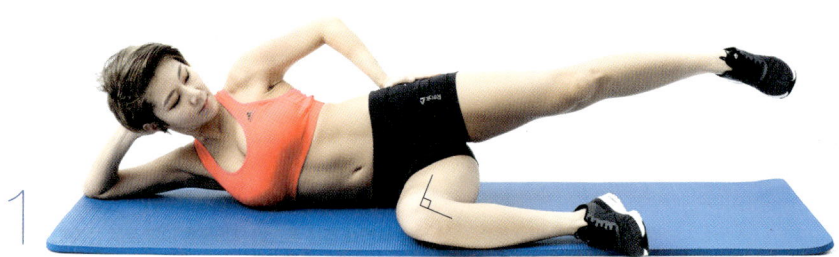

1

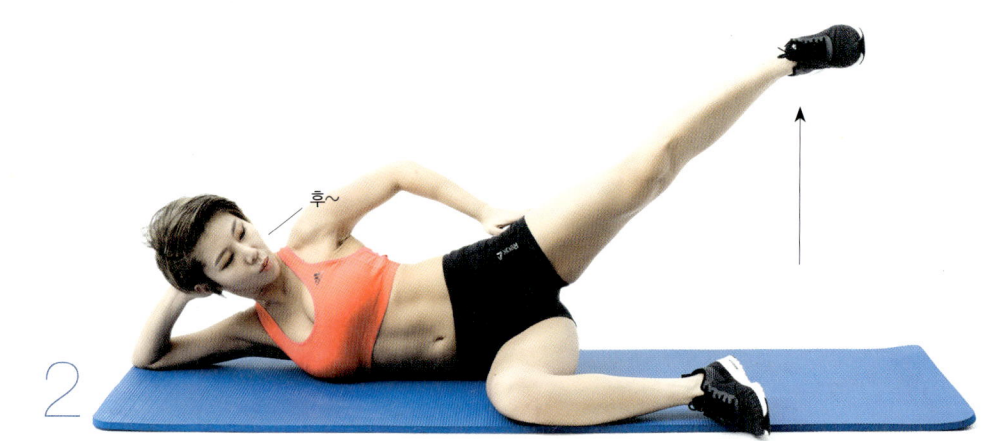

2

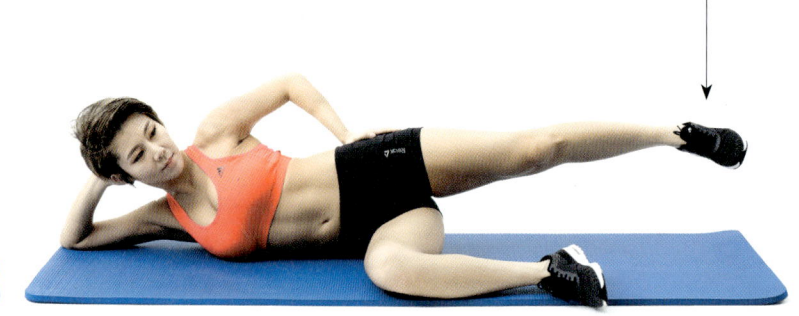

3

EXERCISE G7

서서 옆으로 다리 들어 올리기 15회 × 2세트

1 한 손으로 벽을 잡고 서서.
2 바깥쪽 다리를 옆으로 쭉 들어 올려. 복숭아뼈를 들어 올린다는 느낌으로 천천히! 올리다 보면 바깥쪽 허벅지에 자극이 오는 지점이 있을 거야. 이때 버티고 서 있는 다리는 힘을 주고 있으니 힙업 운동이 자연스럽게 될 테고.
3 들어 올린 다리를 천천히 제자리로 내리자. 이때 다리는 완전히 바닥에 닿기 직전까지만 내려줘. 2~3번 과정까지가 1회, 총 15회 진행한 후 같은 방식으로 반대쪽 다리도 15회 실시하면 1세트 완성! 10~30초간 휴식하고 1세트 더!

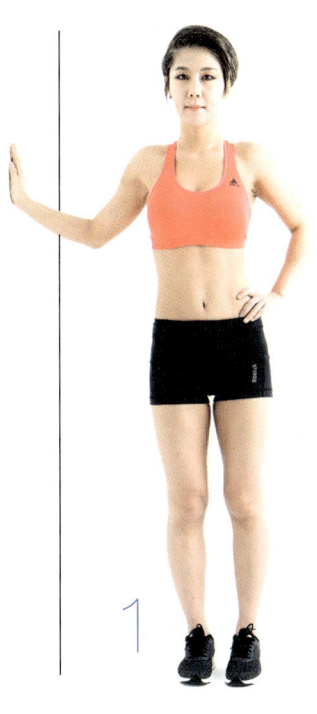

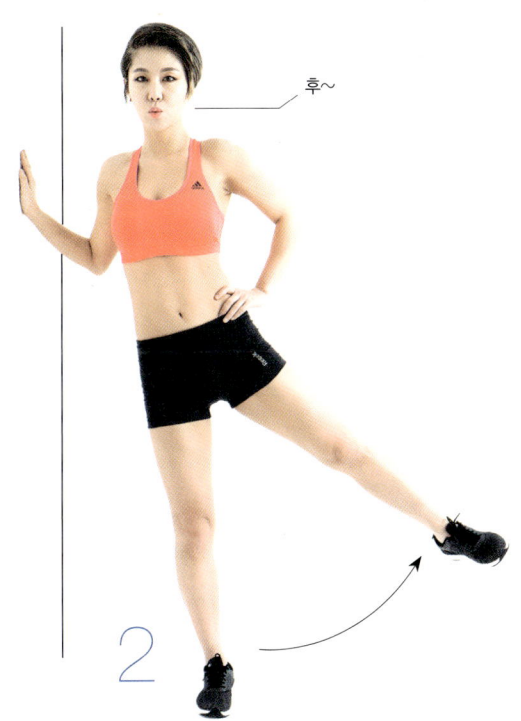

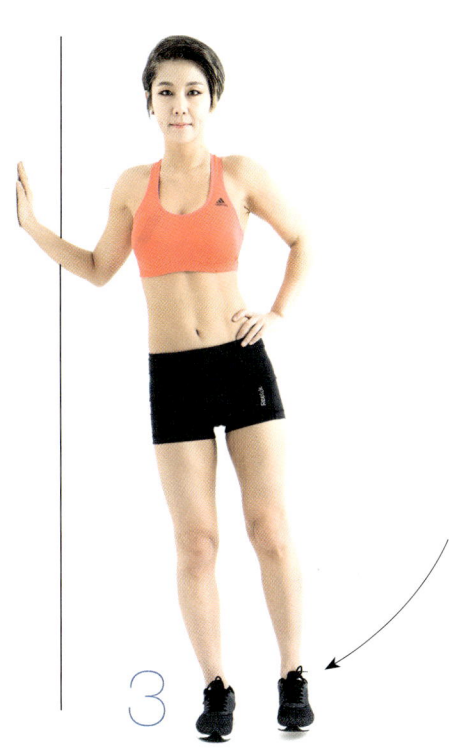

TIP
초보자는 발이 바닥에 닿을 때까지 내려도 괜찮아. 하지만 점차 발을 바닥에 닿지 않고 동작을 할 수 있도록 꾸준히 연습할 것!

EXERCISE **G8**

와이드 스쿼트 Ⅰ 15회 × 3세트

1 바로 서서 양발을 어깨너비보다 넓게 벌려. 이때 발 끝은 바깥을 향하게!
2 허리를 편 상태로 무릎을 새끼발가락 방향으로 벌리면서, 허벅지 안쪽을 최대한 늘이겠다는 생각으로 천천히 앉아줘. 허벅지가 바닥과 평행할 때까지!
3 천천히 일어나. 여기까지가 1회. 총 15회 진행한 후 10~30초간 휴식하고 2세트 더!

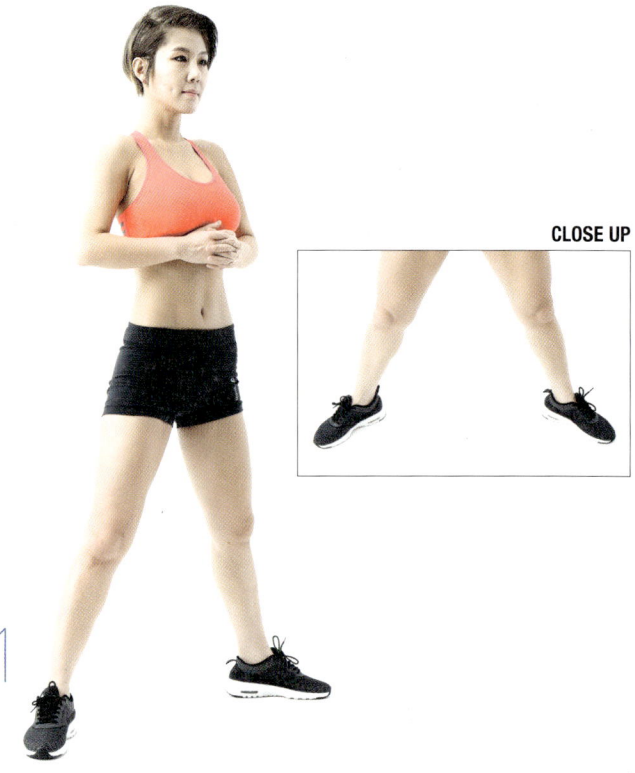

CLOSE UP

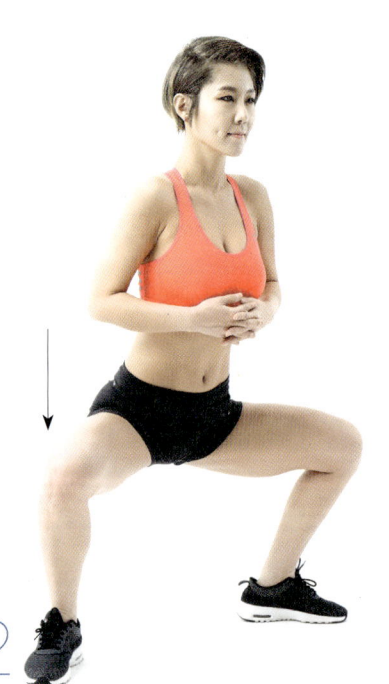

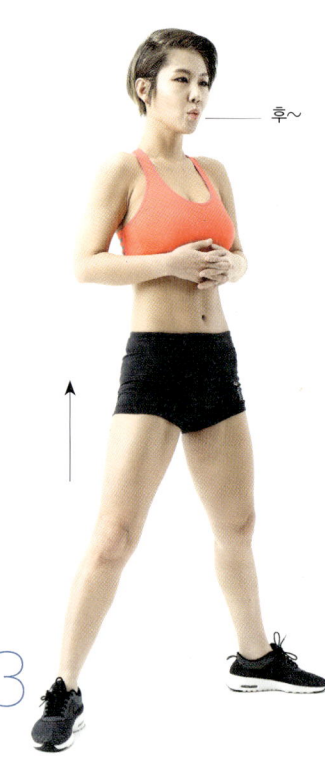

후~

EXERCISE **G9**
와이드 스쿼트 Ⅱ 20회 × 2세트

1 바로 서서 양발을 어깨너비보다 넓게 벌려. 이때 발끝은 바깥을 향하게!

2 허리를 편 상태로 무릎을 새끼발가락 방향으로 벌리면서 허벅지 안쪽을 최대한 늘이겠다는 생각으로 천천히 앉아줘. 여기까지는 와이드 스쿼트 Ⅰ이랑 같아.

3 천천히 일어나는데, 이때 완전히 일어서지 말고 반만 일어서! 양쪽 다리에 힘을 줘 몸이 흔들리지 않게끔 중심을 잡아주고, 2~3번 과정까지가 1회, 총 20회 진행한 후, 10~30초간 휴식하고 1세트 더!

TIP

와이드 스쿼트보다 조금 낮게 앉았다 일어서는 동작(약 3cm 정도)이라고 이해하면 돼!

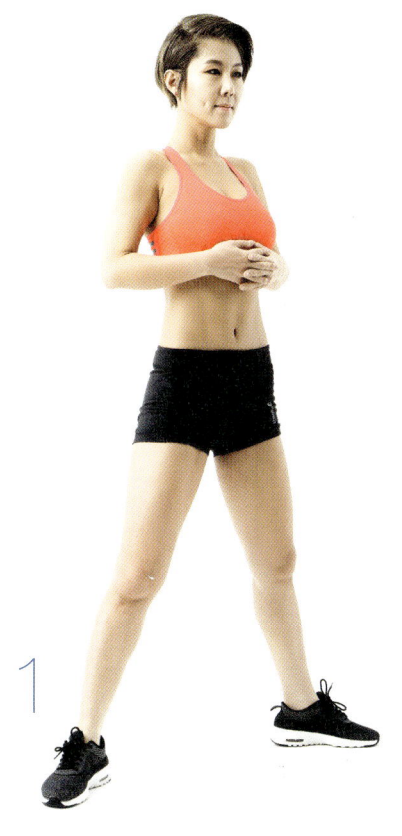

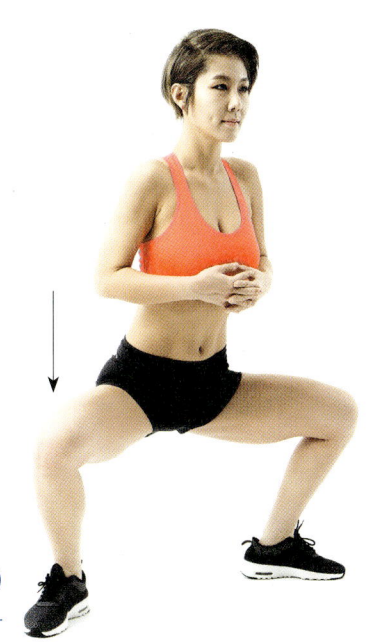

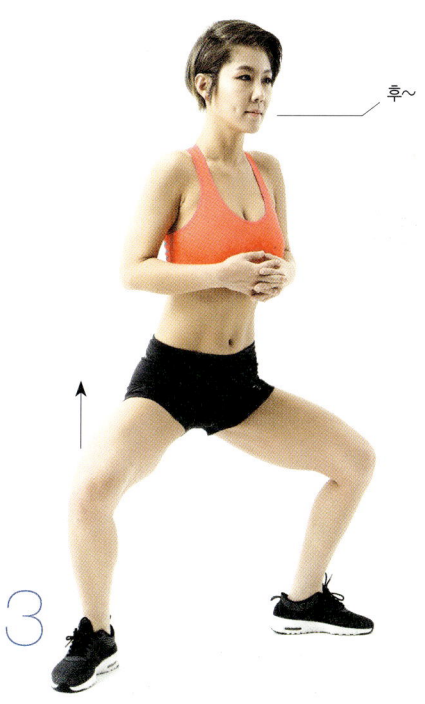

EXERCISE **G10**

와이드 스쿼트 트위스트　20회 × 3세트

1 바로 서서 양발을 어깨너비보다 넓게 벌리고, 양손은 앞으로 뻗어서 권총 자세! 이때 발끝은 바깥을 향하게!
2 허리를 편 상태로 무릎을 새끼발가락 방향으로 벌리며 허벅지와 바닥이 평행할 때까지 천천히 앉아줘.
3 그대로 일어나면서.
4 동시에 상체와 양팔을 같은 방향으로 돌려줘.
5 원위치! 같은 방식으로 반대쪽도 실시하자. 여기까지가 1회, 총 20회 진행한 후 10~30초간 휴식하고 2세트 더!

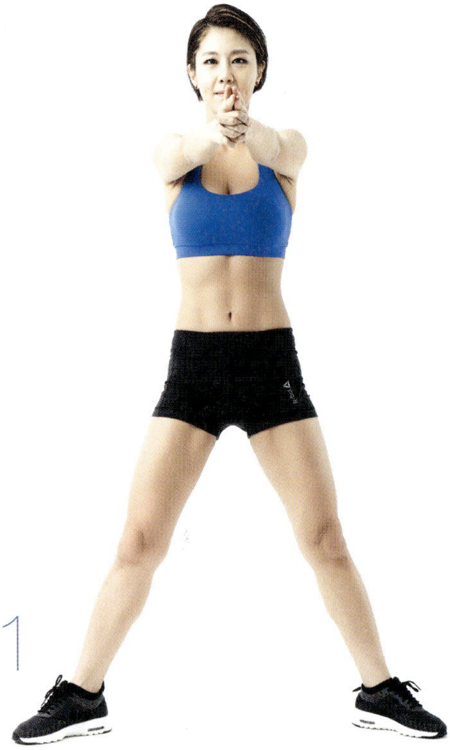

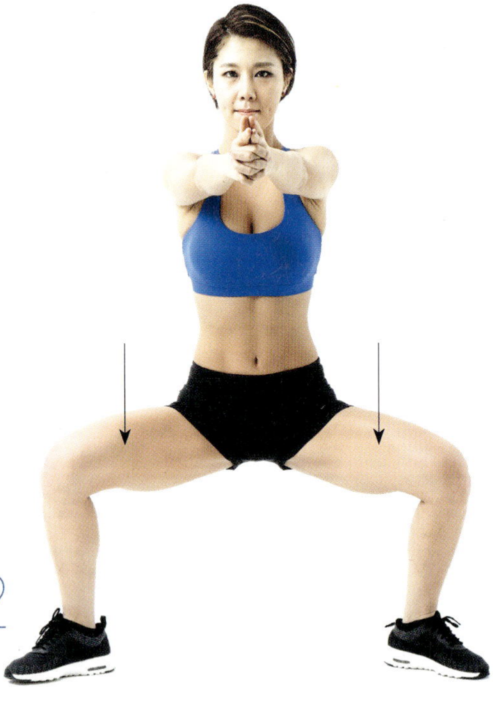

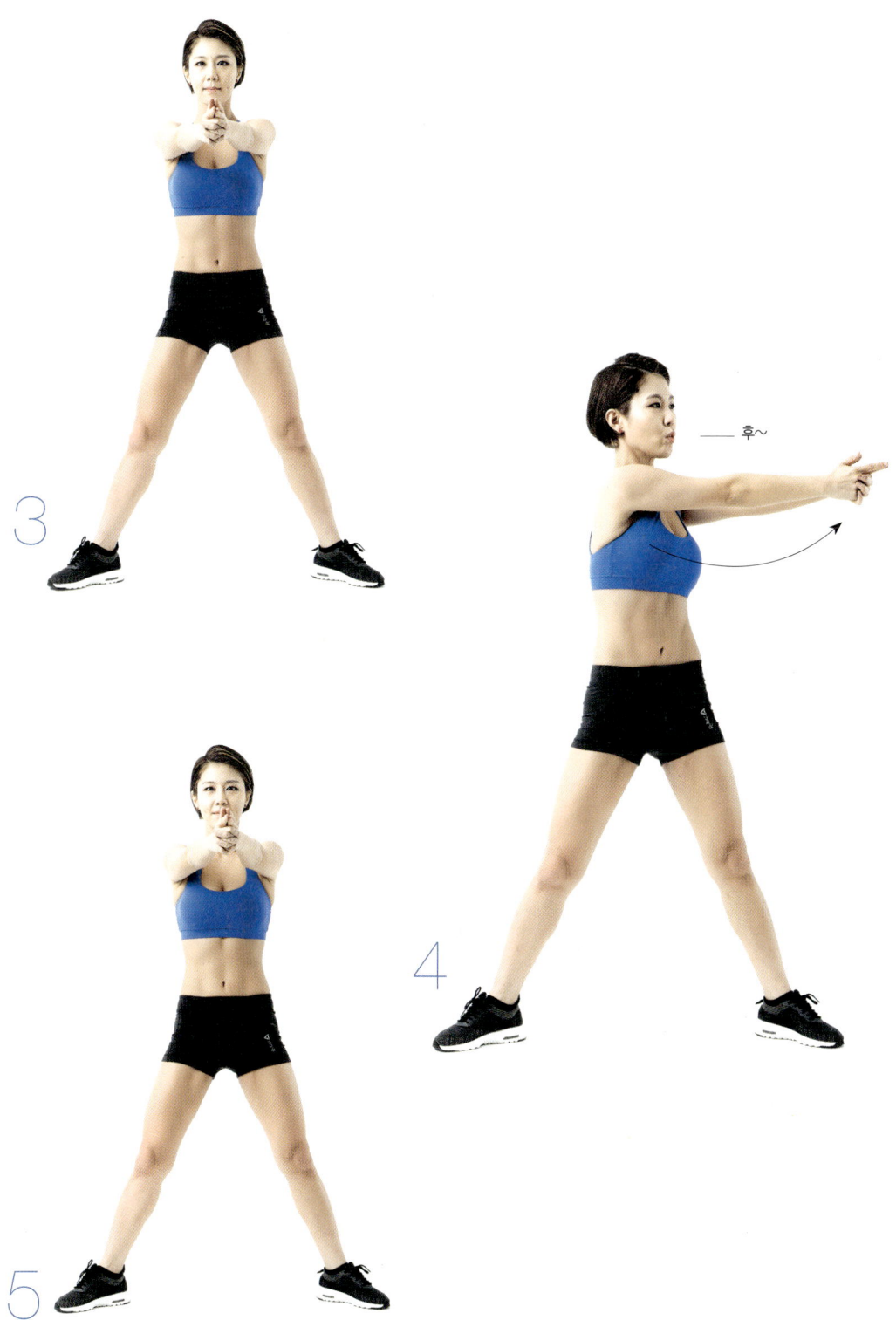

EXERCISE **G11**

누워서 안쪽 다리 들어 올리기   15회 × 2세트

1 옆으로 앉아서 한쪽 팔로 상체를 지지하고, 바닥의 다리는 옆으로 쭉 뻗어 살짝 띄워놓자. 위쪽 다리는 구부려서 앞의 바닥을 짚어줘.

2 뻗은 다리를 천천히 들어 올렸다가.

3 바닥에 닿기 전까지 천천히 내려줘. 여기까지가 1회. 총 15회 진행한 후 같은 방식으로 반대쪽도 15회 실시하면 1세트 완성! 10~30초간 휴식하고 1세트 더!

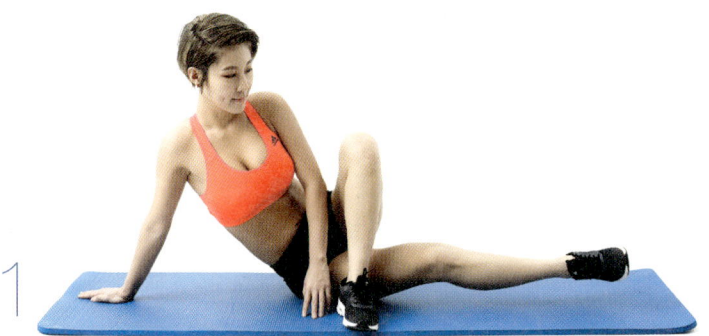

1

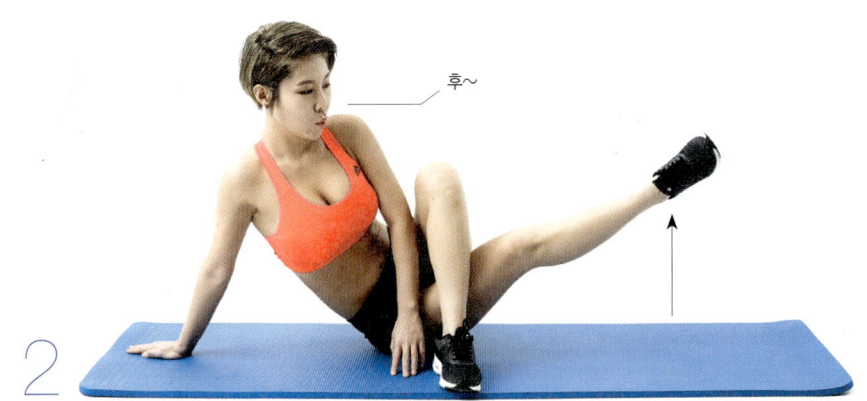

후~

2

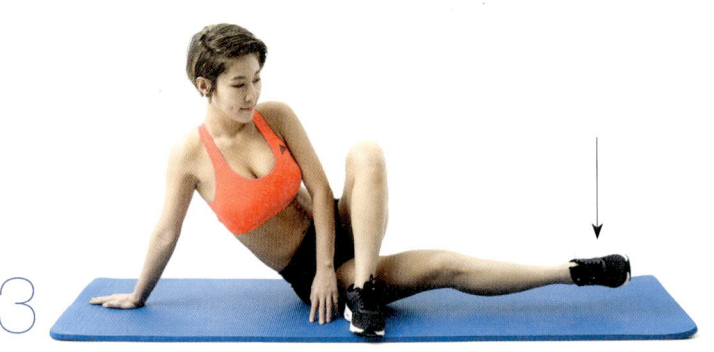

3

EXERCISE **G12**

상체 숙여 다리 늘이기   15회 × 3세트

1 바로 서서 양손으로 수건을 좁게 잡고, 양발의 간격도 10cm 정도로 좁게 벌리자!

2 등이 굽어지지 않도록 신경 쓰고, 상체를 숙이면서 수건으로 허벅지부터 발목까지 훑으며 쭉 내려가. 이때 허벅지 뒤쪽 근육이 늘어나는 지도 느껴봐!

3 이번에는 반대로 수건으로 발목부터 허벅지까지 훑으면서 일어나. 여기까지가 1회, 총 15회 진행한 후 10~30초간 휴식하고 2세트 더!

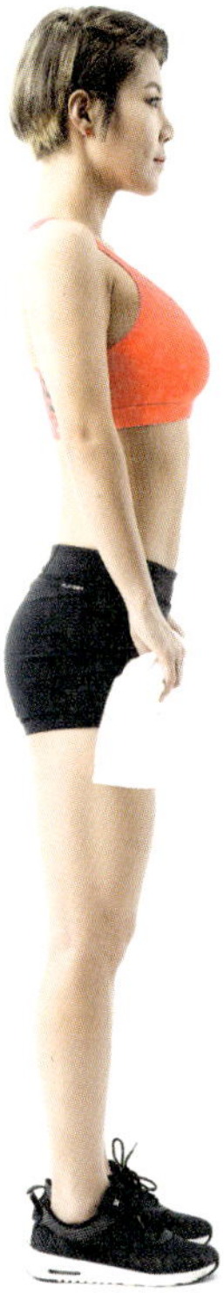

CLOSE UP

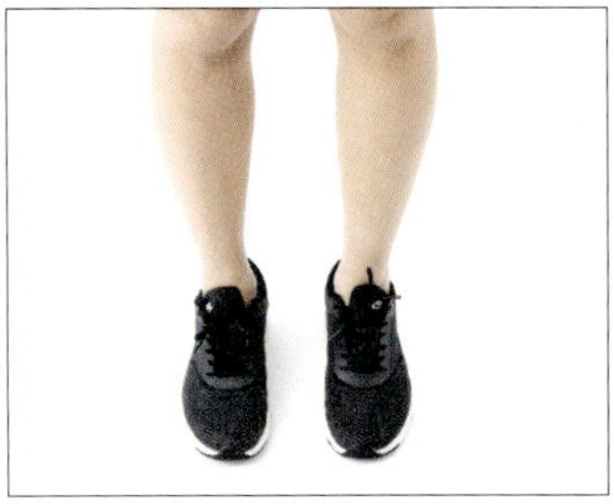

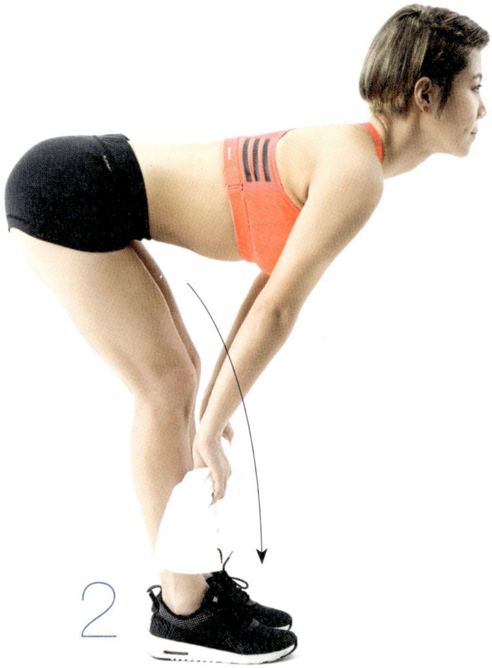

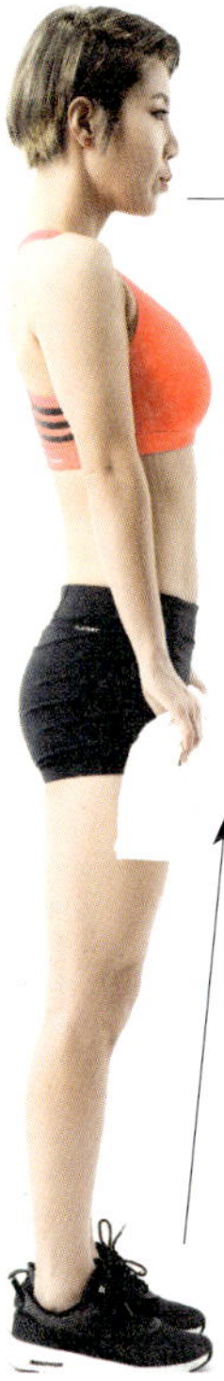

후~

EXERCISE **G13**

다리 모아 브릿지 15회 × 3세트

1 매트에 등을 대고 누워서 양손은 편하게 내려 놓고, 양 무릎을 붙인 채로 세워줘.
2 양발로 바닥을 밀어내듯이 천천히 골반을 들어 올리면서 엉덩이에 힘을 주고, 1~2초간 정지!
3 바닥에 엉덩이가 닿기 직전까지 천천히 내려와. 2~3번 과정까지가 1회, 총 15회 진행한 후 10~30초간 휴식하고 다시 1번 동작부터 2세트 더!

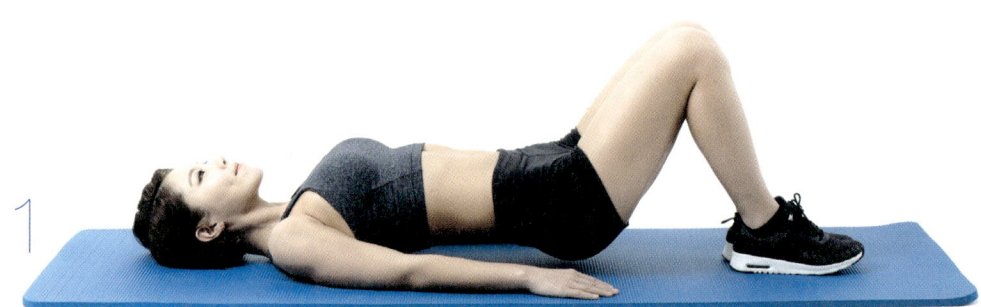

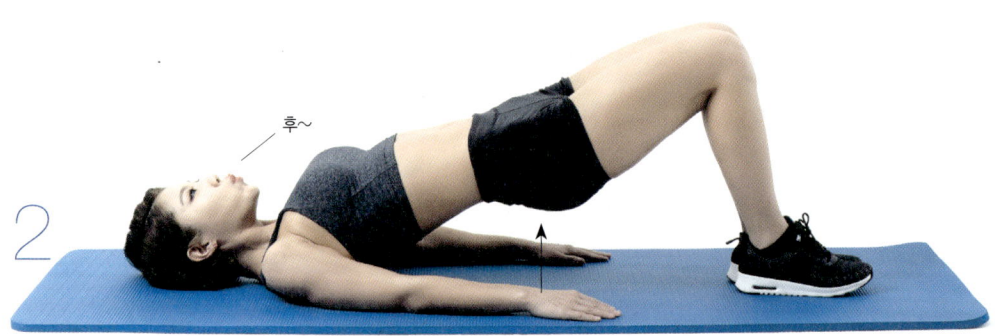

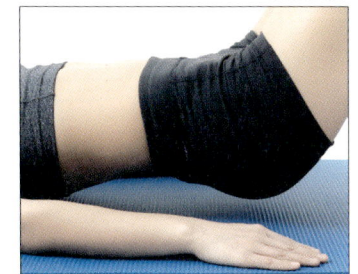

CLOSE UP

3

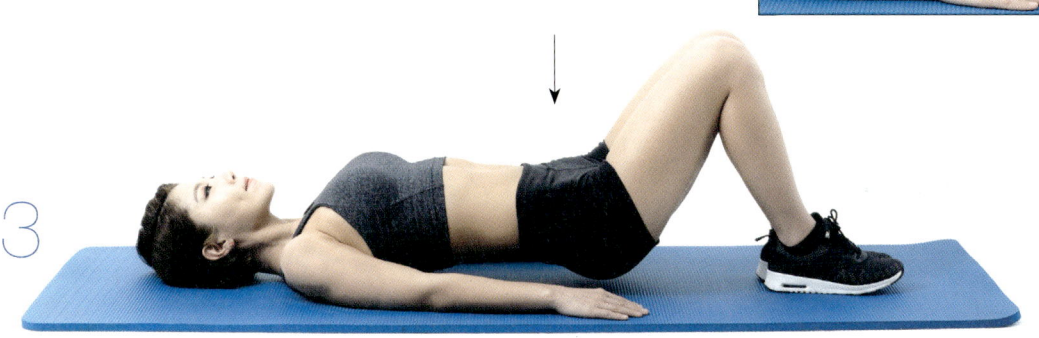

TIP

동작 내내 양 무릎이 벌어지지 않도록 해야 더욱 효과가 있다는 걸 명심해!

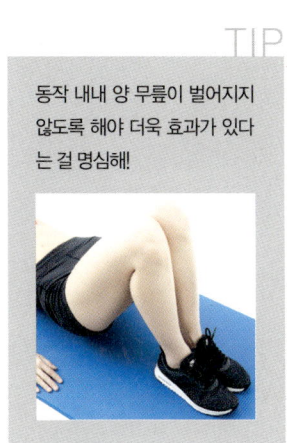

처진 엉덩이 (feat. 엉덩이여 높이 높이 솟아라)

중력의 힘이 무서워! 애플힙 만드는 운동!

EXERCISE H1

까치발 스쿼트   15회 × 2세트

1 바로 서서 양발의 간격은 약 10cm 정도로 좁게, 양손은 겹쳐서 어깨 높이!
2 허리를 편 상태로 상체를 사선으로 약간 숙이고, 엉덩이를 최대한 늘이면서 살짝 앉아.
3 그 상태에서 한쪽 발 뒤꿈치를 들어.
4 엉덩이를 바깥으로 밀면서 살짝 앉아줘.
5 그대로 살짝 일어나. 4~5번 과정까지가 1회, 총 15회 진행한 후 같은 방식으로 반대쪽도 15회 실시하면 1세트 완성! 10~30초간 휴식하고 1세트 더!

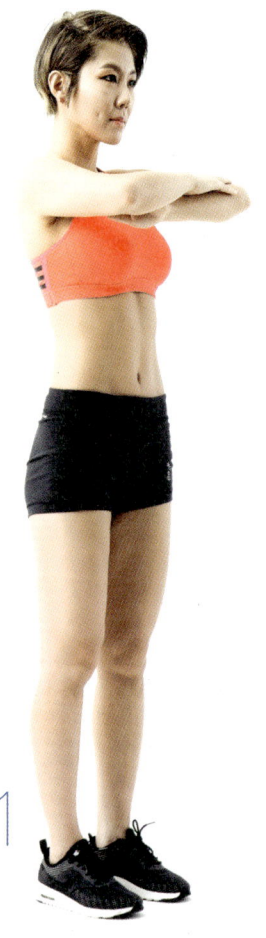
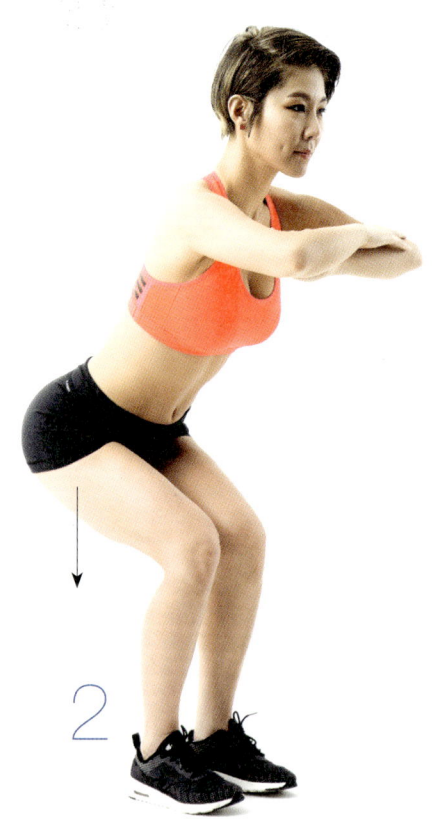

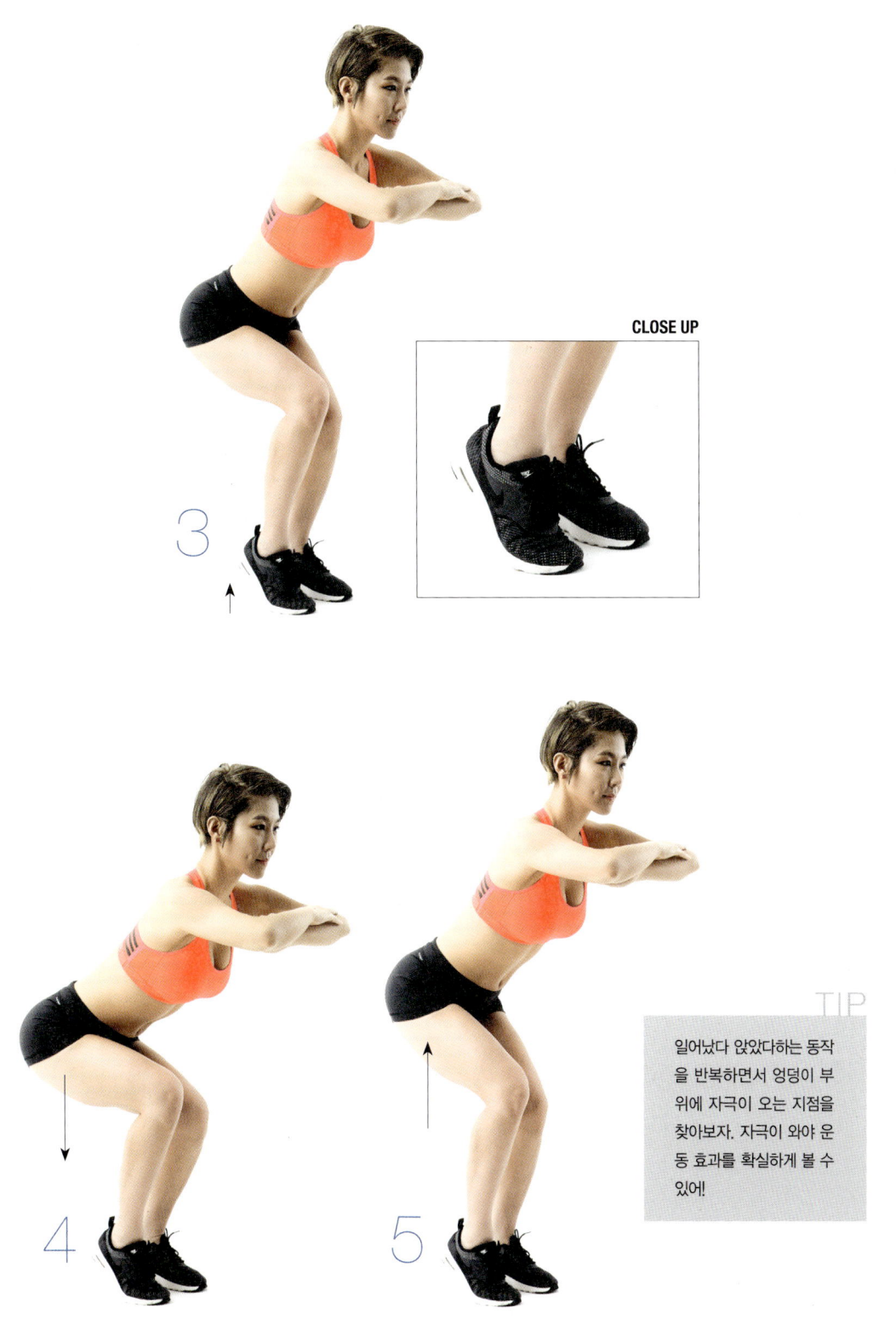

TIP

일어났다 앉았다하는 동작을 반복하면서 엉덩이 부위에 자극이 오는 지점을 찾아보자. 자극이 와야 운동 효과를 확실하게 볼 수 있어!

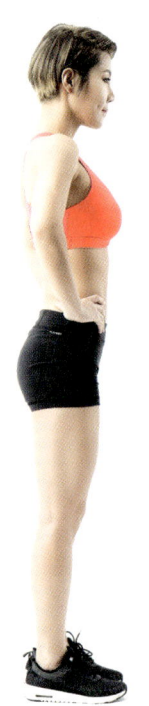

EXERCISE H2

거꾸로 런지 12회 × 3세트

1 바로 서서 양발은 골반너비로 벌리고, 양손은 허리!
2 한쪽 다리를 뒤로 빼면서 앞다리는 'ㄱ', 뒷다리는 'ㄴ' 모양을 만들며 구부려 앉아. 이때 바닥에 무릎이 닿아선 안돼!
3 천천히 일어서서 원위치! 같은 방식으로 반대쪽도 실시하면 여기까지가 1회. 총 12회 진행한 후 10~30초간 휴식하고 2세트 더!

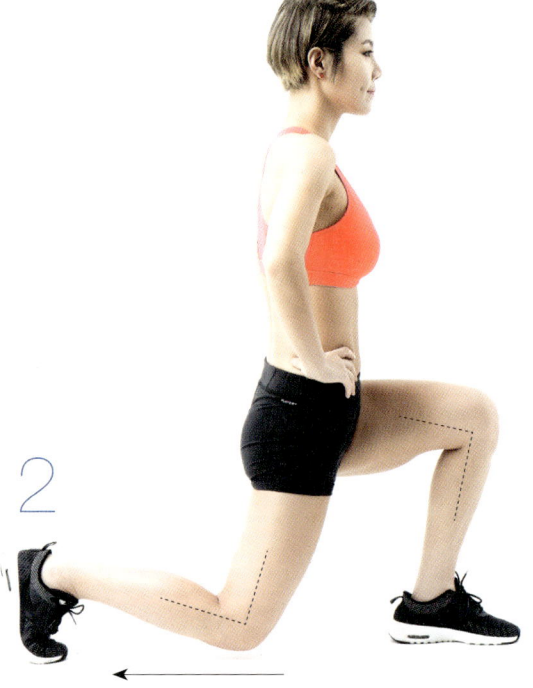

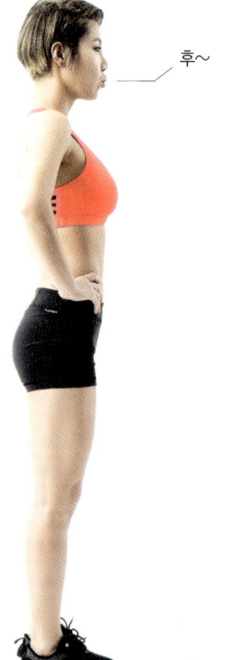

후~

TIP
동작을 할 때 몸의 중심이 흔들리지 않도록 앞쪽 다리로 중심을 잘 잡아주는 것이 포인트!

EXERCISE **H3**

앉은뱅이 스쿼트   15회 × 3세트

1 매트 위에 무릎 꿇고 선 자세로, 양 무릎은 골반너비로 벌리고 양 팔은 포개서 어깨 높이로 올려.

2 허리를 편 자세를 유지하면서 엉덩이를 뒤로 쭉 빼면서 앉아.

3 천천히 무릎을 펴면서 원위치! 여기까지가 1회, 총 15회 진행한 후 10~30초간 휴식하고 2세트 더!

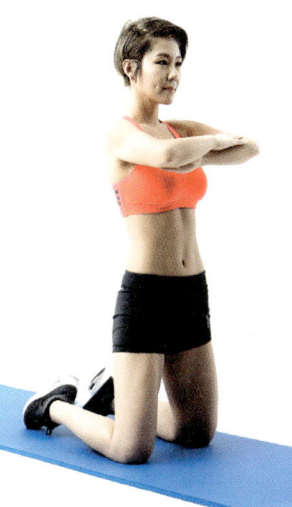

1

2

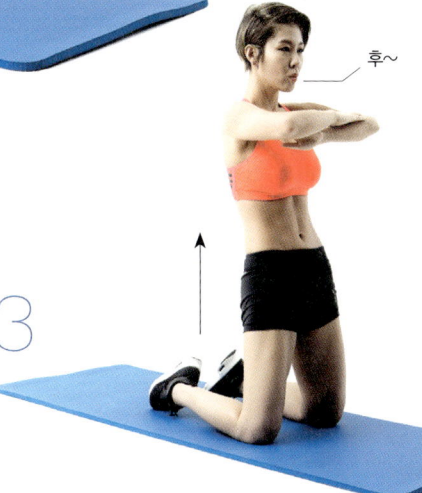

후~

3

EXERCISE **H4**

브릿지　15회 × 3세트

1 매트에 등을 대고 누워 양발은 골반너비로 벌린 뒤 무릎을 세워줘. 양손은 편하게 내려놓고.
2 양발로 바닥을 밀어내듯이 천천히 골반을 들어 올려. 몸통부터 허벅지까지 일직선이 되도록! 허벅지와 엉덩이 근육에 힘을 빡 주고 1~2초 정도 정지!
3 바닥에 엉덩이가 닿기 직전까지 천천히 내려와. 2~3번 과정까지가 1회. 총 15회 진행한 후 10~30초간 휴식하고 2세트 더!

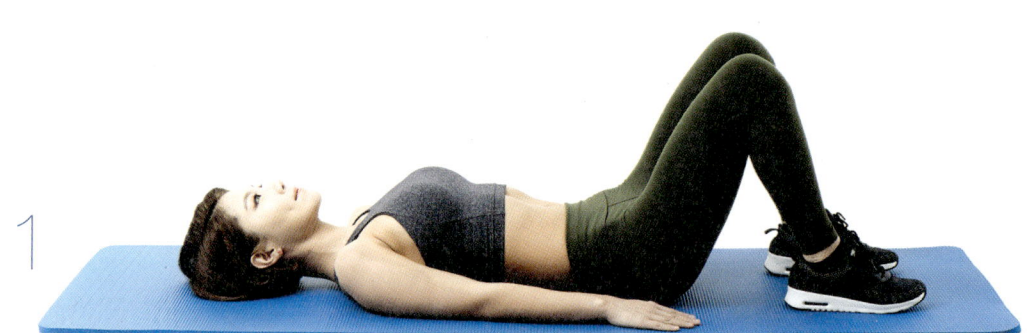

2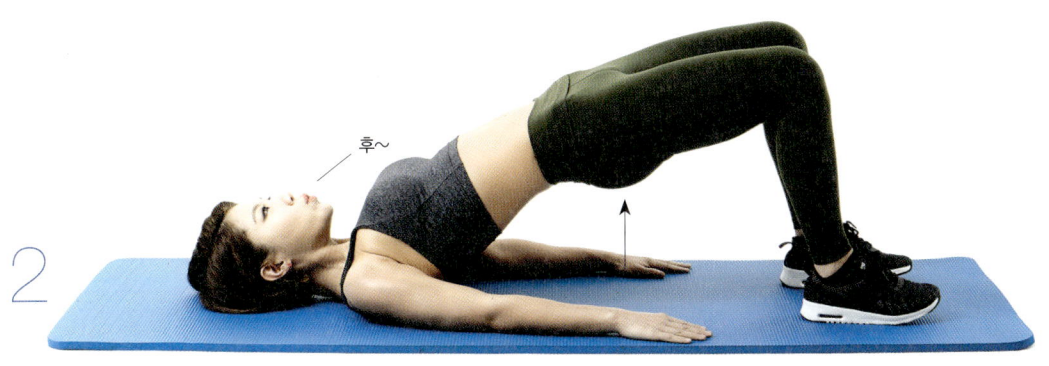

후~

3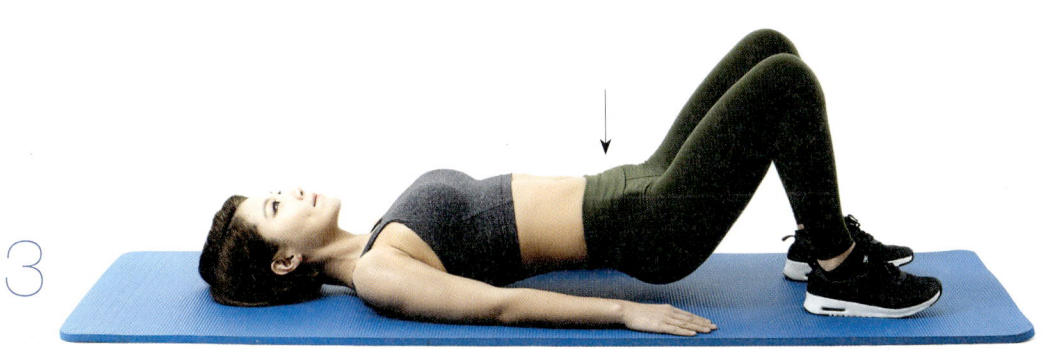

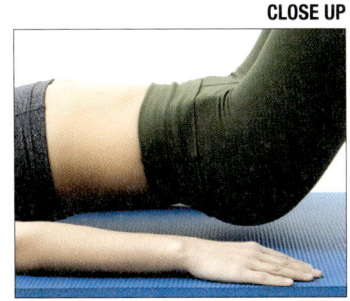

CLOSE UP

EXERCISE **H5**

V 브릿지 12회 × 3세트

1 매트에 등을 대고 누워 양발 뒤꿈치는 붙이고 발끝은 바깥으로 벌려서 'V'자를 만들어. 양손은 편하게 내려놓고, 양 무릎은 최대한 바깥으로 벌릴 것!

2 양발로 바닥을 밀어내듯이 천천히 골반을 들어 올리면서 엉덩이에 힘을 빡!

3 바닥에 엉덩이가 닿기 직전까지 천천히 내려와. 2~3번 과정까지가 1회, 총 12회 진행한 후 10~30초간 휴식하고 2세트 더!

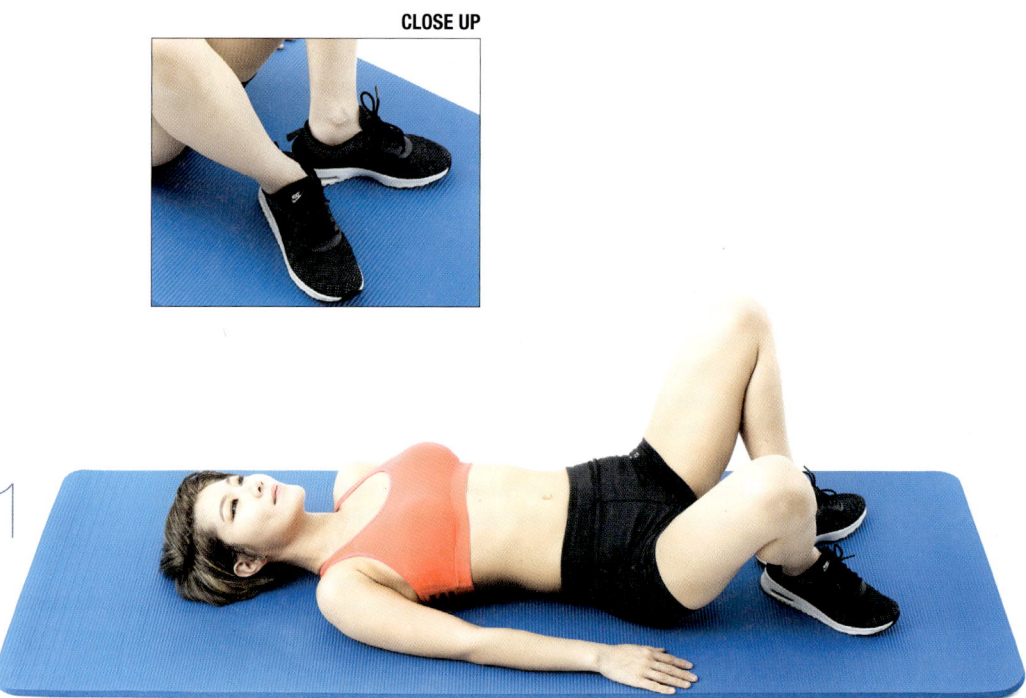

CLOSE UP

1

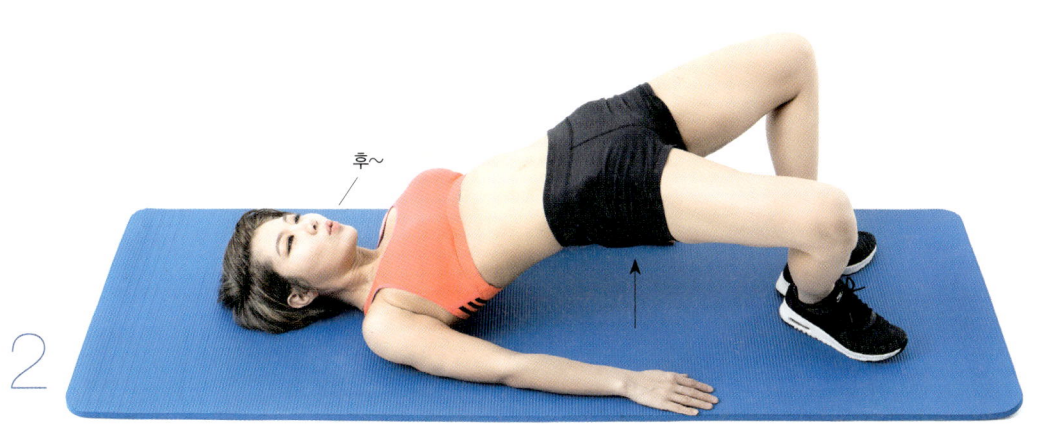

2

후~

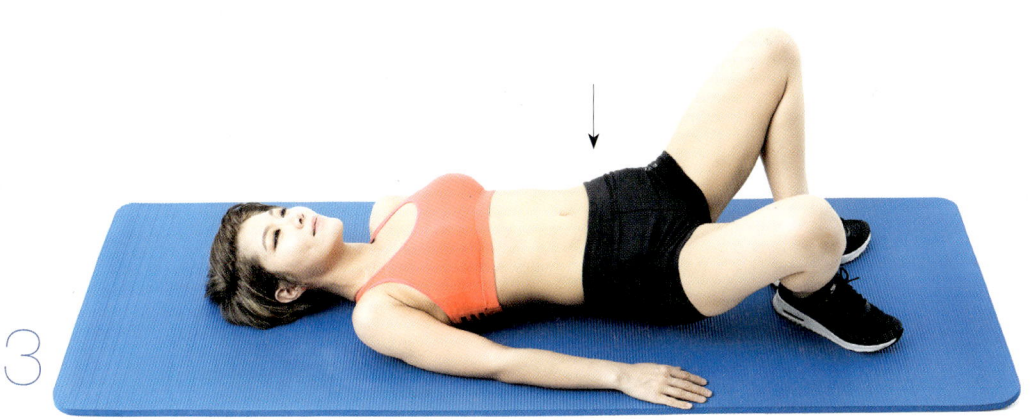

3

EXERCISE **H6**

네발 기기 자세에서 다리 옆으로 들어 올리기   10회 × 3세트

1 매트 위에 네발기기 자세로 엎드려. 양손은 어깨너비, 양 무릎은 골반너비가 적당해!

2 양 어깨와 골반이 틀어지지 않도록 주의하면서 그대로 한쪽 무릎을 옆으로 들어 올리자. 엉덩이 옆 부분에 자극이 오는 지점까지만 들어 올리면 돼.

3 바닥에 닿지 않을 정도로만 천천히 무릎을 내려줘! 여기까지가 1회, 총 10회 진행한 후 같은 방식으로 반대쪽도 10회 실시하면 1세트 완성! 10~30초간 휴식하고 2세트 더!

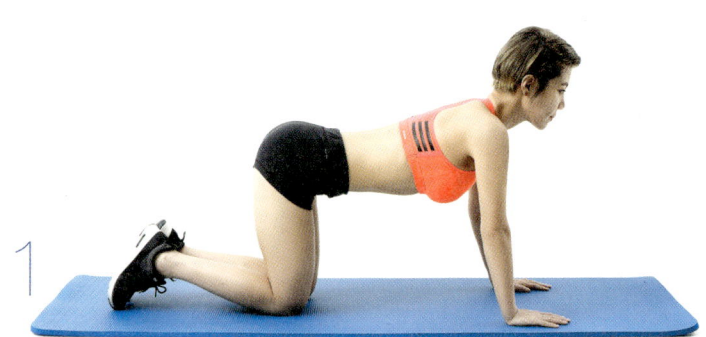

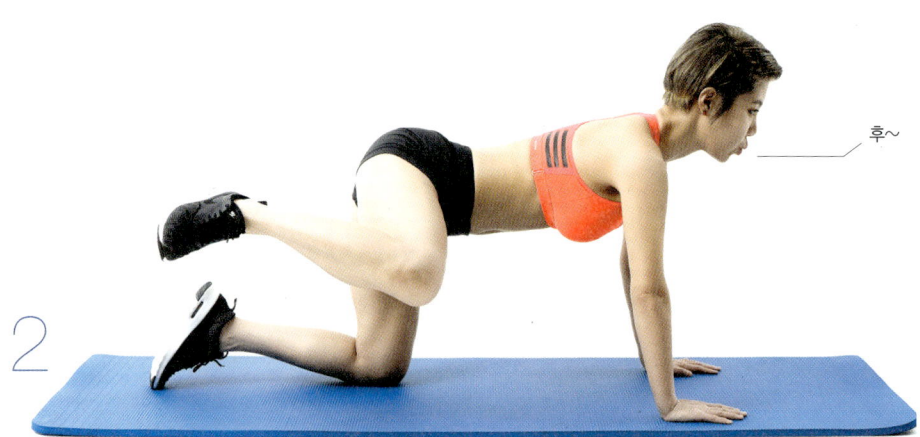

후~

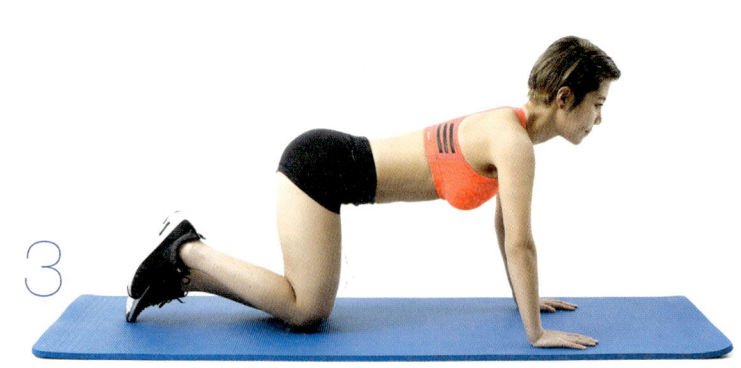

EXERCISE **H7**

누워서 무릎 들어 올리기 15회 × 3세트

1 매트에 옆으로 누운 다음 양 무릎을 90°로 구부려. 이때 확실하게 90°로 구부려 줘야 운동의 효과가 더 좋아.

2 무릎을 들어 올린다는 느낌으로 위쪽 다리를 천천히 들어 올려줘. 손은 엉덩이 위에 얹어 두고 다리를 들어 올릴 때 자극이 오는지 체크!

3 무릎이 서로 닿지 않을 정도로만 천천히 다리를 내려줘. 2~3번 과정까지가 1회. 총 15회 진행한 후 같은 방식으로 반대쪽도 15회 실시하면 1세트 완성! 10~30초간 휴식하고 2세트 더!

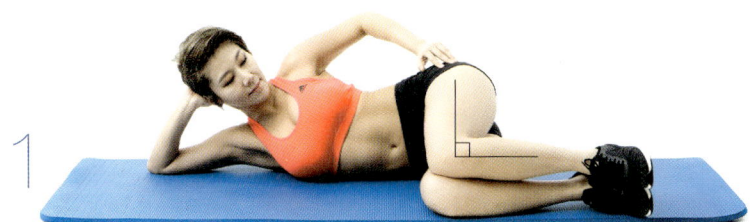

1

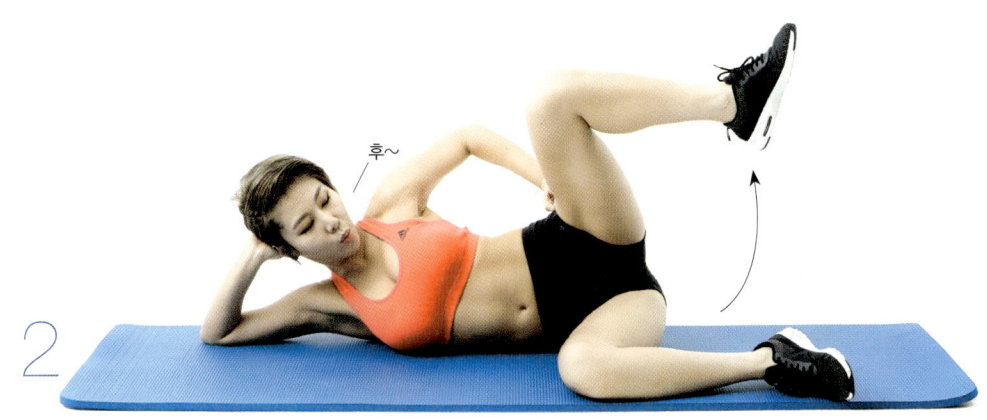

2

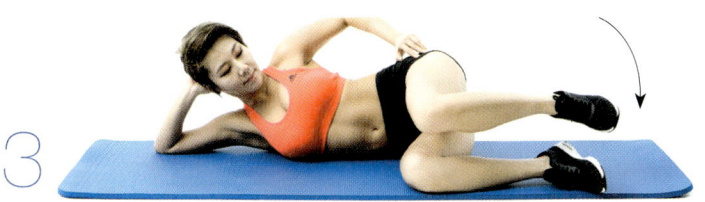

3

EXERCISE **H8**

뒤로 다리 들어 올리기　10회 × 3세트

1 매트 위에 네발기기 자세로 엎드려. 양손은 어깨너비, 양 무릎은 골반너비로 벌려줘.
2 한쪽 무릎을 가슴 쪽으로 살짝만 당겼다가.
3 골반은 고정한 채로 다리를 뒤로 최대한 쭉 뻗어줘. 이때 엉덩이 뒤쪽 근육을 꽉 짜주는 듯한 기분을 느낄 수 있어야 해! 2~3번 과정까지가 1회, 총 10회 진행한 후 같은 방식으로 반대쪽도 10회 실시하면 1세트 완성! 10~30초간 휴식하고 2세트 더!

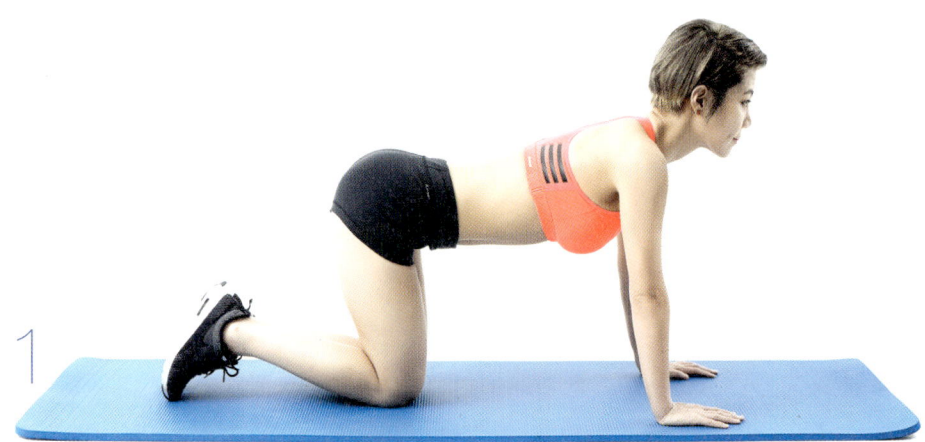

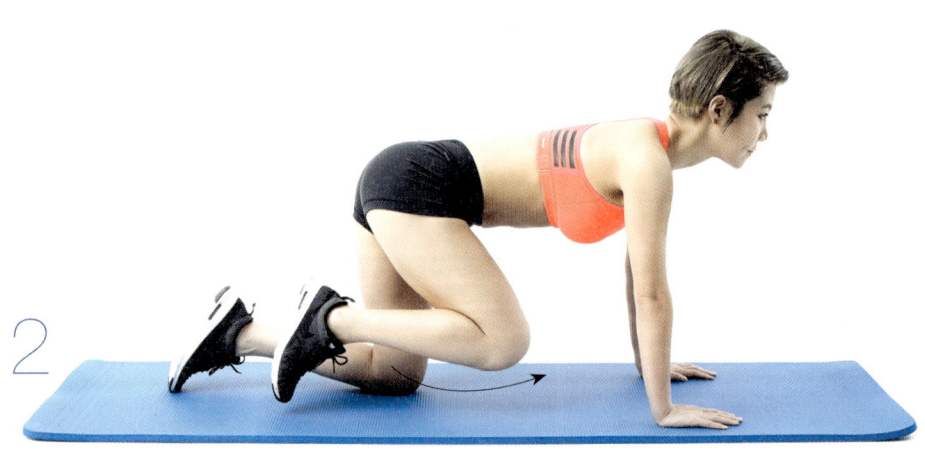

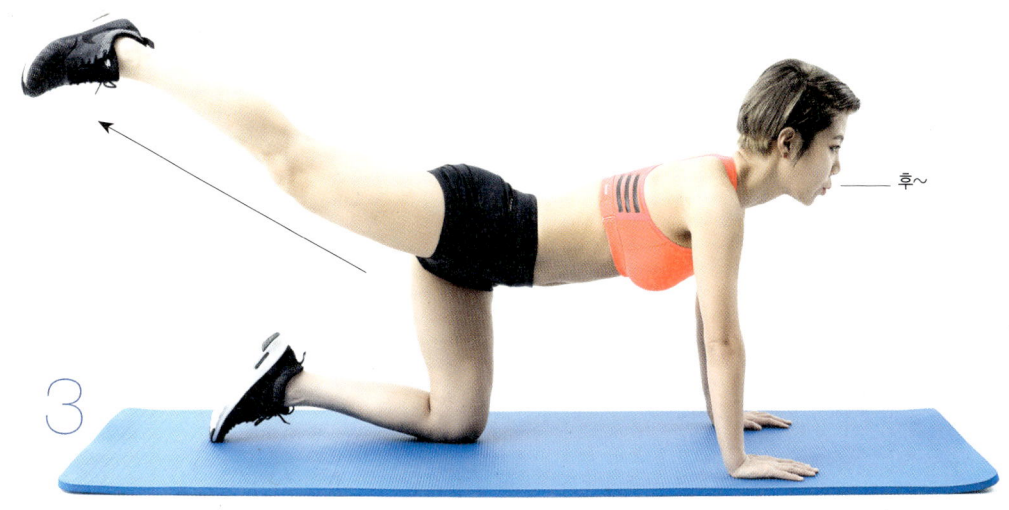

3

후~

좀 더 확실한 힙업을 원해?
뒤로 다리 들어 올리기+

위의 동작을 좌우 10개씩 진행한 뒤에 이어서 하면 효과가 더 좋아!

1 매트 위에 엎드린 후 한쪽 다리를 뒤로 들어 올린 상태에서.
2 3cm 정도 간격으로 올렸다가 내렸다가를 반복해. 좌우 각 10개씩 하면 끝!

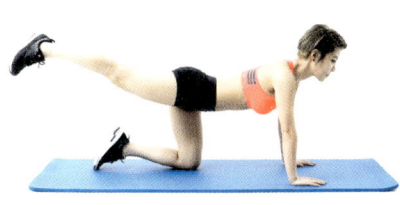

1

2

후~

EXERCISE **H9**

플랭크 킥백　10회 × 2세트

1 엎드려뻗쳐 자세에서 양손은 어깨너비, 양발은 좁게 벌리고.
2 엉덩이에 힘을 주면서 천천히 오른발을 들어 올려.
3 바닥에 닿기 직전까지 내려. 여기까지 10회 반복!
4 이번에는 왼발을 들어 올렸다가 내리기를 10회 반복해. 여기까지가 1세트 완성! 10~30초간 휴식하고 1세트 더!

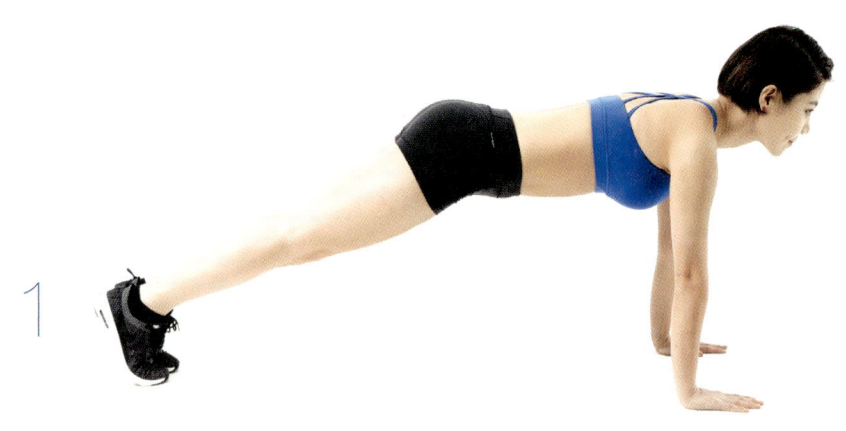

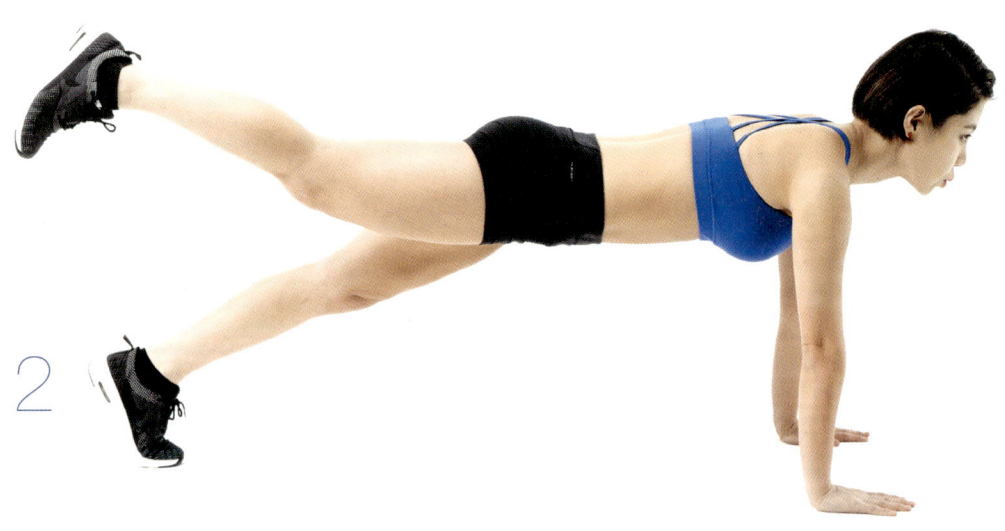

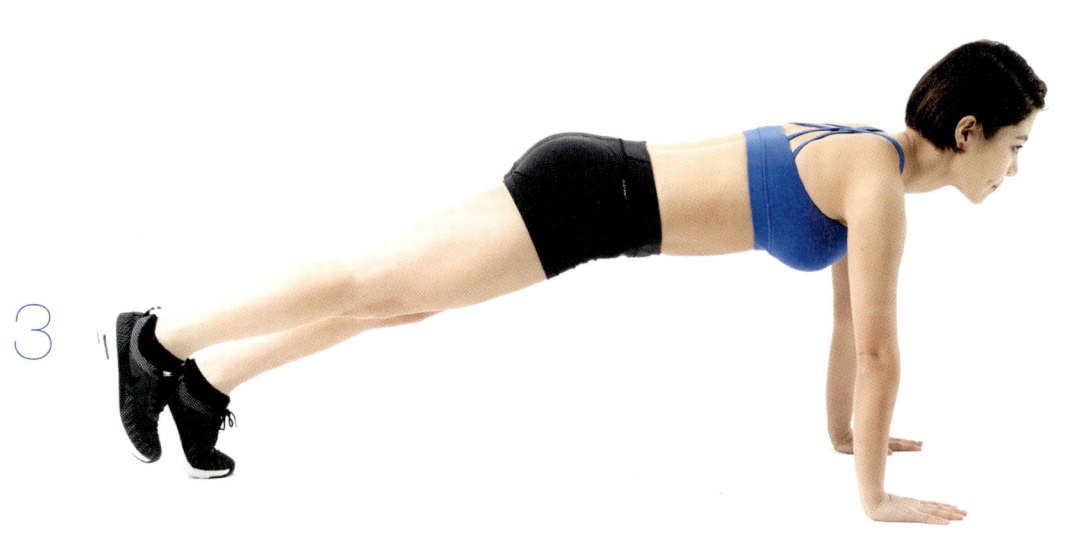

3

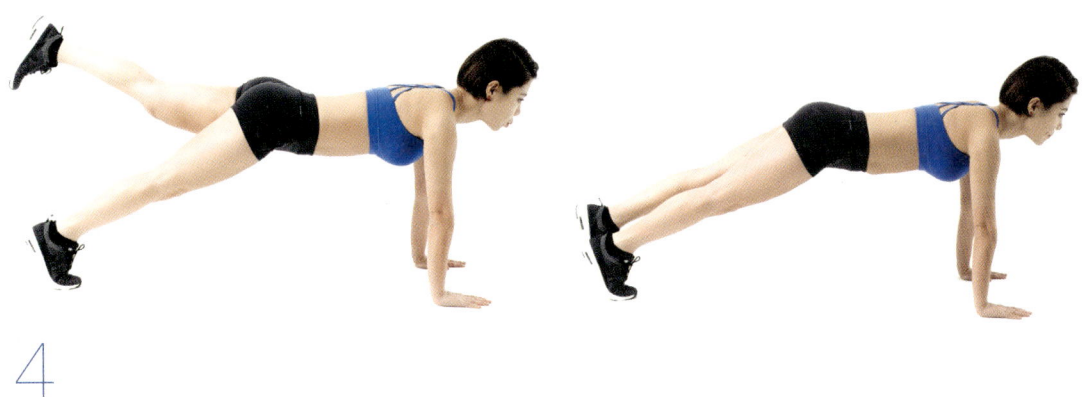

4

TIP

좌우 각 10회씩 동작을 실시한 후 바로 이어서 한 발씩 약 3cm 간격으로 짧게 올렸다가 내렸다가를 반복해봐. 역시 좌우 각 10회씩 해주면 힙업 효과는 업!!

알찬 종아리(feat. 쭉 뻗은 일자 다리를 다오)

조선무도 울고 갈 종아리! 종아리 알 빼는 방법!

EXERCISE 11

몽키 스쿼트   15회 × 3세트

1 바로 서서 양발은 골반 너비로 벌리고, 양팔은 편안하게 내려 놓자.
2 상체를 구부려 양손으로 양 발끝을 잡아.
3 무릎을 구부려 앉아. 이때 엉덩이가 무릎보다 조금 더 내려가는 정도로 앉아주자.
4 손은 그대로 발끝을 잡은 채로 천천히 무릎을 펴면서 그대로 일어나. 동작 내내 팔꿈치는 편 상태를 유지할 것! 3~4번 과정까지가 1회, 총 15회 진행한 후 10~30초간 휴식하고 2세트 더!

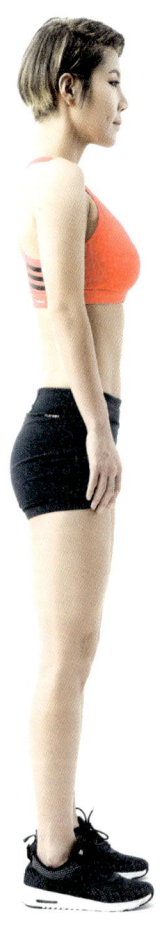

1

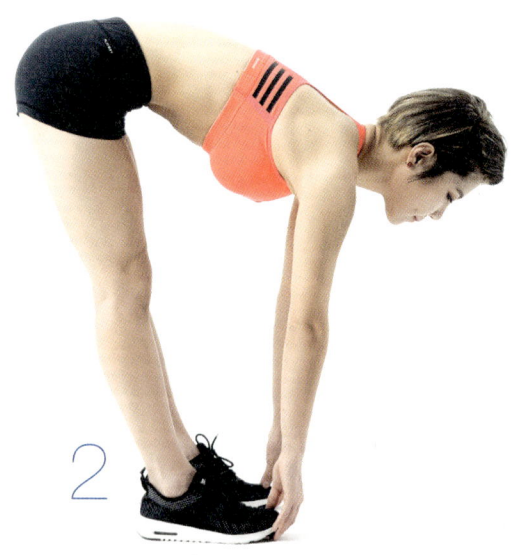

2

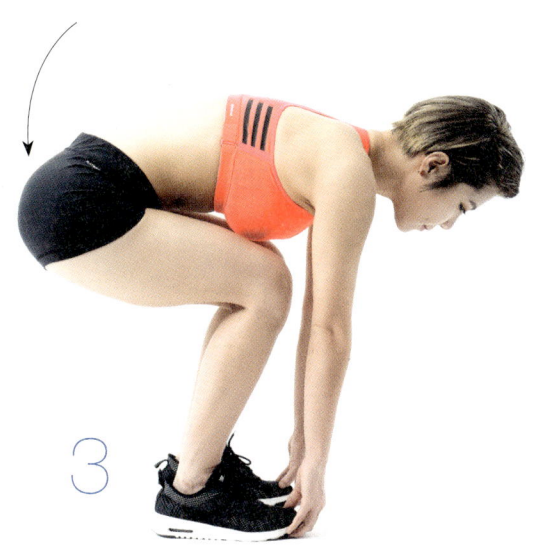

3

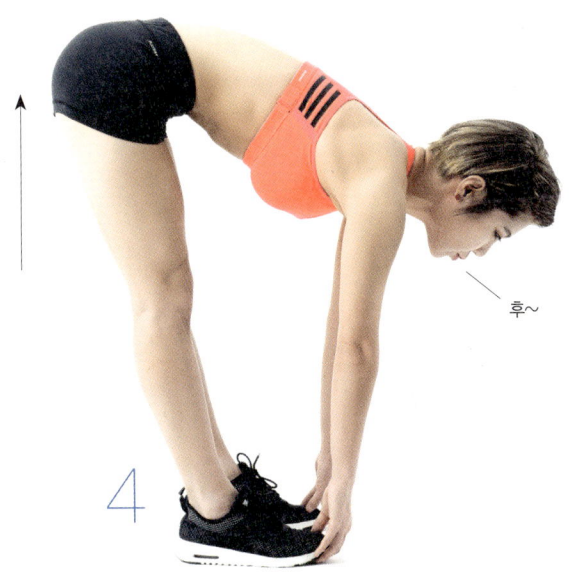

4

후~

TIP

몸이 뻣뻣한 사람은 양손으로 발끝을 잡는 기본 동작부터 막히겠지? 우선 가능한 선에서만 손을 뻗도록 해. 발목을 잡아도 좋고, 정 안되면 종아리나 무릎을 잡고 동작을 진행하다가 점차 손의 위치를 발끝에 가깝게 움직여보도록 하자!

EXERCISE 12
종아리 스트레칭 Ⅰ

바로 서서 왼쪽 무릎은 살짝 구부리고, 오른쪽 무릎은 편 채로 앞으로 뻗어서 발뒤꿈치로 바닥을 콕 찍어. 상체를 숙여 양 손끝으로 세워진 오른발 끝을 잡고 오른쪽 무릎 뒤쪽 근육을 쭉쭉 늘여줘. 좌우 각 10초씩 버티기!

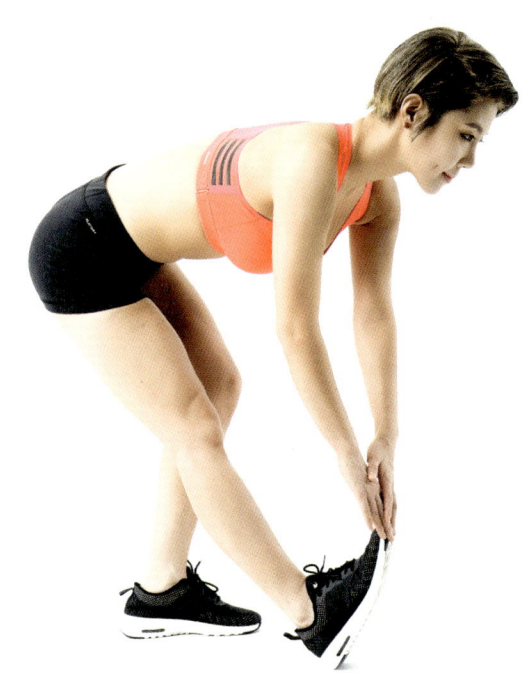

EXERCISE 13
종아리 스트레칭 Ⅱ

일단 기댈 벽이 필요해. 다음 바닥에 등을 대고 누워서 양다리를 들어 벽에 기대. 이때 벽에 엉덩이 딱 붙이고, 최대한 몸이 90°가 되게끔 양다리를 쭉 올려주기! 이 동작은 수시로 해주면 좋아. 하루 종일 지친 다리의 붓기를 빼주고 혈액순환을 도와주거든!

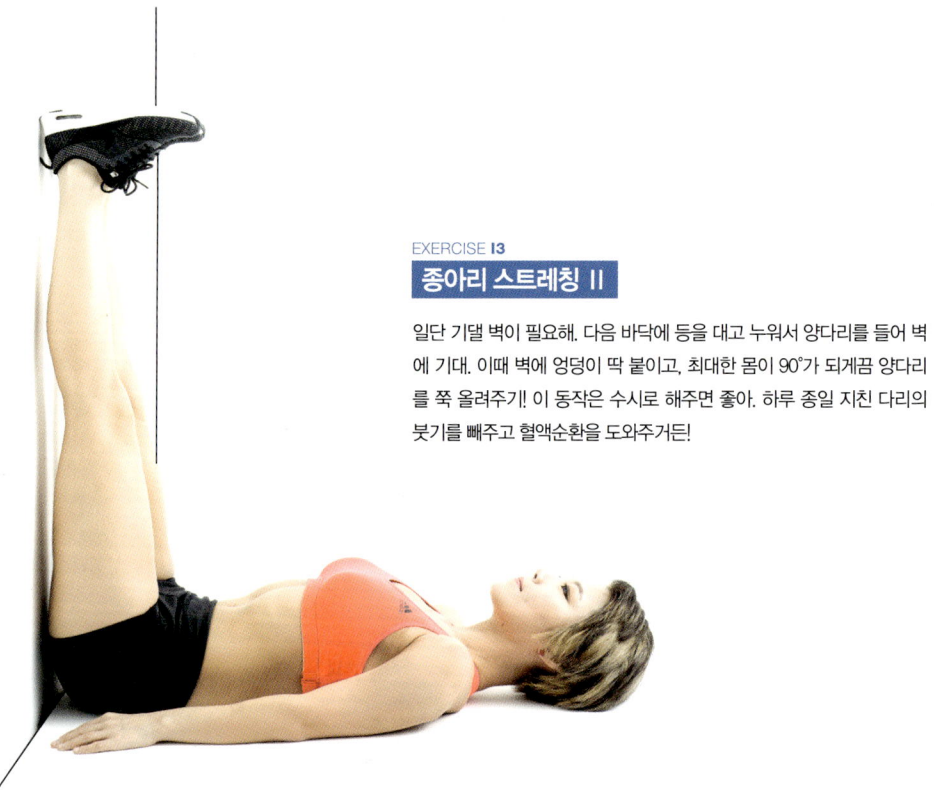

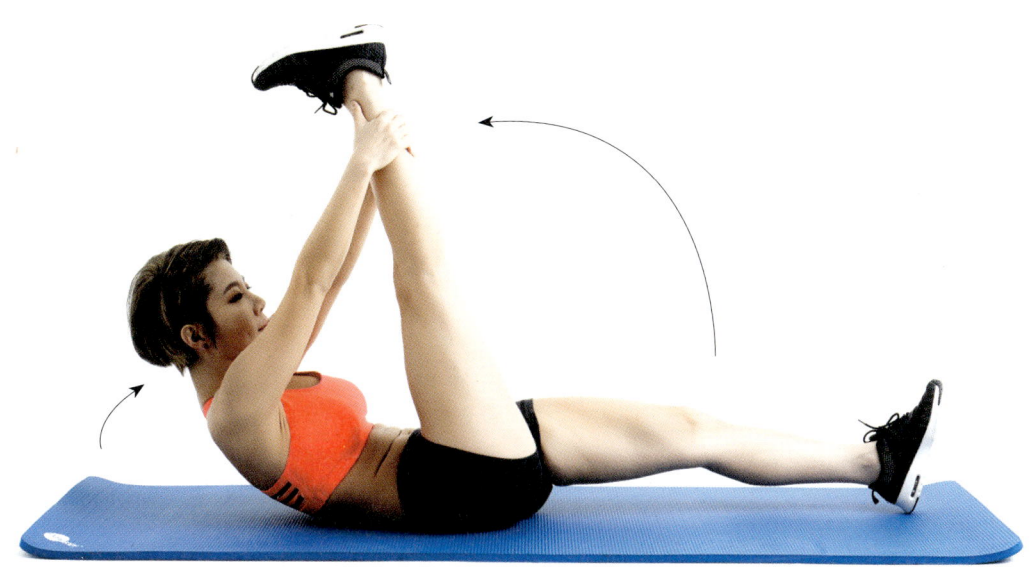

EXERCISE 14
종아리 스트레칭 Ⅲ

바닥에 등을 대고 누워서 오른발을 들어 올려. 다음 양손으로 오른쪽 발목을 잡아. 이때 무릎을 구부리지 말고, 만약 무릎을 펴는 것이 힘들다면 상체를 살짝 들어 올려도 좋아. 좌우 각 10초씩 버티기!

POINT 무릎이 펴지지 않는다면 상체를 더 세워도 괜찮아.

전신 운동 (feat. 전신 구석 구석 체지방 날리기)

힘든 만큼 효과 100배! 주원언니 시크릿 전신 운동법!

EXERCISE **J1**

슬로우 버피　10회 × 3세트

1 바로 서서 양발은 어깨너비, 양팔은 앞으로 나란히!
2 허리를 편 채로 그대로 앉아. 여기까지 스쿼트 자세와 같이!
3 그대로 상체를 숙여 양손으로 바닥을 짚으면서 엉덩이를 들어 올려.
4 차례로 한발씩 뒤로 뻗어 엎드려뻗쳐 자세를 취한 뒤.
5 차례로 한발씩 앞으로 가져와 3번 자세로 돌아와.
6 상체를 일으켜 2번 스쿼트 자세로 돌아와.
7 양 다리와 전신을 쭉 펴면서 만세! 여기까지가 1회, 총 10회 진행한 후 10~30초간 휴식하고 2세트 더!

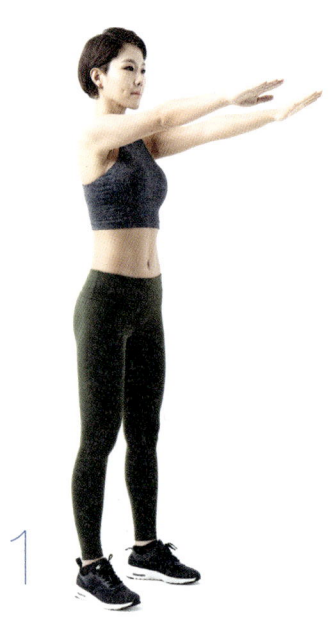

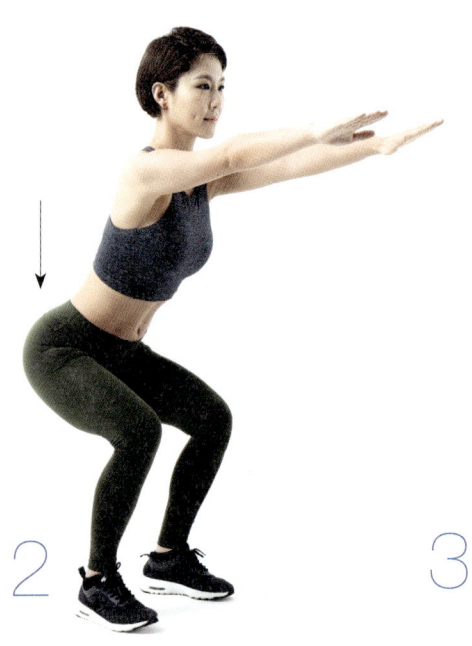

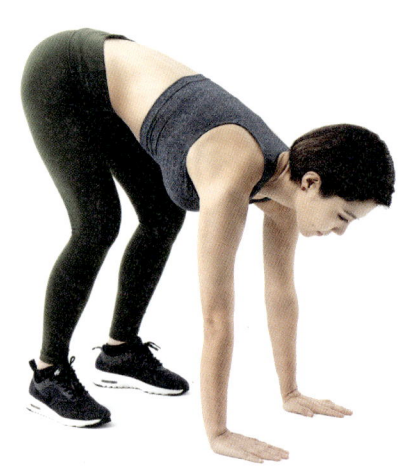

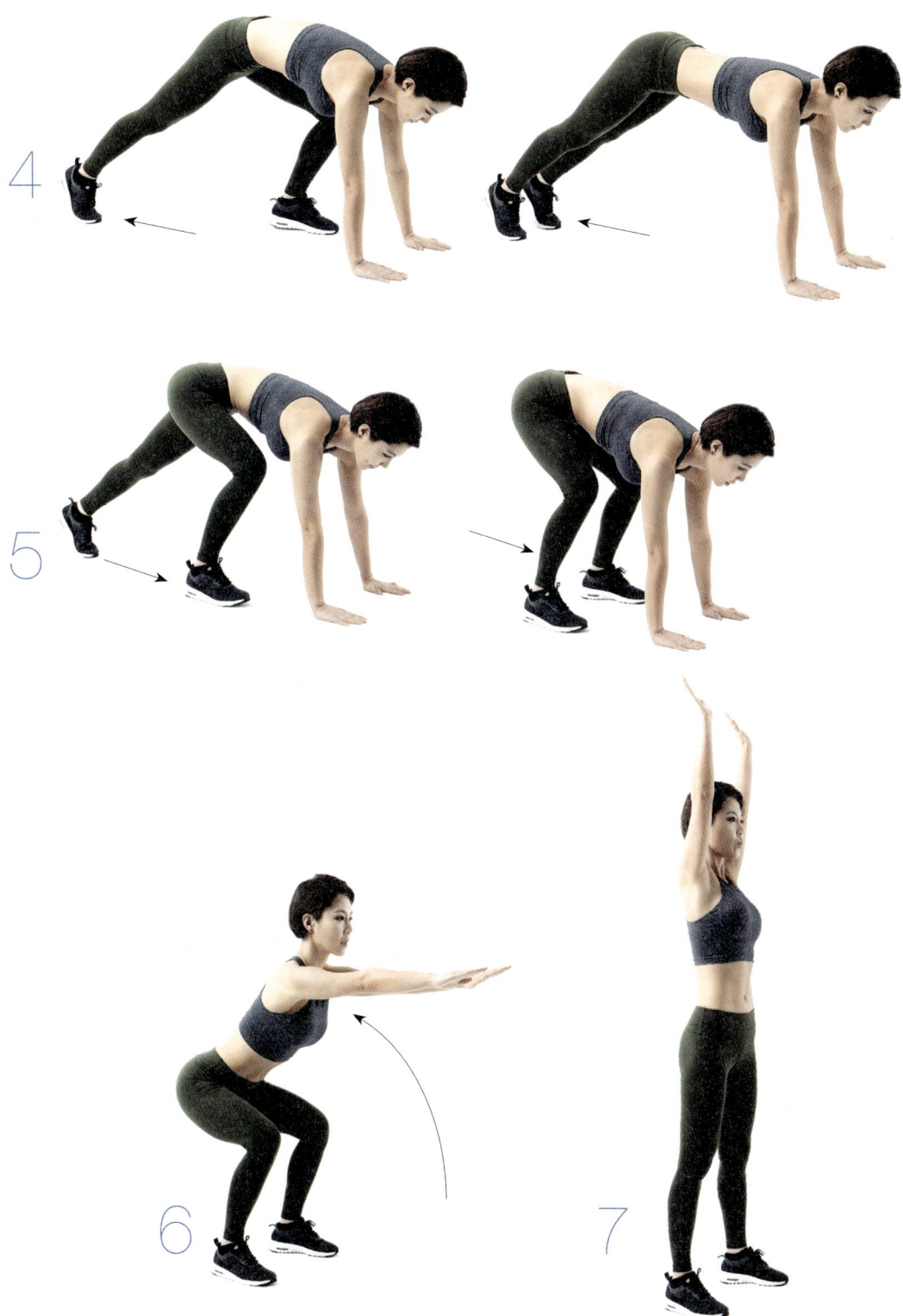

EXERCISE **J2**

슬로우 버피 푸시업　10회 × 3세트

1 바로 서서 양발은 어깨 너비, 양팔은 앞으로 나란히!
2 허리를 편 채로 그대로 앉아. 여기까지 스쿼트 자세와 같이!
3 그대로 상체를 숙이며 양손으로 바닥을 짚으면서 엉덩이를 들어 올려.
4 차례로 한발씩 뒤로 뻗어 엎드려뻗쳐 자세를 취한 뒤.
5 무릎부터 가슴까지 차례대로 바닥에 닿으며 엎드려 푸시업 1회 실시!
6 차례로 한발씩 앞으로 가져와 3번 자세로 돌아와.
7 상체를 일으켜 2번 스쿼트 자세로 돌아와.
8 그대로 일어서! 여기까지가 1회, 총 10회 진행한 후 10~30초간 휴식하고 2세트 더!

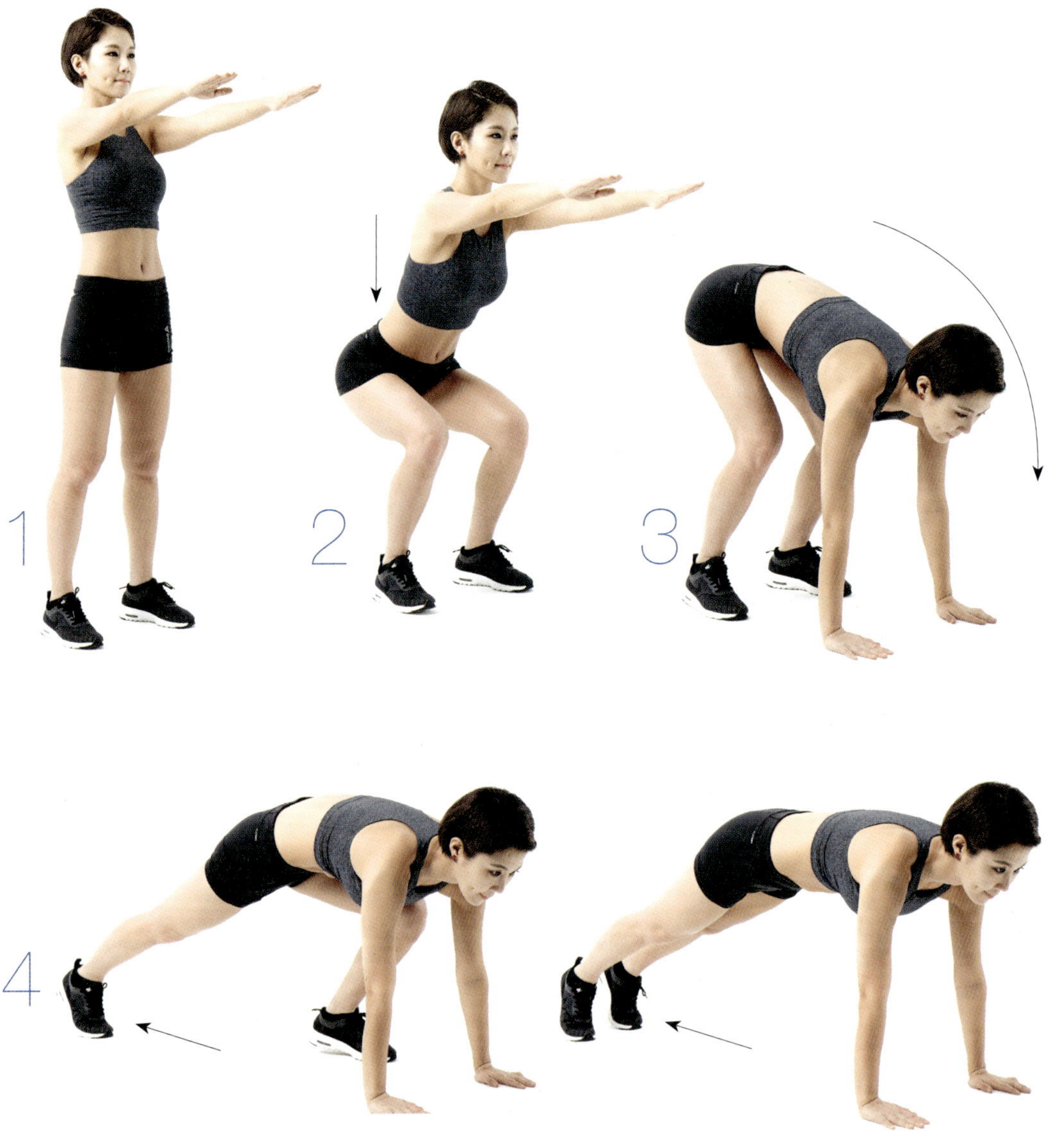

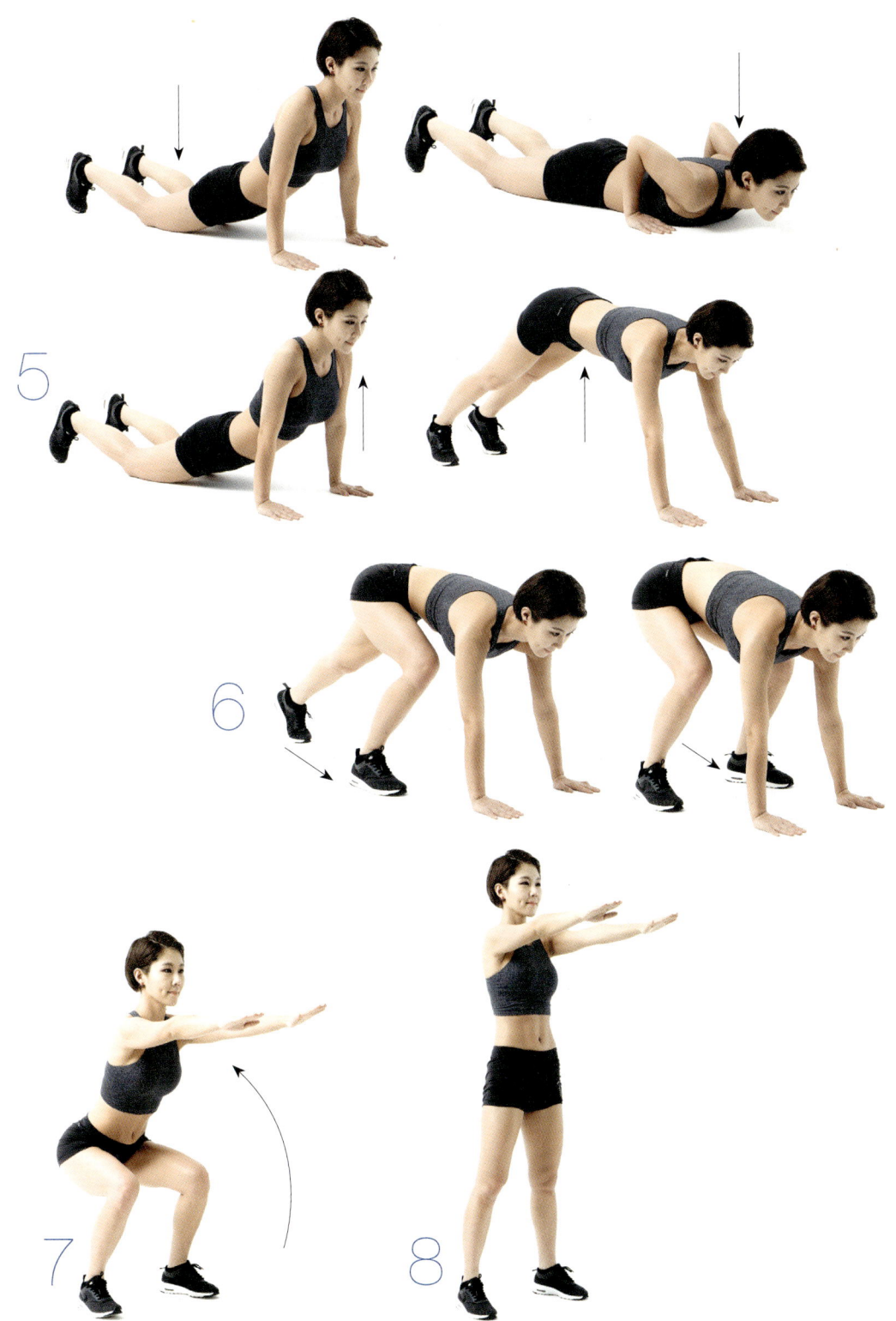

EXERCISE J3
웨이브 푸시업 10회 × 3세트

1 바닥에 배를 대고 엎드린 다음 양발은 어깨너비로 벌리고, 양손은 가슴 옆 바닥을 짚어.
2 팔꿈치가 바깥으로 벌어지지 않도록 주의하면서 상체를 일으켜 세우자. 이때 양 어깨의 긴장을 풀고 가슴을 쫙 펴줘야 해.
3 천천히 엉덩이를 높이 들어 올리며 양손으로 바닥을 쭉 밀어내면서 스트레칭! 상체를 허벅지에 붙여버리겠다는 생각으로 쭉 밀면서 어깨와 등, 허리까지 길게 스트레칭하자.
4 골반부터 바닥에 내리고.
5 상체를 내려 맨 처음 자세로 돌아가. 여기까지가 1회. 총 10회 진행한 후 10~30초간 휴식하고 2세트 더!

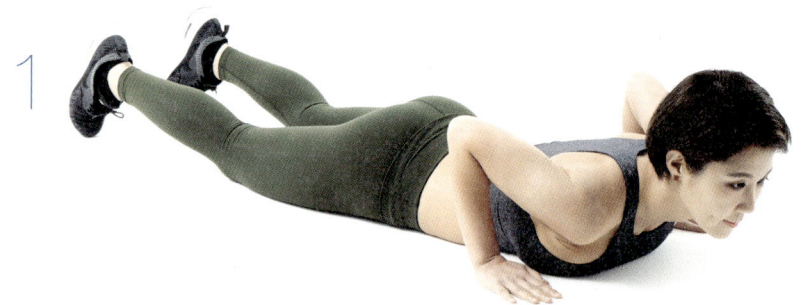

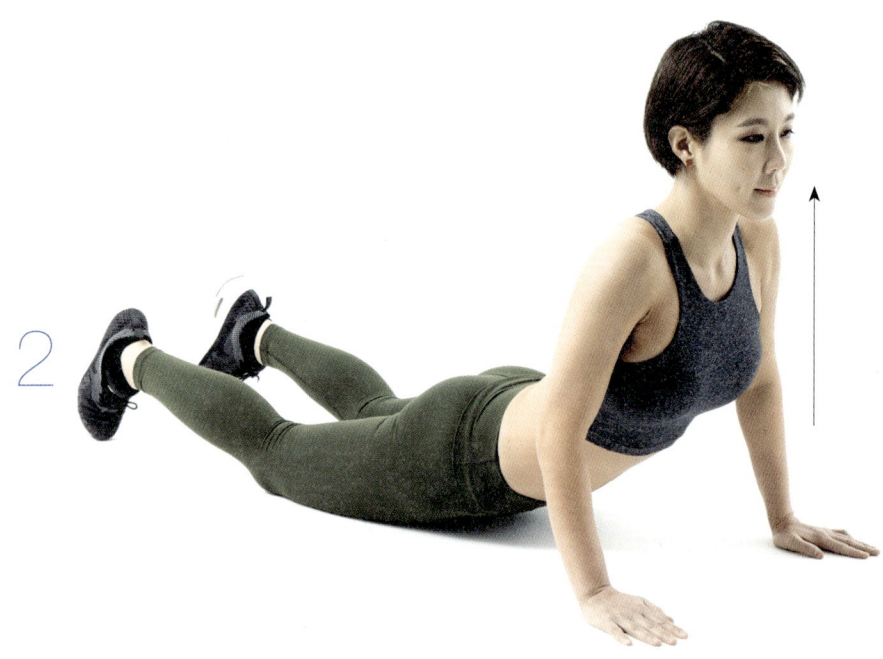

3

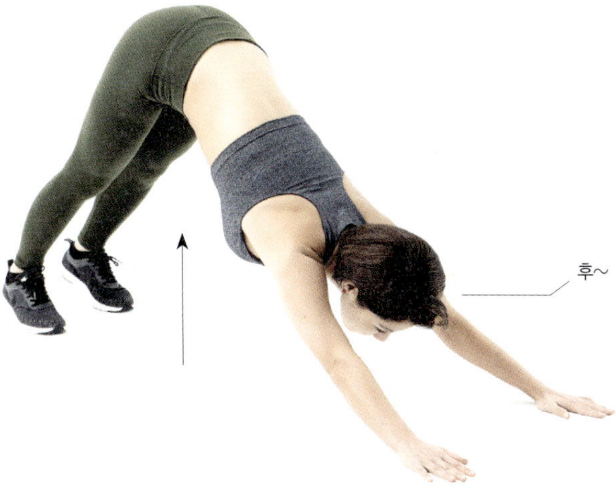

후~

4

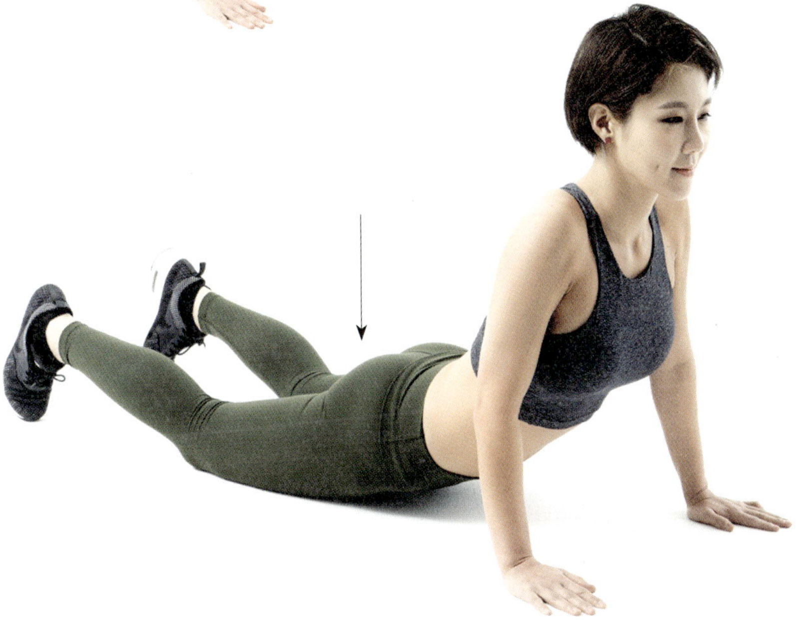

5

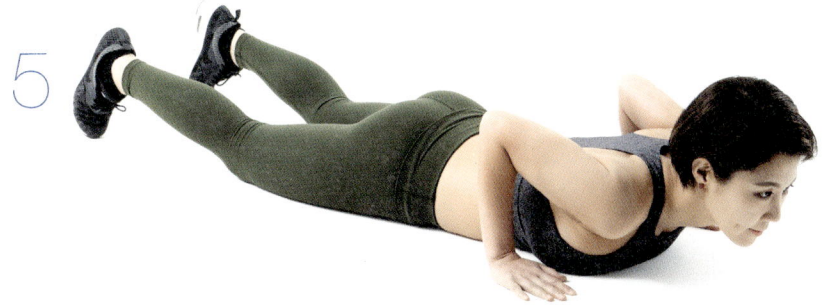

EXERCISE J4
굿모닝
20회 × 3세트

1 바로 서서 양발은 골반너비로 벌리고, 양팔을 교차해서 어깨 위에 얹어.

2 인사하듯 천천히 허리를 90°로 굽히자. 이때 허리는 편 상태여야 하고 무릎은 자연스럽게 구부려줘도 돼!

3 허리의 힘으로 천천히 상체를 일으켜 세워서 처음 동작으로 돌아와. 여기까지가 1회, 총 20회 진행 후 10~30초간 휴식하고 2세트 더!

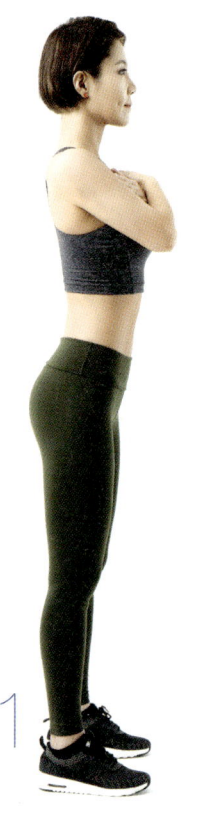

1

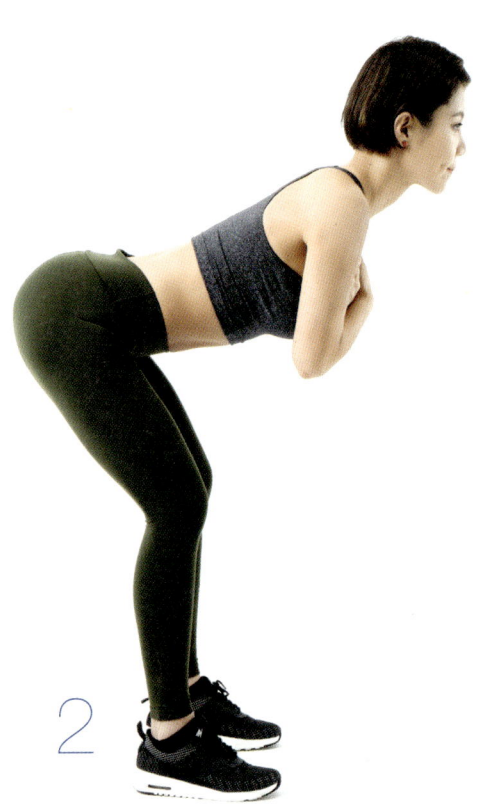

2

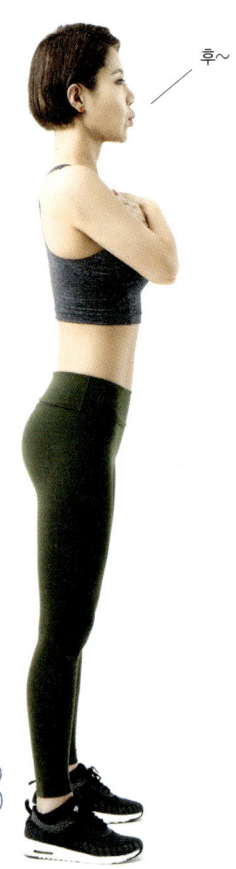

후~

3

EXERCISE J5
강아지 쉬야 자세   7회 × 3세트

1 엎드려뻗쳐 자세를 하는데, 이때 양발을 조금 앞으로 당겨서 상체에 더 가깝게 놓자.

2 몸을 살짝 동그랗게 말면서 오른쪽 무릎을 오른쪽 팔꿈치에 닿을 만큼 최대한 당겨줘.

3 양팔로 상체를 뒤로 쭉 밀어내면서 당겼던 다리를 높이 들어 올려! 몸통과 들어 올린 다리가 최대한 일직선이 되도록! 2~3번 과정까지가 1회, 총 7회 진행한 후 같은 방식으로 왼쪽도 7회 실시하면 1세트 완성! 10~30초간 휴식하고 2세트 더!

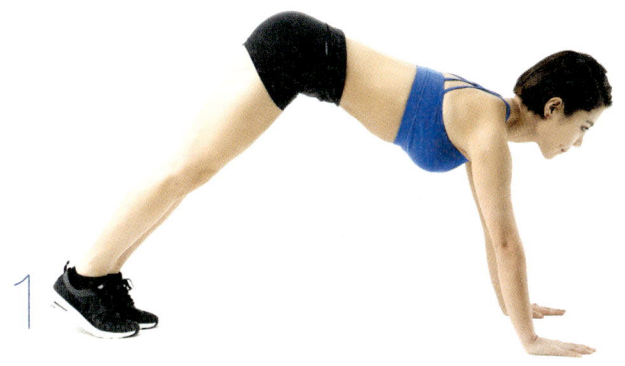

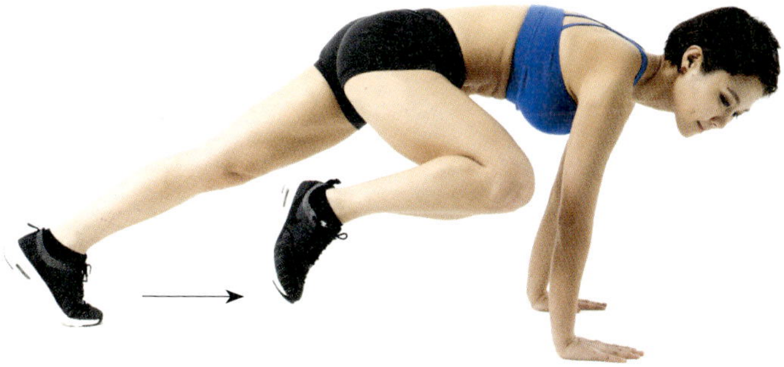

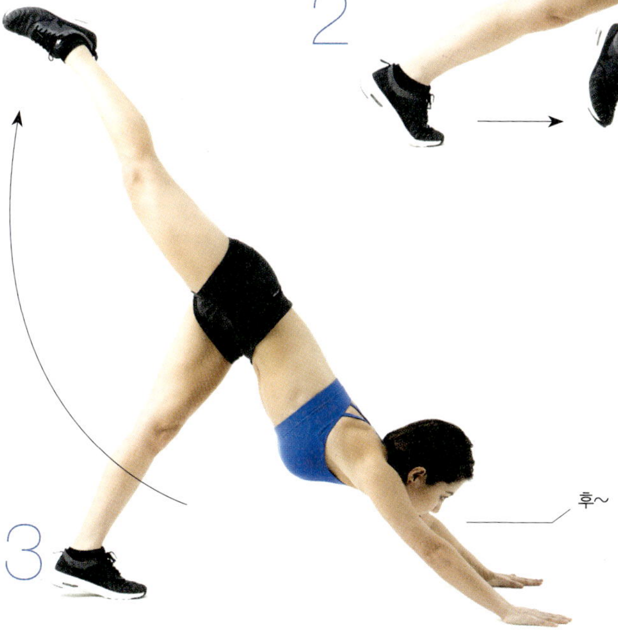

EXERCISE J6

3단 버피 테스트 10회 × 3세트

1 바로 서서 양발은 어깨너비로 벌리고, 양팔은 앞으로 나란히!
2 허리를 편 채로 그대로 앉아. 여기까지는 스쿼트 자세와 같이!
3 그대로 상체를 숙여 양손으로 바닥을 짚으면서 엉덩이를 들어 올려.
4 차례로 한발씩 뒤로 뻗어 엎드려뻗쳐 자세를 취한 뒤.
5 복부에 힘을 주면서 한쪽 무릎을 가슴 쪽(대각선 방향으로)으로 당기자. 반대쪽도 실시!
6 차례로 한발씩 앞으로 가져와.
7 상체를 들어 올리며 만세!
8 그대로 양 무릎을 펴면서 일어나. 여기까지가 1회. 총 10회 진행한 후 10~30초간 휴식하고 2세트 더!

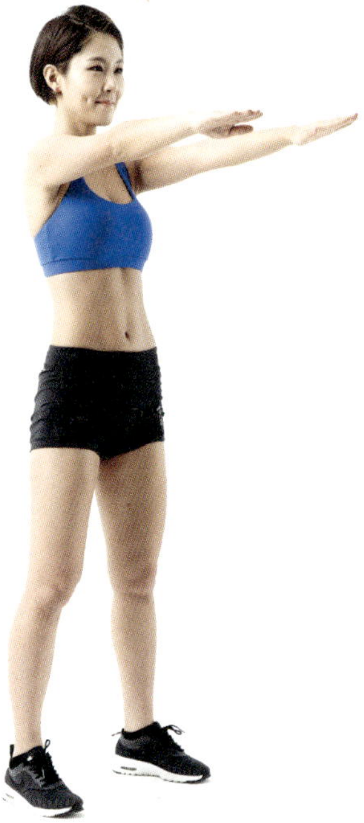

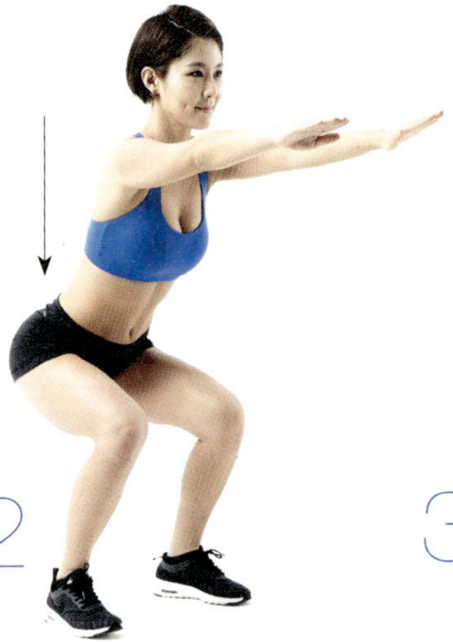

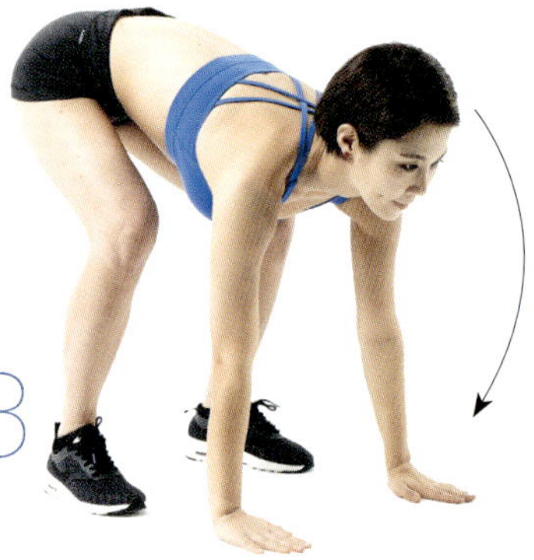

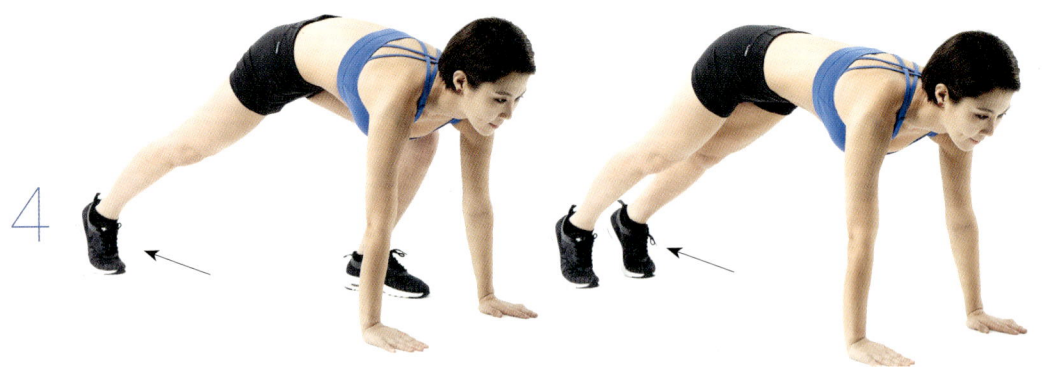

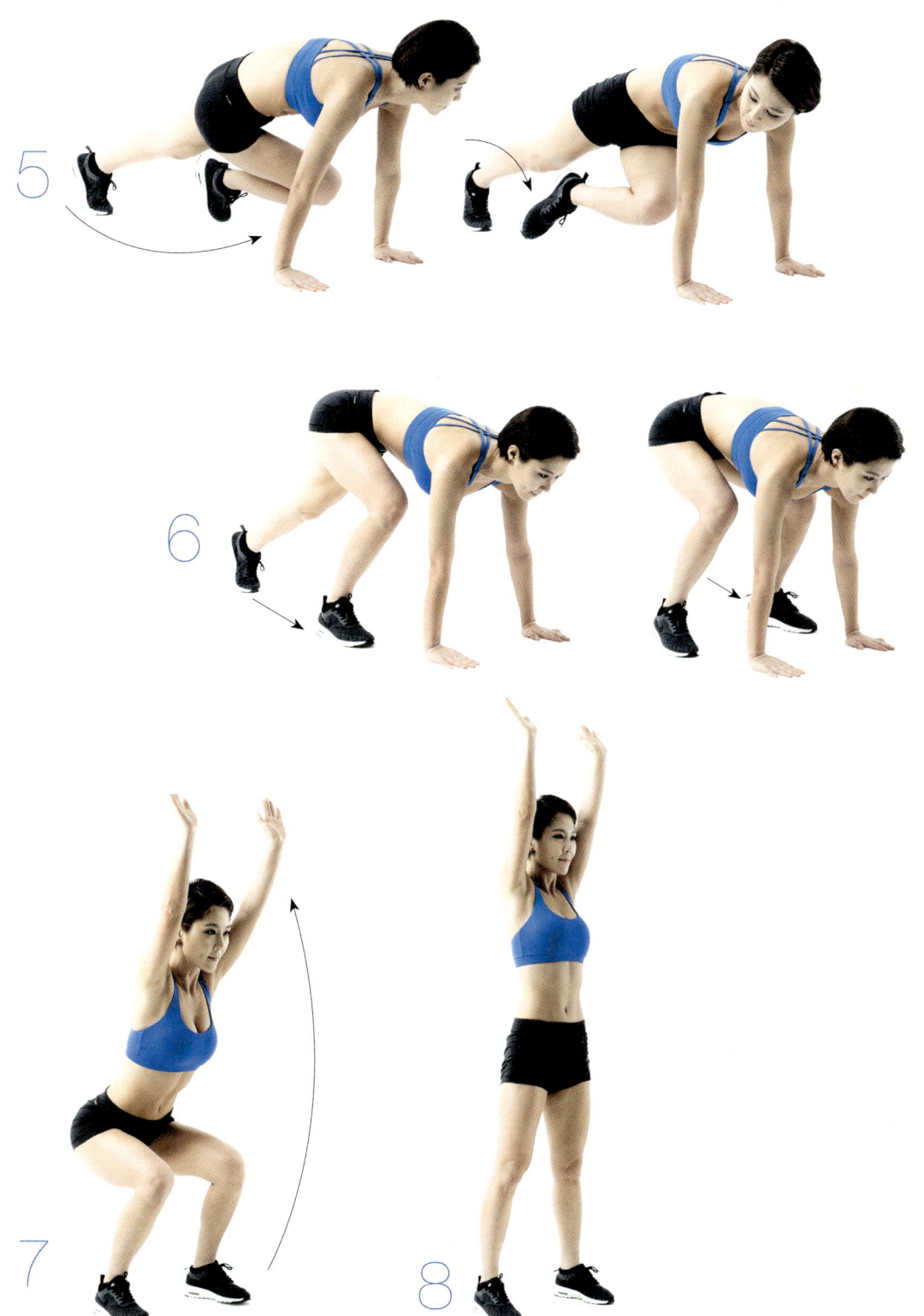

EXERCISE **J7**

내로우 스쿼트 + 로우 15회 × 3세트

1 바로 서서 양발은 10cm 정도로 좁게 벌리고, 양손은 편하게 내려놓자.
2 허리를 편 채로 엉덩이를 최대한 뒤로 빼며 앉아. 동시에 양팔은 앞으로 나란히!
3 그대로 일어나면서 양 팔꿈치를 최대한 뒤쪽으로 당기며 등을 꽉 짜줘. 2~3번 과정까지가 1회, 총 15회 진행한 후 10~30초간 휴식하고 2세트 더!

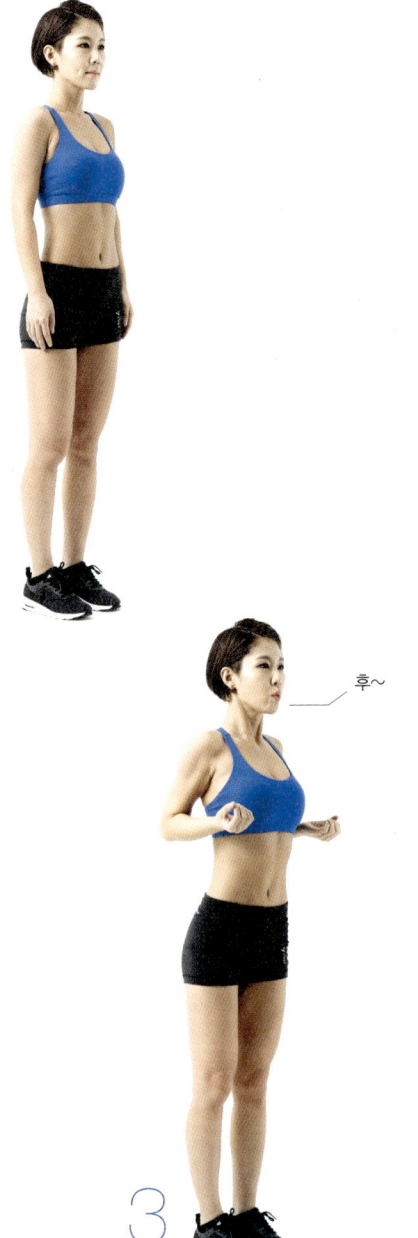
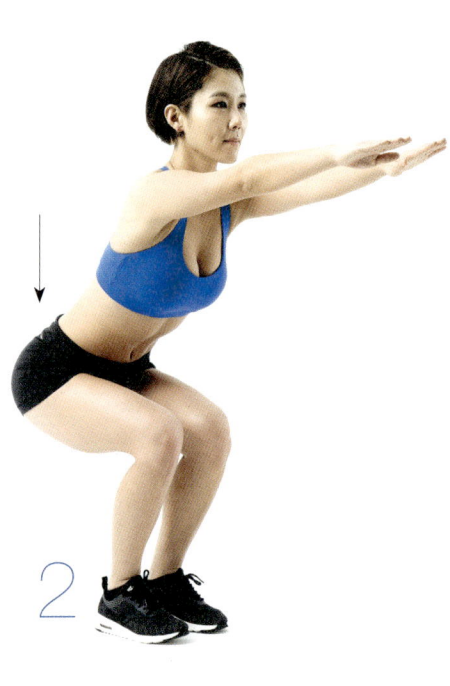

후~

EXERCISE J8
플랭크 사이드 레그리프트 15회 × 3세트

1 매트 위에 엎드려서 양발은 붙이고, 양 팔꿈치로 몸을 세워서 플랭크 자세를 만들어.
2 복부에 힘을 준 상태로 오른쪽 다리를 들어 바깥으로 밀어내. 골반에 자극이 올 때까지!
3 원위치!
4 같은 방식으로 왼쪽 다리도 실시! 여기까지가 1회, 총 15회 진행한 후 10~30초간 휴식하고 2세트 더!

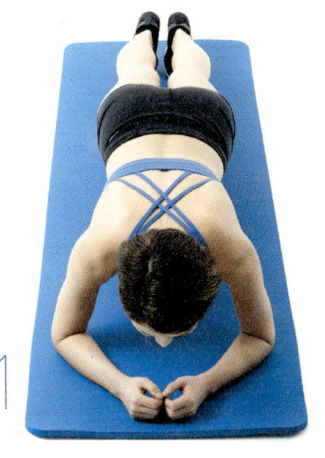

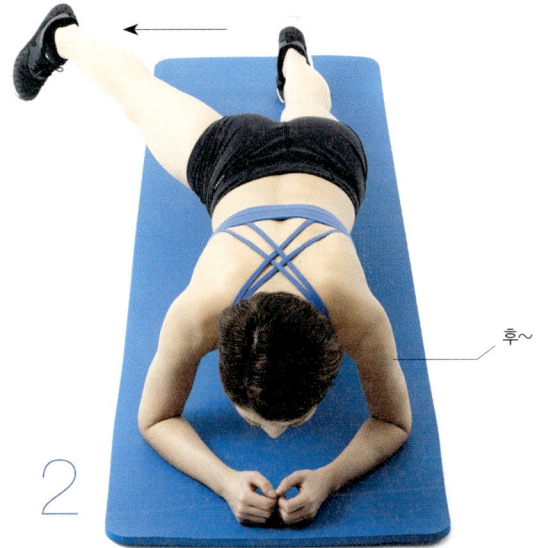

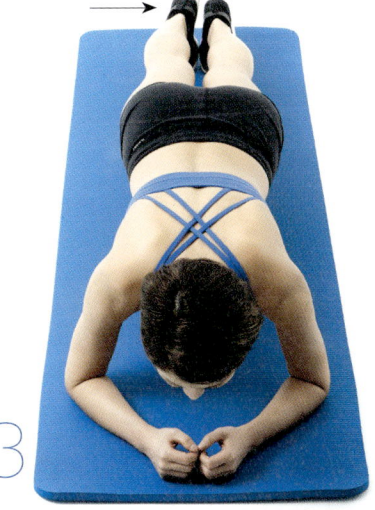

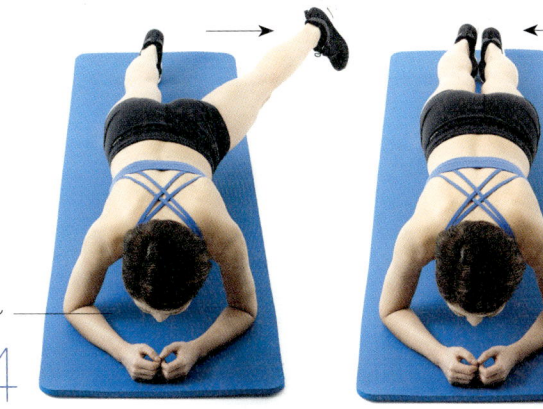

EXERCISE J9

암 워킹 + 웨이브 푸시업   10회 × 3세트

1 바로 서서 양발을 골반너비로 벌리고, 양손은 만세!
2 상체를 숙여 손바닥으로 바닥을 짚어줘. 이때 무릎은 최대한 구부리지 않을 것!
3 양 손바닥으로 바닥을 짚으며 앞으로 걸어가. 등이 바닥과 평행할 때까지 천천히 이동해!
4 그대로 양 팔꿈치를 구부려 몸통을 바닥에 붙였다가.
5 양팔로 바닥을 밀어내며 상체만 쭉 들어 올려. 어깨의 긴장은 풀고 가슴을 쭉 펴자!
6 천천히 엉덩이를 높이 들어 올리며 상체를 허벅지 쪽으로 쭉 밀어내 스트레칭한 다음.
7 손으로 걸어서 다시 제자리로 돌아와.
8 상체를 일으키며 만세! 여기까지가 1회. 총 10회 진행한 후 10~30초간 휴식하고 2세트 더!

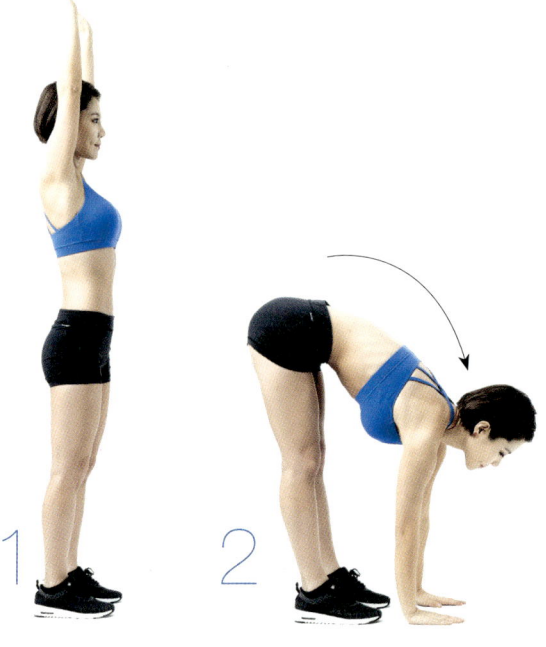

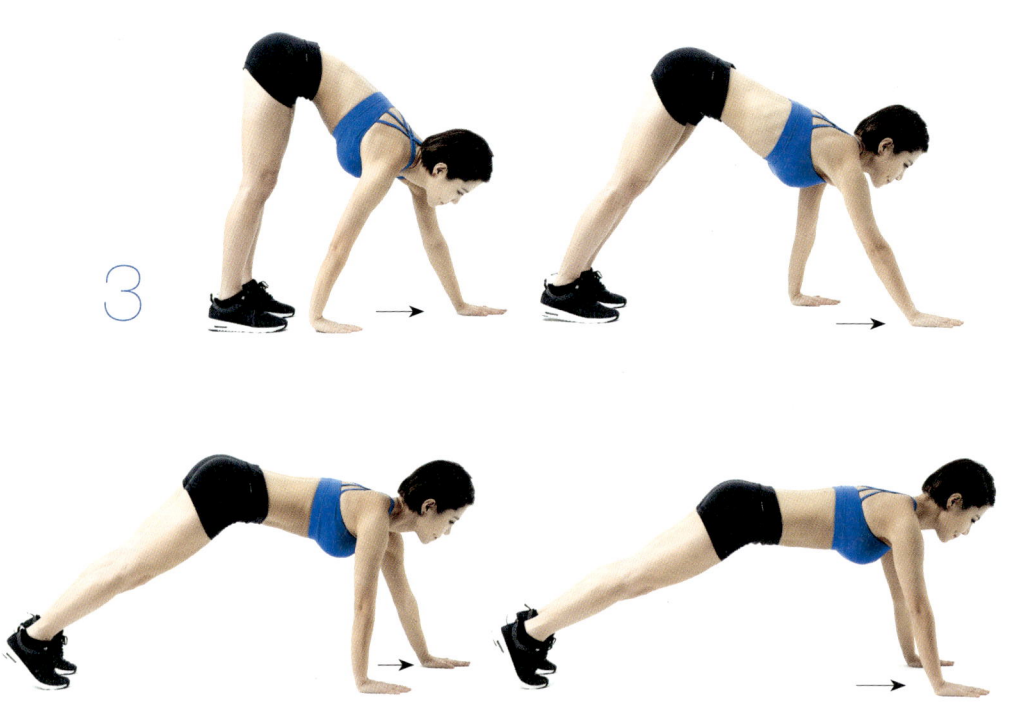

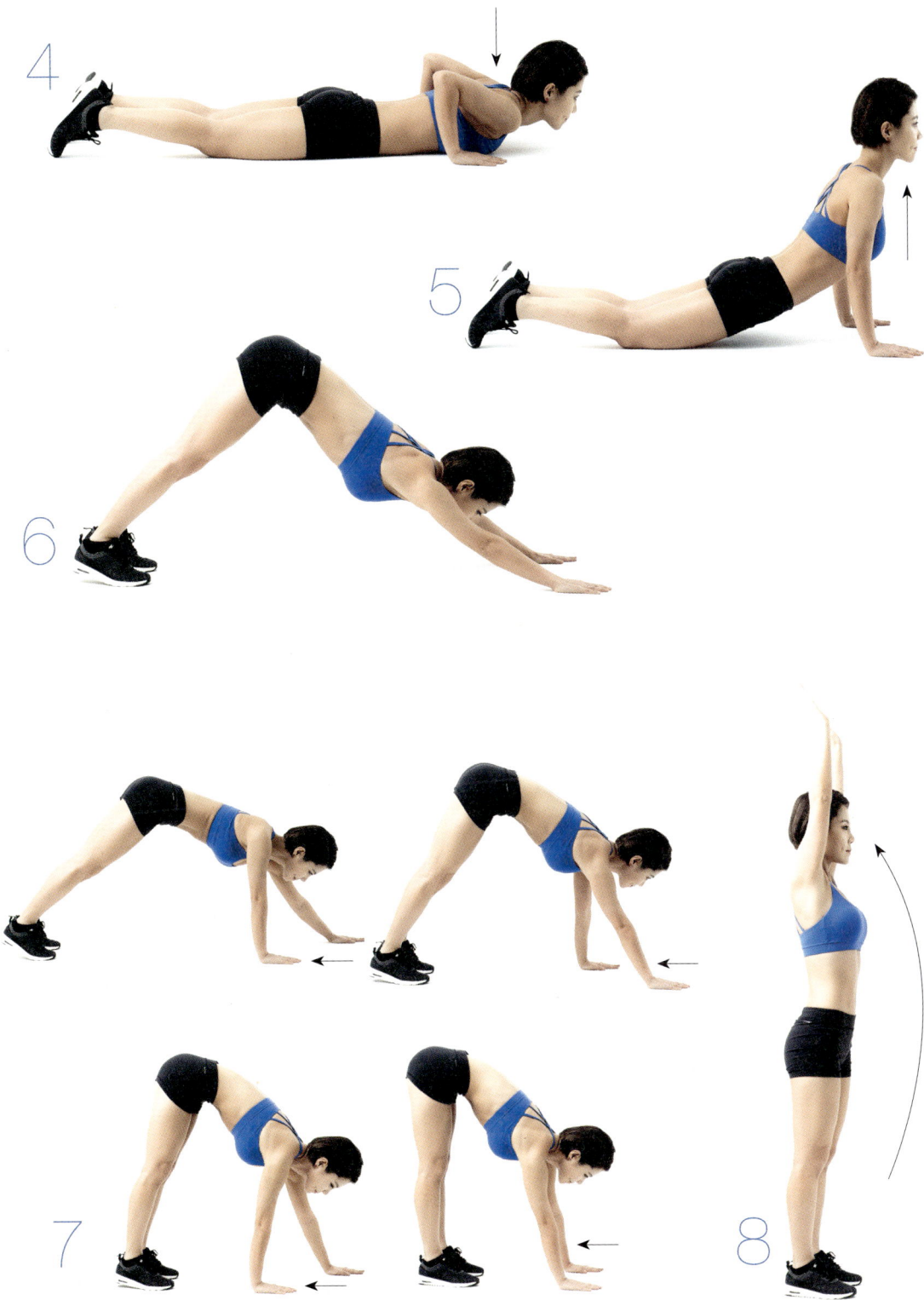

EXERCISE **J10**

스모 데드리프트   10회 × 3세트

1 바로 서서 양발은 어깨너비보다 넓게 벌리고, 발끝을 바깥쪽으로, 양손은 편하게 내려놔.
2 허리를 편 채로 무릎을 구부려 앉아.
3 상체를 숙여서 바닥과 평행하게 하고, 양 손끝으로 바닥을 짚어. 허리는 계속 평평하게 유지해야 해!
4 천천히 상체를 들어 올려. 마치 땅에서 무를 쑥 뽑아내는 것처럼!
5 엉덩이에 힘을 빡 주면서 완전히 일어서면 끝! 여기까지가 1회, 총 10회 진행한 후 10~30초간 휴식하고 2세트 더!

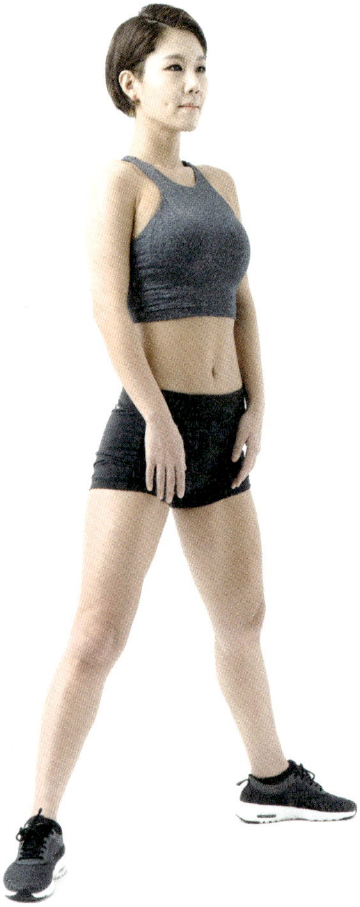

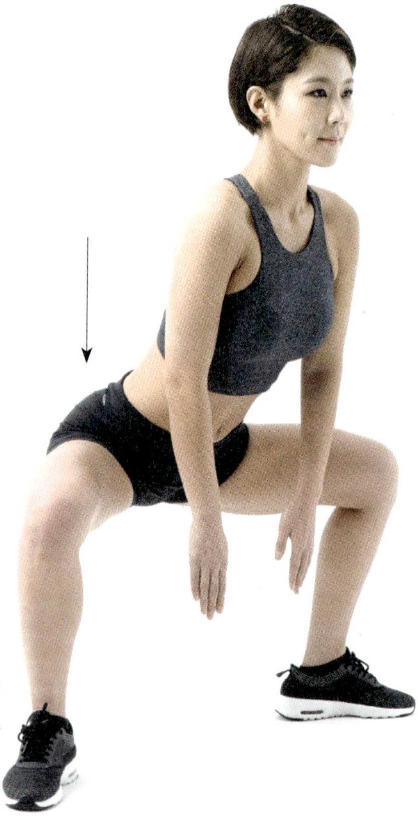

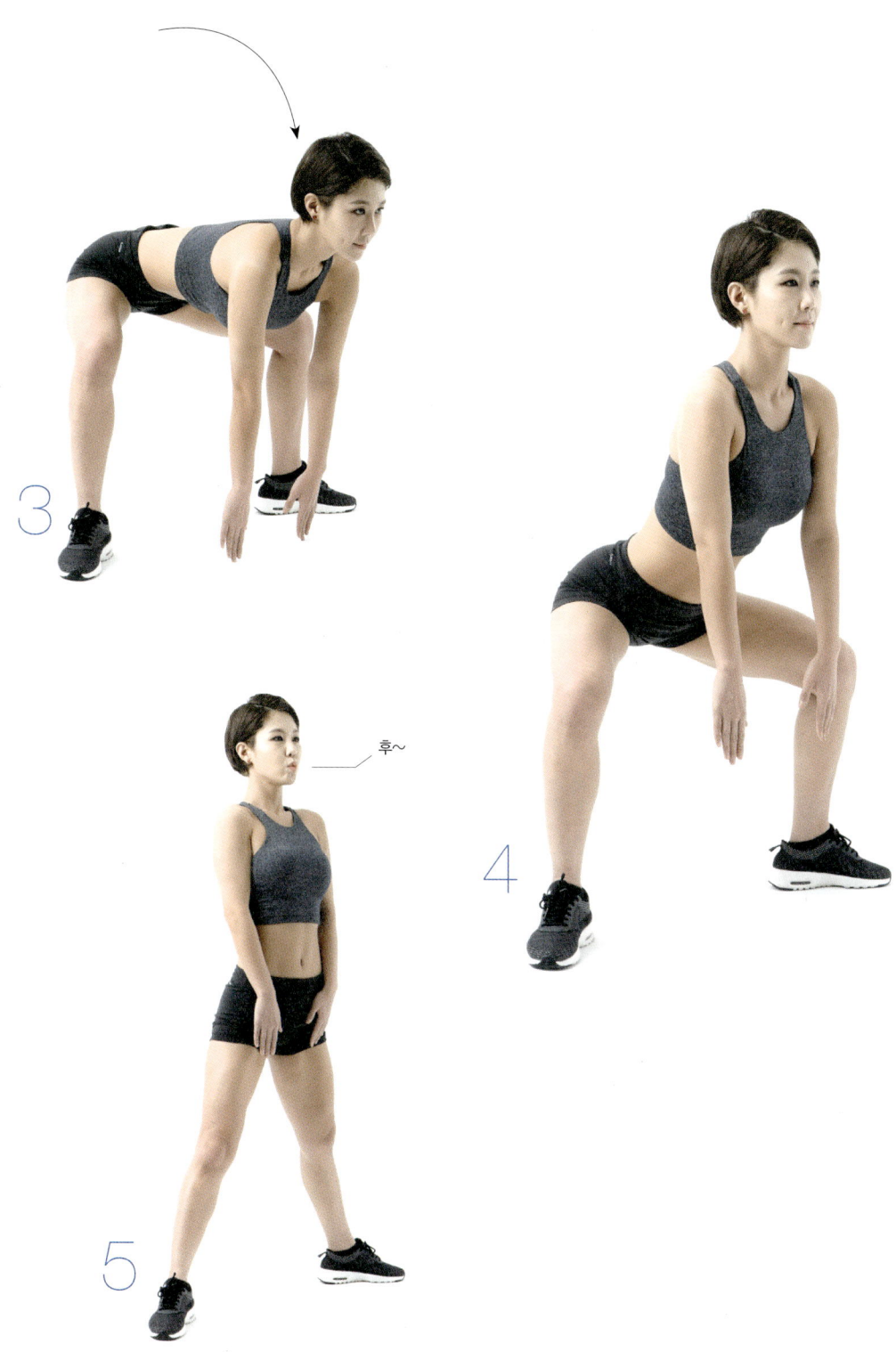

EXERCISE J11

슬로우데드   10개 × 3세트

1 바로 서서 양발은 어깨너비로 벌리고, 양팔은 앞으로 나란히!
2 허리를 편 채로 그대로 앉아. 여기까지는 스쿼트 자세랑 같아!
3 엉덩이를 들어 올리며 동시에 양 손끝으로 바닥을 터치하고.
4 그대로 양팔만 들어 올려줘. 엉덩이부터 등, 팔끝까지 일직선이 되게끔!
5 그대로 상체를 사선으로 들어 올렸다가.
6 양 무릎을 펴 완전히 몸을 일으키면서 만세! 여기까지가 1회. 총 10회 진행한 후 10~30초간 휴식하고 2세트 더!

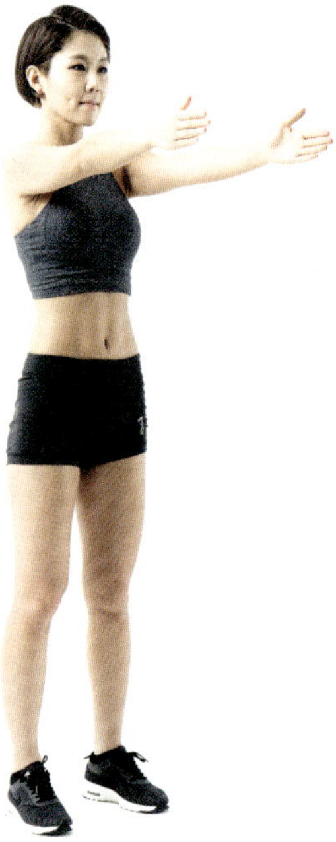

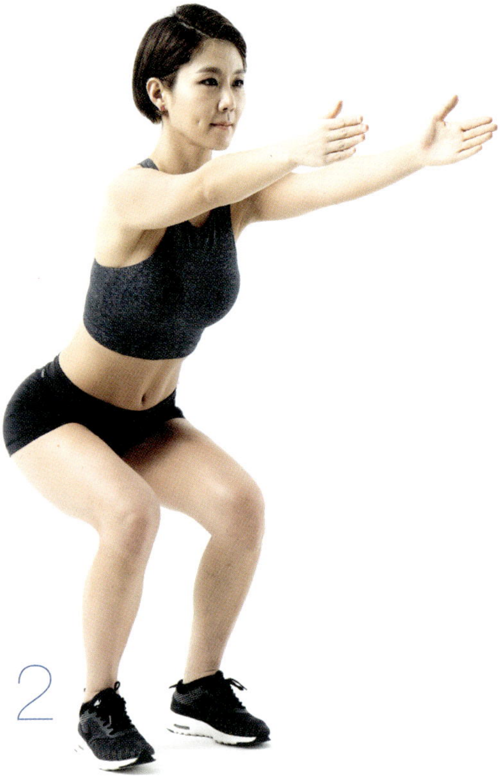

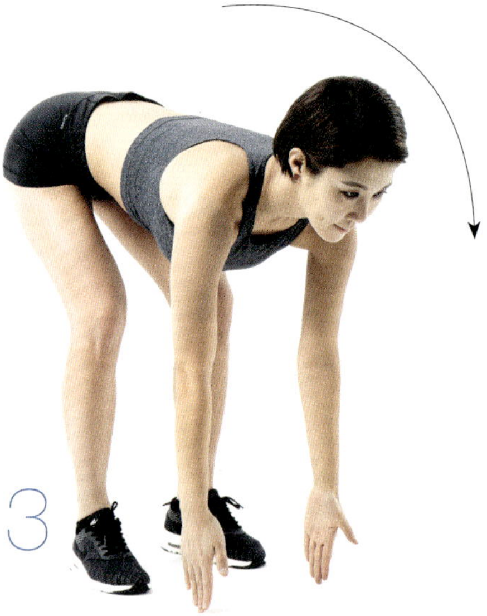

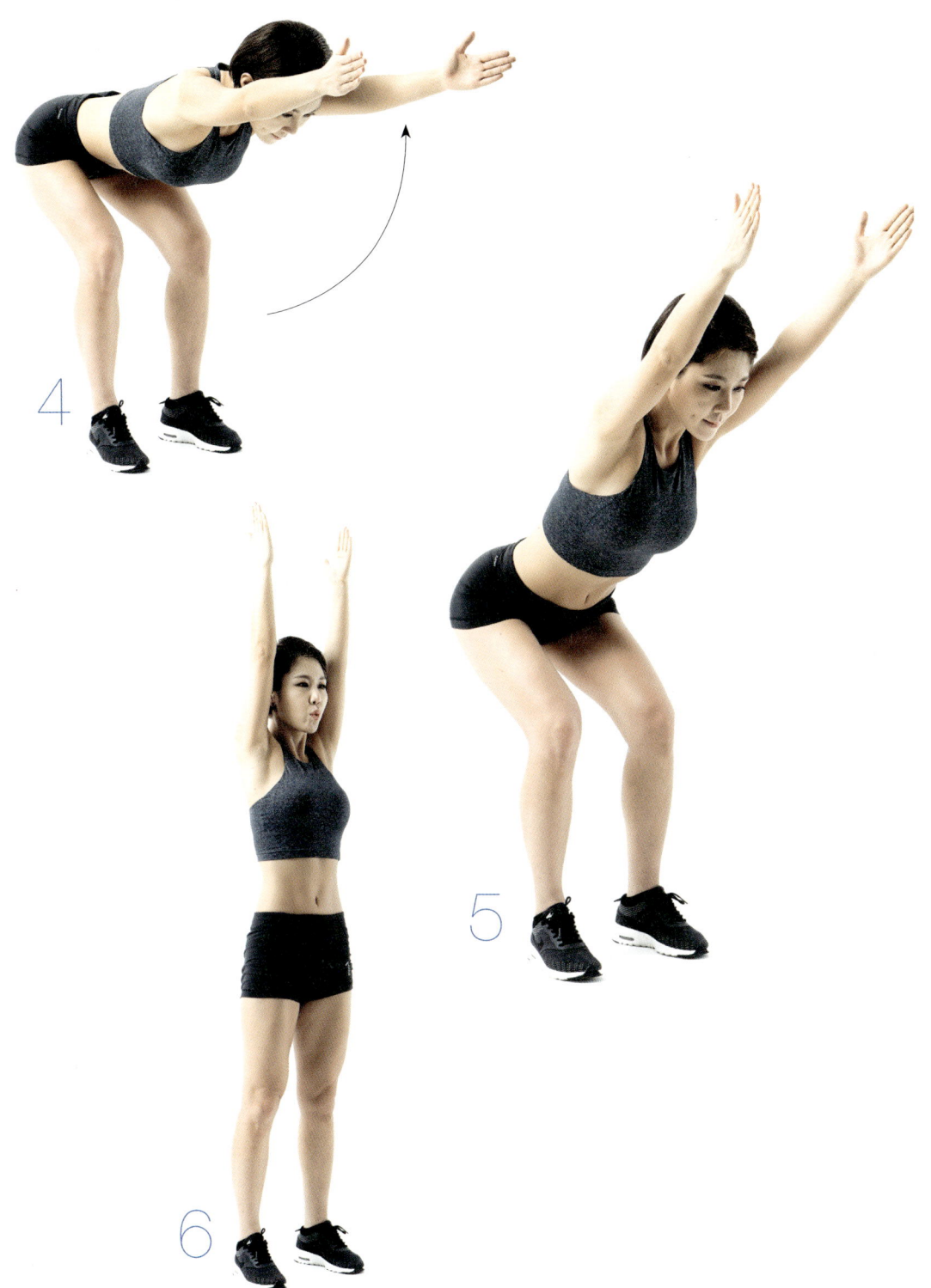

EXERCISE **J12**

사이드 스쿼트 + 로우　　10회 × 2세트

1 바로 서서 양발은 골반 너비로 벌리고, 양손은 가슴 높이로 들어줘.
2 오른쪽으로 다리를 넓게 벌리면서 앉아! 이때 양손을 앞으로 쭉 뻗어줘.
3 일어나면서 원위치하고! 동시에 양손을 뒤로 쭉 당기면서 등을 꽉 짜줘!
4 이번엔 같은 방식으로 왼쪽으로!
5 원위치! 여기까지가 1회, 총 10회 진행한 후 10~30초간 휴식하고 1세트 더!

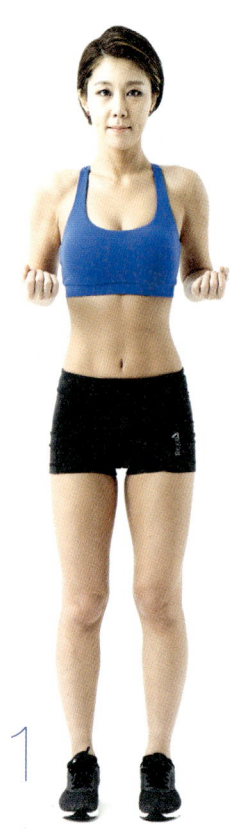

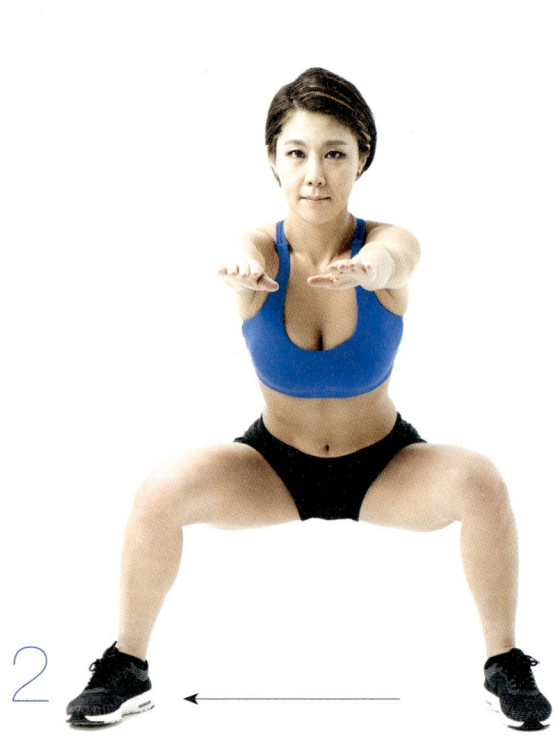

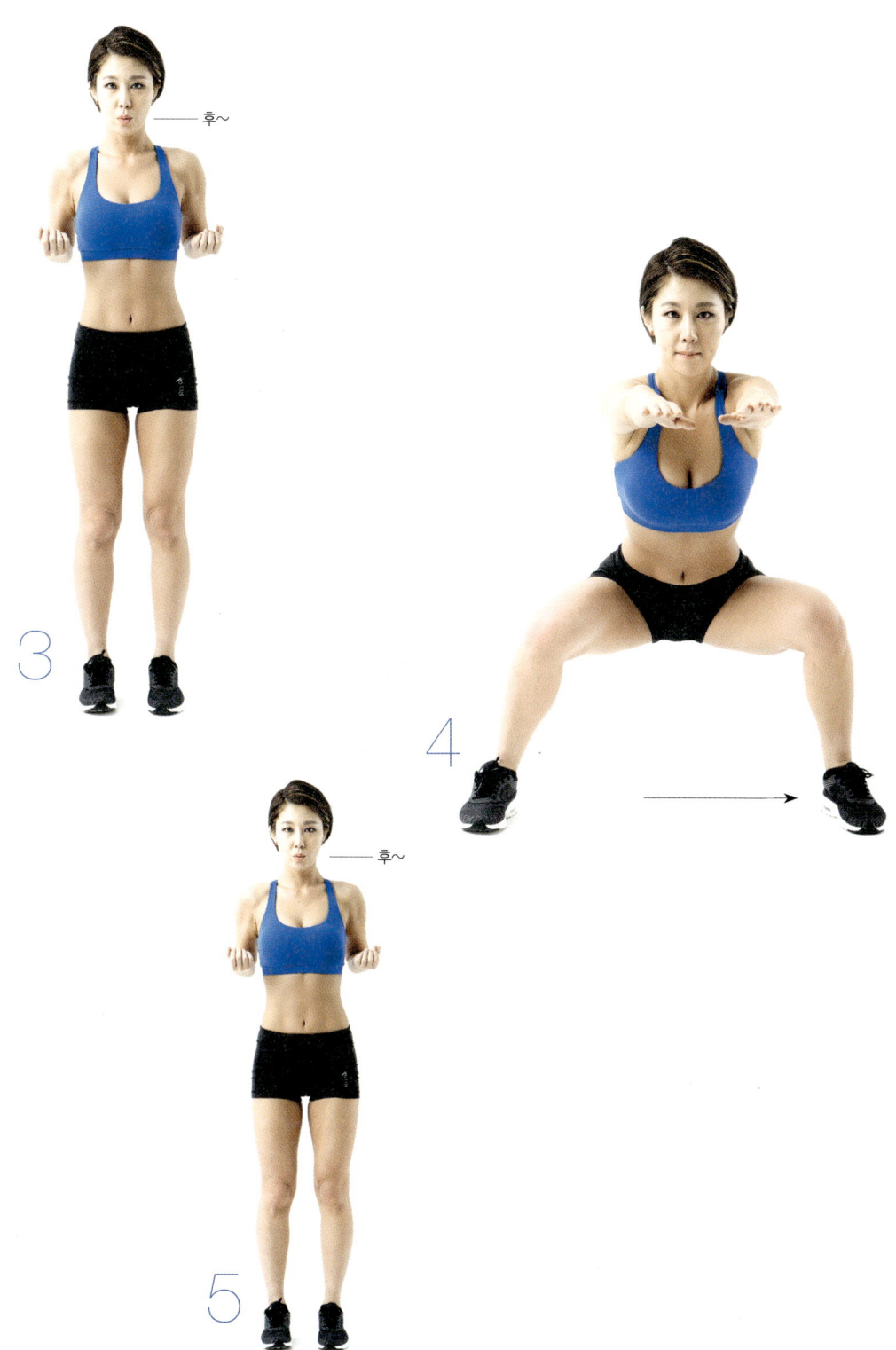

JOO.WON.HOME TRAINING DIET PROGRAM I

매일 15분, 4주 완성 「주원홈트」

운동은 하고 싶은데 집 밖으로 나가기까지 너무 힘든 우리 언니들을 위해 준비한 [주원홈트] 프로그램이야.
이름처럼 집에서 할 수 있는 홈트레이닝 동작들을 활용한 프로그램! 길지도 않아. 매일, 15분만 투자해봐!
내 몸과 움직일 수 있는 한 평 남짓한 공간만 있으면 준비 끝! 언니들을 위해 정말 내가
심혈을 기울여 만든 프로그램이니까 나 믿고 딱 4주만 노력해보자!

	월요일 / 수요일 / 금요일	화요일 / 목요일 / 토요일
1 week	J1 슬로우 버피 10회 p.138 G2 스쿼트 + 사이드킥 20회 p.104 J3 웨이브 푸시업 10회 p.142 H4 브릿지 20회 p.124	D6 스트레칭 마운틴 클라이머 20회 p.82 G3 딥런지 변형 10회 p.106 F2 코브라 푸시업 15회 p.95 J4 굿모닝 20회 p.144
2 week	J6 3단 버피 테스트 10회 p.146 G8 와이드 스쿼트 I 15회 p.112 J5 강아지 쉬야 자세 7회 p.145 J7 내로우 스쿼트 + 로우 20회 p.148	J9 암 워킹 + 웨이브 푸시업 10회 p.150 G10 와이드 스쿼트 트위스트 20회 p.114 J8 플랭크 사이드 레그리프트 20회 p.149 H8 뒤로 다리 들어 올리기 10초 p.130
3 week	J10 스모 데드리프트 15회 p.152 F6 플랭크 사이드니턱 20회 p.100 J2 슬로우 버피 푸시업 10회 p.140 G13 다리 모아 브릿지 20회 p.118	J1 슬로우 버피 10회 p.138 E5 슬로우 레니게이드 로우 10회 p.92 E1 엄지 하늘 15회 p.86 J11 슬로우데드 10회 p.154
4 week	J6 3단 버피 테스트 10회 p.146 H9 플랭크 킥백 20회 p.132 G9 와이드 스쿼트 II 30회 p.113 E4 슈퍼맨 W 15회 p.91	J12 사이드 스쿼트 + 로우 30회 p.156 J6 3단 버피 테스트 10회 p.146 D7 이너타이킥 30회 p.84 F3 엎드려 다리 들어 올리기 15회 p.96

※ 본 프로그램은 서킷 트레이닝(Circuit Training)입니다. 각 동작들을 적힌 순서대로, 정해진 횟수만큼 진행하는 데까지가 1세트, 30초 휴식을 취하고 다시 첫 번째 동작부터 2세트 더 진행해주세요(총 3세트).

PLUS PROGRAM

뱃살은 날려버리고 11자 복근을 만들자!
복근 생성 데일리 프로그램

연예인 11자 복근 탐내본 적 있어? 부러워하지마! 언니에게도 몸 속 어딘가 복근이 꼭 있다!
깊숙한 곳에 꼭꼭 숨어있는 복근에게도 세상의 빛을 보게 해줘야지?
매일매일 틈나는 대로 따라 하자! 딱 2가지 동작이라 외우기도 쉽고, 무엇보다 간단해! 완전 간단해!
자, 그럼 지금 당장 시작해볼까?

F5 손 모아 옆구리 늘이기 10회 p.98
F1 빨랫줄 동작 10회 p.94

JOO.WON.HOME TRAINING DIET PROGRAM II

주원언니 비키니 다이어트
_상체운동 / 하체운동 / 전신운동

곧 여름이라고? 언제 부위별로 운동해서 살 빼고 비키니 입을 수 있겠냐고?
걱정 마! 당장 급한 언니들을 위해 야심차게 준비한 '비키니 다이어트 프로그램'을 따라 하면 돼!
상체, 하체, 전신 3가지 프로그램으로 친절하게, 다이어트 효과는 끝내주는 동작으로 구성한 프로그램이니까
바짝 따라 해서 하루 빨리 비키니 입고 해변으로 달려가자!

※ 이 프로그램은 부록 포스터에도 수록되어 있습니다.

상체 통통 언니들을 위한 비키니 다이어트 프로그램

- F2 코브라 푸시업 p.95
- E1 엄지 하늘 p.86
- E3 목 뒤로 수건 당기기 p.90
- B4 수건 잡고 뒤로 팔 들어 올리기 p.68
- D4 수건 크런치 p.80
- F1 빨랫줄 동작 p.94

하체 통통 언니들을 위한 비키니 다이어트 프로그램

- G8 와이드 스쿼트 I p.112
- G3 딥 런지 변형 p.106
- G2 스쿼트 + 사이드킥 p.104
- G6 옆으로 누워서 다리 들어 올리기 p.110
- H6 네발 기기 자세에서 다리 옆으로 들어 올리기 p.128
- H4 브릿지 p.124

전신 통통 언니들을 위한 비키니 다이어트 프로그램

- F4 목도리 도마뱀 p.97
- D5 풍차 돌리기 p.81
- D6 스트레칭 마운틴 클라이머 p.82
- J11 슬로우데드 p.154
- J8 플랭크 사이드 레그리프트 p.149
- J1 슬로우 버피 p.138

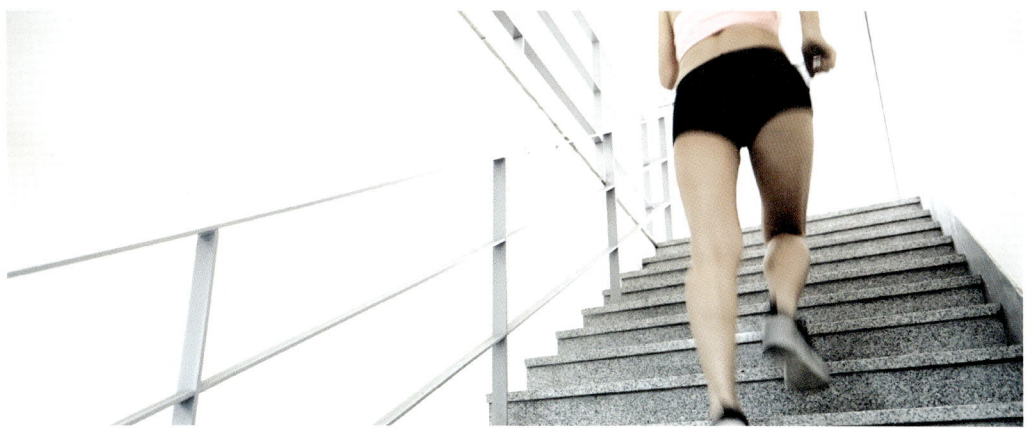

THREE

내 맘에 집중하는 시간

힘들지? 끝이 보이지 않는 싸움에 지치고, 한없이 우울하고, 나만 도태되는 느낌에 서럽기까지 할거야. 타인이 평가하는 내 겉모습에 속지마. 언니는 그보다 훨씬 귀하고 소중한 사람이야. 다이어트 정체기에 다다르면 스스로를 다그치고 절망하는 경우가 많은데 그때마다 이 글을 보며 자신을 위로하고 다독여주자. 괜찮아. 나도 겪었고, 다른 수많은 언니들도 지금 어딘가에서 함께 같은 고민과 고통을 겪고 있어. 혼자가 아니야. 조금만 더 힘내서 함께 나아가자.

HOME TRAINING

DIET
MANAGEMENT
PROGRAME

▍다이어트 슬럼프, 어떻게 극복하나요?

가끔 내 뒤로 과거의 뚱뚱했던 내가 졸졸 따라다니는 것 같아서 무서울 때가 있어.
언니들이 나한테 어떻게 식욕을 조절 하는지, 운동하기 싫을 때나 슬럼프가 왔을 때
무슨 힘으로 극복했는지 많이들 물어보는데 답은 하나야. 독한 거.
다들 내가 겉보기에 세 보인다고 하는데, 난 센 게 아니라 독해.
뚱뚱할 땐 그냥 덜 먹고 더 운동했어. 누군 좋아서 그랬을까? 단지 살을 빼야 하니까.
내겐 아직도 빼야 할 살이 많이 남아있으니까 하는 거지. 그래서 싫어도
억지로 운동화 끈을 묶었고, 머릿속은 온통 먹을 거로 가득 차있어도 침을
닦아가면서 필사적으로 참았어. 한 번은 잠이 부족한 상태로 운동하다가 깜박 조는
바람에 러닝머신에서 굴러 떨어진 적이 있었어. 부끄러운 줄도 모르고 헬스장 바닥에
자빠져서 엉엉 울었어. 진짜 너무 짜증이 나더라고... 1년 넘게 70kg대에서 요지부동인
내가 너무 싫고, 이 상황도 싫고, 돈은 없고, 시간도 없고... 한참을 울고 기분이 좀
나아지고 나니 그때서야 주변 상황이 눈에 보이기 시작했지. 한없이 부끄러워졌어.
그때 '짜증이라는 감정이 사람을 나락으로 떨어트릴 수 있겠구나.'하는 생각이
들더라. 울고 좀 진정됐다고 해서 기분이 나아졌을까? 아니. 어차피 현실은 다시
또 제자리야. 그렇다고 어떻게 하겠어? 짜증내봤자 다시 또 내 기분만 상하고
슬퍼지는데. 계속 울고 짜증내고 화내고 이것만 반복하며 살 순 없잖아. 다이어트를
포기할 게 아니라면. 뻔한 얘기로 들릴지 몰라도 생각하기 나름이더라. 일할 때도
마찬가지잖아. 일하다가 힘들고 짜증나니까 엎을까 하다가도 5분만 지나면 다시
현실에 무릎 꿇고 일하게 되지? 그냥 좋게 좋게 생각해! 대신 다이어트 할 때만큼은
무한 이기주의로 무장하자. 뭐가 나한테 이득이 될지, 그것만 생각하는 거야.
그 동안 남의 시선에만 신경 쓰고 살아왔으니 오롯이 나 자신에게만 집중하는 시간을
가져봐. 남 눈치 그만 보고, 남만 챙기지 말고.

'나'나 좀 살뜰하게 챙겨!

JOOWON
HOME
TRAINING

▍다급한 마음, 조바심은 항상 화를 부르지

근력운동 하다가 근육생기면 어떡하지? = 편의점 알바 시작했는데 나 갑부되면 어떡하지?

한 달간 운동 진짜 열심히 했는데 살이 왜 안 빠져?
= 취직한지 한 달이나 됐는데 왜 승진을 안 시켜주는 거야?

우린 너무 급해. 100년은 더 이른 생각들이야. 고민한다고 달라질 거 하나 없어. 스스로에게 우울함을 불러 일으키는 위험한 생각들이지. 내가 언니들에게 자주 물어보지? 해보기는 한 거야? 얼마나 해봤니? 나 72kg 정체기 때 운동 정말 열심히 했는데 1년간 단 1kg도 꿈쩍도 안 했어.
어땠을 것 같아? 안 힘들었을까? 처음엔 너무 화가 났어. 저주받은 내 몸뚱이에 대고 욕을 하고 원망도 했지. 그러다 내가 욕하고 있는 몸이 곧 나 자신이라는 걸 깨달았고, 그 동안 몸을 너무 막 굴린 것에 대한 죄책감이 밀려오더라. 내가 너무 빨리 가서 내 속도에 맞추기 힘에 부쳐 더 이상 느리게도 따라오지 못하고 멈춰버린 몸에게 미안했어. 몇 십 년을 막 굴려 놓고 이제 와서 고작 몇 년 운동 좀 했다고, 식단 좀 조절했다고, 빨리 빠지라고 보채기만 했던 내 몸한테 미안했어.
몸은 아무 말 못하기에 이렇게 표현하는 거야. 힘들다고 기다려달라고 얘기하는 거잖아. 기다려주면 다시 따라가겠다고 하는 거니까 포기하지 말고 계속해서 내 몸을 사랑해줘. 몸을 화나게 하지마. 주인이랍시고 이때까지 해준 거 하나 없이 막 대하기만 했던 그 시간, 그 와중에도 매일, 매 시간 각종 세포들이랑 힘겹게 싸워가며 아프지 말라고 우릴 지켜주는 몸의 그 노력을 잊지마. 자꾸만 보채서 벼랑 끝에 몰리고 몰리다 결국 몸이 모든걸 다 포기하기 전에. 그땐 후회해도 이미 늦어. 운동할 수 있는 몸을 가졌다는 것에 감사하며 살자. 할 수 있지? 그럼 뭐부터 해야 할까?

야식 먹지마!

DIET
MANAGEMENT
PROGRAME

다이어트 버킷리스트

다이어트 버킷리스트를 적어보자. 나의 소중한 멘탈 힐링 버킷리스트! 다이어트에 지칠 때마다 보고 또 보며 마음을 다잡을 수 있어. 나 같은 경우는 고도비만이었기 때문에 버킷리스트가 정말 소박했어.

1 청바지에 흰 티 입기
2 버스 탈 때 남 눈치 안보기
3 당당하게 목욕탕 가기

별 거 없어 보이지? 그런데 난 정말 이게 가장 해보고 싶었고 써놓고 바라고 바란 결과... 결국은 이뤘어! 언니들도 자신만의 버킷리스트를 적어봐. 다이어터 언니들에게 버킷리스트를 권해서 써온걸 봤는데 신기하게도 다들 겹치는 항목들이 생기더라. 가장 많이 소망하는 것들을 소개할게. 모두 바라는 건 같아. 눈치보지 말고 하고 싶은 걸 적어. 우리 서로를 다독이며 조금만 더 나아가보자!

SNS · 카페 설문 버킷리스트 10
1 부모님께 자랑스럽고 예쁜 딸 되기
2 여름에 비키니 입고 자신 있게 수영장 가기
3 니트 입고 여리여리해 보이기
4 옷 고를 때 사이즈가 아닌 디자인만 보고 고르기
5 나 자신에게 당당해지기
6 몸짱 언니들처럼 예쁜 옷 입고 사진 찍기
7 청바지에 흰 티 예쁘게 소화하기
8 바디프로필 찍기
9 남자친구에게 자랑하고 싶은 여자친구 되기
10 예쁜 운동복 입고 운동하기

언니의 버킷리스트엔 어떤 것들이 있어?

JOOWON
HOME
TRAINING

나의 다이어트 버킷리스트
다이어트에 성공한다면 꼭 이루고 싶은 게 있어?

DIET
MANAGEMENT
PROGRAME

다이어트는 '몰래' 하는 거야
다이어터에게만 허용되는 귀여운 거짓말!

모두가 다이어트를 할 때는 주변 사람들에게 널리 알리는 것이 이롭다고 이야기하지? 나라고 이 말을 안 들어봤을까? 처음엔 여기저기 나 다이어트 중이라고 알리고 다녔는데 내겐 오히려 독이 되고 말았어. 그래서 언니들한테도 이야기 해주고 싶어.

다이어트는 '몰래' 하는 거라고.

다이어트를 하다 보면 정말 많은 장애물들이 나타나는데, 가장 큰 장애물은 바로 주위 사람들이야. 막 도와줄 것 같지? 그것도 다이어트 초반에나 가능한 이야기야. 여자들 마음속에는 자기도 모르는 앙큼한 습성이 있어. 바로 질투심! 자기보다 통통하다고 느꼈던 친구가 점점 자기보다 날씬해진다고 느낄 땐 아군에서 바로 적군으로 탈바꿈한다는 사실! '내가 아무것도 안하고 있으니 너도 하지 마.', '내가 먹으니 너도 먹어.', '내가 관리할 때까지 너도 하지 마.' 이런 속마음을 가지고 있대. 물론 '나는 절대 아니야!'라고 하겠지만 자기도 모르는 잠재의식 속에 '위기감'이 발동한다더라고.

나는 가만히 있는데 주위사람이 열심히 식단조절하고 운동한다면? 혹은 나보다 더 뚱뚱한 사람이 점점 살이 빠져 나와 비슷한 체형이 되어간다면? 누구나 위기감을 느끼게 되지. 그리곤 자기도 모르게 방해공작을 펼치게 돼. 물론 무의식이야. 먹는 거 참느라, 안 하던 운동하느라 힘들어 죽겠는데 "괜찮아. 한입만 먹어봐. 운동하는데 어때? 오늘만 같이 먹자.", "너 아파 보여! 이제 그만 빼도 되겠다!", "너 운동하니까 근육생기는 거 같아. 하기 전이 훨씬 낫다.", "난 먹는데 너는 안 먹을 거야? 괜찮아. 이건 살 안 쪄.", "낮에 먹는 건 괜찮아."와 같은 달콤한 유혹부터 시작해 더 심할 때는 "살 빼니까 늙어 보여! 주름 장난 아니다.", "운동 중독이니? 너처럼 했으면 난 벌써 10kg는 뺐겠다!"까지. 다이어트하느라 가뜩이나 지쳐있는, 내 사랑하는

언니들의 심장을 마구 짓밟는 사람들을 한두 번 본 게 아니야! 같이 부둥켜 안고
운 적도 많았어. 그래서 나는 이런 말 하는 사람들을 항상 멀리하라고 하지만
그게 내 마음대로 되나? 그래서 '귀여운' 거짓말을 해야 한다는 거야.

친구들과 음식을 먹을 때는 속이 안 좋다거나 약을 먹는다는 등의 핑계를 만들어서
상황을 어떻게든 피해봐. 운동할 때는 "내가 비만이라 허리가 안 좋은데,
이제 운동 안 하면 나중에 수술까지 가야 한다더라."와 같은 핑계를 대면서 살기 위해
억지로 하는 듯한 느낌을 풍겨도 좋고. 뭐든지 나 지금 다이어트 중이라 안돼~라고
하면 정말 안돼. 다이어트 하는 걸 절대 들키지마. 다이어트는 나 혼자 하는 거야.
아무리 좋은 다이어트 방법이나 운동법을 친구들에게 알려주고 싶어도 언니가
다이어트 성공할 때까지는 꾹꾹 참아. 누가 봐도 멋진 몸매가 완성되면 그땐 언니가
알려주지 않아도 사람들이 엄청 물어보고 조그만 것만 알려줘도 깊이 공감하고
고마워할 거야!

나 혼자 하는 다이어트!
우리 몰래 몰래 이뻐지자!

DIET
MANAGEMENT
PROGRAME

| 느림의 미학,
| 슬로우 다이어트의 힘!

내가 약 50kg 정도를 빼는데 걸린 기간 5년 반! 이건 절대 한 번에 성공한 게 아니야.
'다이어트 ⇨ 요요 ⇨ 다이어트 ⇨ 요요'의 과정을 수도 없이 반복했어. 다이어트로
어지간한 전셋집 값은 날렸던 것 같아. 유명한 다이어트 식품은 다 먹어보고 양약,
한약, 주사부터 고가의 다이어트 프로그램에도 참여해봤어. 고기만 먹이고 물은
못 먹게 했던 곳도 있었어. 그런데 이들 중 그나마 효과가 길었던 건 3개월 정도였나?
이 기간이 지나면 몸이 전보다 더 거대해지는 거야. 단식원에서는 섭식장애가 와서
먹고 토하기를 반복하다가 우울증에 걸려서 병원에 갔던 적도 있었어. 의사선생님
말씀하시길 먹고 토하면 영양분만 빠져나가고 살찌는 나트륨은 더 빠르게
흡수된다 하더라고... 어떤 치료법보다 이 한마디가 나한텐 약이 되었던 거 같아.
순간 정신이 번쩍 들었으니까.
여기서 잠깐 한마디 덧붙이자면 다이어트 도중 몸에 이상한 변화가 감지되거나
어딘지 모르게 통증이 느껴진다면 혼자 고민하지 말고 바로 병원으로 갔으면 해.
주변 사람들의 진단보다 의사 선생님의 진단이 훨씬 더 정확한 건 알지? 막상 가보면
대부분이 별거 아닌 증상일 거야.
그래도 괜찮다는 전문가의 의견을 들으면 마음이 편해지거든.
다시 본론으로 돌아와서 단기다이어트는 항상 솔깃하고 굉장히 흥미로운
부분이지만 그에 따른 책임을 질 각오도 해야 해. 살은 급하게 빠질 수 있겠지만
유지가 어렵거든. 순식간에 요요에 발목 잡히고 말 거야. 그래서 내가 선택했던 건
슬로우 다이어트! 천천히 오랜 기간, 가늘고 길게 보고 살을 빼는 거야. 나도 어차피
단기간에 놀랄만한 효과를 기대하긴 어려우니 조급하게 생각하지 않고 여유를
가져보자 했어. 대신 몸은 더 부지런하게 움직였지. 매일 촉박한 시간에 집에서 나와
회사까지 앞만 보고 뛰다시피 가던 길도 5분만 여유 있게 준비하고 나와 걸으니
주변의 것들이 차츰 눈에 들어오더라고. 다이어트를 천천히 하게 되면 그 과정에서
얻는 것들이 너무나도 많아.

JOOWON
HOME
TRAINING

| 다이어트 권태기!

연인 사이에도 권태기가 오는 것처럼 다이어트에도 권태기가 와. 연인 사이에
권태기가 왔을 때 포기하면 끝나겠지만 함께 취미를 찾거나 진솔한 대화를 하는 등
잘 헤쳐나가면 둘 사이가 전보다 더 단단해지는 것처럼,
다이어트도 포기하면 망하는 거지만 색다른 방법을 찾거나 동기부여를 받는 등의
방식으로 이겨내면 전보다 더 단단해지기 마련이지.
근데 연인이나 다이어트나 왜 처음에만 설레는 걸까?
아무리 좋은 다이어트 방법일지라도 나중엔 다 거기서 거기야. 다이어트로 살이
빠지고 있는데 뭐 이 정도면 된 것 같기도 하고, 1시간 하던 운동도 20분만 하고
싶고, 가끔은 아무것도 안 하고 싶기도 하고. 슬슬 귀찮고 게을러지지.
이럴 땐 잠깐 하던 운동법을 멈추고 다른 방식으로 접근해봐. 예를 들면 내 몸의
단점들을 하나씩 찾아 보완해보면서 재미를 찾아보는 거야. 나는 '김스훈트(허리가
길고 다리가 짧은 개의 종류인 닥스훈트에서 유래)'라는 별명이 있을 정도로 허리가
긴 편이야. 다이어트 권태기가 왔을 때 난 이 부분을 집중 공략했어.
옷이나 다른 어떤 걸로 짧은 다리를 숨기기 보다는 다리가 길어 보이는 효과를 위해
뒤태운동에 집중하는 거지. 하나의 목표가 생기니까 그것에만 집중하게 되고
어느 순간 권태기를 극복하게 되더라고. 머리가 큰 사람이라면 어깨운동을,
뱃살이 고민이라면 코어운동에 온 힘을 쏟아봐. 잠깐 스치듯 안녕하는 권태로운
기간에 절대 굴복하지 말고.

거울을 봐봐.
자, 오늘은 어디 운동을 할 거야?

DIET
MANAGEMENT
PROGRAME

| 어디선가 누구에게 무슨 일이 생기면
| 제일 먼저 달려간다

예전엔 사랑 받고 싶고, 관심 받고 싶어서 아등바등한 것뿐인데 그러면 그럴수록 사람들이 부담스러워하고 날 피해서 세상이 다 미웠었어. 그런데 살을 빼기 위해 자동차 대신 내 다리로 움직이다 보니 가만히 생각할 시간이 생기더라. 곰곰이 생각해보니 내가 입으로만 남을 위했지 실제로 남을 위해 한 일이 없다는 것을 깨달았고, 나조차 나를 사랑하지 않는데 어떻게 다른 사람이 내게 사랑을 줄 수 있을까 싶었어.
'아. 나는 나도 사랑하지 못하는 날 남한테 사랑해 달라고 강요했었구나.'하면서 스스로를 경멸했었어. 뚱뚱한 내 몸보다도 불만과 시기 질투와 억울함으로만 가득 찬 내면의 내가 너무 못났더라고.
일단 작은 것부터 시작해봐. 진심으로 우러나오는 것이 어려우면 남을 위해서 움직이는 게 아니라 내가 살을 빼기 위한 방법 중 하나로 남들이 피하는 귀찮고 궂은 일을 도맡아서 한 번 해보는 거야. 누군가 실수로 커피를 쏟아도 제일 먼저 달려가 닦는 걸 도와주고, 모두가 피하는 바닥 대걸레질, 컵 닦기, 거울이나 유리문 닦기, 화장실에 휴지가 떨어지면 내가 달려가 채워 넣는 등... 꼭 내 일이 아니더라도 조금이라도 더 움직이기 위해 눈에 불을 켜고 일거리를 찾아 다녔어. 그러다 보니 조금씩 사람들도 나를 다르게 보기 시작했어. 내가 궂은 일을 한다고 이용하려는 게 아니라 진심으로 내게 고마워하고 챙겨주기 시작하는 거야. 상처투성이로 꽁꽁 닫아버리기만 했던 마음이 조금씩 열리기 시작했어. 처음엔 이기적으로 내 자신을 위해서 시작한 일이지만 어느 순간 진심으로 우러나와 하는 일이 되어 있더라. 다른 사람들의 기분은 물론이고 내 기분이 가장 따뜻해지고 평온해지는 것을 느낄 수 있었어.

오늘부터 한 번 해볼까?

JOOWON
HOME
TRAINING

망했어! 이미 망했다고!

다이어트 식단이며 운동이며 열심히 하던 중에 순간 못 참고 과식을 해버리거나
며칠 운동이 너무 가기 싫어서 빠질 때가 있어. 그럴 때 대부분의 언니들은
"아... 다 망했어..."하고 좌절을 하게 되는데 그렇게 자책하지 않아도 돼. 잠깐의
일탈 행위로 언니가 그 동안 해왔던 노력이 전부 없어지는 건 아니거든.

'다이어터'라는 웹툰에 나온 내용을 응용해볼게.
지금 집을 짓는 중이라고 생각 해보자. 집을 잘 짓다가 못 하나를 잘못 박았다고 해서
집이 무너지는 게 아니잖아. 못을 뽑고 다시 제대로 박으면 돼. 우리 몸도 마찬가지야.
이때까지 열심히 해오다가 실수 한 번에 와르르 무너지는 게 아니야. 실수를 했으면
다시 원상태로 돌리면 돼.
못을 뽑았다가 다시 박는 시간만큼 잠깐 시간이 지체되는 것뿐이야.
절대 좌절하지 마.

그냥 그럴 땐 자신한테 말해.
"그럴 수도 있지!"
실수했다고 자책하고 무너지지 말고,
지금부터 다시 시작이 아니라 다시 진행하면 돼.

DIET
MANAGEMENT
PROGRAME

다이어트 최대 장애물, 정체기!

다이어트 정체기

평소 다이어트 하던 대로 식이조절도 하고 운동도 열심히 했는데 1~2주 이상 체지방이 0.0001kg도 빠지지 않거나, 오히려 체중이 느는 시기를 말해. 누구에게나 해당되는 것이니 혼자만 억울하다고 할 것 없어.
정체기에는 3가지 유형이 있어.

1 운동을 시작한지 한 달이 넘었는데 아무런 변화가 없는 유형(30%)
2 초반엔 빠지는가 싶더니 1~3개월 이후부터 완전 정지상태인 유형(60%)
3 초반에 엄청 빠지다가 1~3개월 이후부터 갑자기 체지방이 늘기 시작하는 유형(10%)

다이어터라면 위의 셋 중 하나는 반드시 해당돼. 결국 누가 먼저 오냐, 나중에 오냐 이 차이지 마지막은 같아. 다 똑같아.
정체기가 오는 이유는 3가지 중 하나야.

1 몸이 원래 체중을 유지하려고 버티는 것(몸에 무리가 가지 않기 위해 버티는 것이다.).
2 근육량이 너무 부족해 몸이 근육량부터 늘리고 있는 상태.
3 나도 모르게 전보다 해이해졌을 때.

본인의 정체기가 3번에 해당된다면 해줄 말이 없어. 그러나 1번이나 2번에 해당된다면 아직 희망이 있어. 우선 1번에 해당된다면 운동시간보다는 운동강도를 높여봐. 걷기에서 인터벌로(뛰다가 걷다가를 반복) 단계를 업시키는 거지. 평소 스쿼트 20회 후 30초간 휴식했다면, 정체기에는 휴식시간을 10초로 줄여보는 것도 방법이야. 2번에 해당되는 언니는 운동은 하던 대로 꾸준히 하고 식단에서 단백질의 비중을 높여봐. 1번이든, 2번이든 이 방법들을 따라 하다 보면 2주에서 길게는 한 달 정도 지나면 다시 빠지기 시작해!

나처럼 고도비만에서 수십 킬로그램을 감량하다 보면 저런 정체기가 수없이 왔다가 가기를 반복해. 그럴 때마다 진짜 힘들고 지치지만 어떡해? 무너질 것 같을 때마다 이렇게 생각했어. '빨리 빠지면 분명히 요요가 올 텐데 요요가 못 오게 이렇게 정체기가 오는 거구나!!'라고 말이야. 분명 많이 힘들겠지만 그래도 희소식은 정체기라고 해서 의미가 없는 것은 아니야. 몸무게나 인바디 변화가 없다고 해도 내 몸 속에서는 많은 변화가 일어나고 있어. 천천히 뛰던 심장이 다시 세차게 뛰기 시작하고, 혈관이 깨끗해져서 몸에 건강한 기운이 돌기 시작하며, 만병의 근원인 고혈압을 예방하는 등 좋은 변화를 나열하자면 수백 가지도 넘어.

무조건 안 빠진다고 해서 좌절하지 마. 믿어줘. 내 몸을 내가 믿어줘야 해. 수십 년 동안 돌보지도 않고 막 대했던 내 몸에게 이제 와서 갑자기 살을 빼고 싶어져서 안 하던 운동 좀 하고 식단조절 좀 했으니 결과를 계속해서 내놓으라는 건 무슨 심보야. 운동 열심히 하고 식단조절 열심히 한다고 다이어트가 무조건 성공하는 거면 이 세상에 비만인 사람이 존재할 리 없잖아. 정체기가 왔을 때는 진지하게 뭐가 중요한 건지 잘 생각해보는 시간을 가져봐.
살을 빼려고 운동하고 굶는 건지, 내 몸을 다시 건강하게 만들기 위해 소식하고 좋은 것만 먹으며 체력을 기르기 위해 운동을 하는 게 맞는지.

DIET
MANAGEMENT
PROGRAME

| 아주 작은 것부터 실천하자

친구들이나 주변 사람들이 다이어트 계획을 세울 때 종종 이런 얘기를 하지.
"아침은 샐러드 먹고! 점심은 일반식으로 내가 먹고 싶은 거 먹고! 저녁은 셰이크나
방울토마토만 먹고! 7시 이후엔 아무것도 안 먹을 거야!",
"운동은 하루 2시간씩 해야지. 매일매일 하루도 안 빼먹고 할 거야!
이번엔 진짜 마지막 다이어트야!"
참.. 마음가짐 한 번 다부지다. 그렇지? 그런데 언니들 '작심삼일(作心三日)'이라고
들어봤지? 저렇게 무리한 계획을 세우니까 작심삼일밖에 못 가는 거야.
하긴 나는 저런 방법으로 잘 버텨야 이틀 정도 가능할 것 같은데 작심삼일도 대단하다!
무리한 계획을 세웠으니 당연히 실패가 따라오고 그럴수록 언니들은 더 작아지겠지.
'아... 나란 여자 역시 이것밖에 안돼. 다이어트는 무슨 그냥 평생 돼지로 살다
갈 거야!!!' 자책하면서 말이야. 그런데 더 무서운 건 저런 계획을 한 달 넘게
강행해서 엄청난 감량을 했을 경우지. 그 후폭풍으로 미친 듯이 달려오는 요요와
싸우느라 사는 게 사는 게 아닐 테니. 이렇게 악순환을 경험하고 나서 포기하지 말고,
내 말 들어. 아주 조금씩만 노력한다면 우리 몸은 감사한 마음으로 기쁘게 조금씩
변화해줄 거야. 아주 작은 습관이 모여서 큰 변화를 가져다 주거든.

일상에서 변화 줄 수 있는 작은 습관들

1 일어나자마자 기지개 쭉 펴고 물 한잔 마시기. 이불 털고 잠자리 정리하기!
눈뜨자마자 하는 스트레칭과 집안일은 몸이 아직 굳어있는 상태라 칼로리 소모가
크다구~

2 계단은 나의 힘의 원천! 나를 날씬하게 만들어줄 일등공신 중 하나다!
한 계단씩 오르는 것도 물론 좋지만 두 계단씩 오르면 힙업에도 좋고 칼로리
소모가 4배 정도라지? 엘레베이터, 에스컬레이터는 내가 탈 것이 아니다 생각하고

계단을 습관화 하자. 종아리 알 걱정할 단계까지는 아직 멀었다. 그런 걱정은 목표체중에 도달하고 나서 해도 늦지 않아!

3 텀블러 물을 가득 담아 항상 곁에 두기!
이렇게 마시면 하루에 2리터도 채울 수 있어! 다이어트와 물이 얼마나 연관이 깊은지는 굳이 설명 안 해도 너무나 많은 매체에서 홍보하고 있어.
물을 수시로 마시자!

4 짠 것, 튀긴 것은 줄이고 가공품은 쳐다보지도 말기!
식단조절이 어렵다면 이것만 명심해. 짠 것과 튀긴 것만 안 먹어도 어느 정도 효과를 볼 수 있어. 몸에 좋지도 않은 것들 이번에 과감하게 끊어버리자.

5 자세만 바르게 해도 날씬해질 수 있다! 바른 자세 유지하고 다리 꼬지 않기!
다리를 꼬는 습관이 들면 골반이 서서히 틀어져서 몸에 불균형이 오고 말아. 특히 하체비만의 주범이니까 조심하자!

6 하루에 15분은 내 몸을 위해 운동에 투자하기!
온 정신을 내 몸에만 집중해서 즐겁게 운동하자. 운동은 스트레스 받으려고 하는 게 아니야. 내 몸과 하는 이야기야.

위의 내용을 한꺼번에 실천하기는 힘들 수 있어. 가장 자신 있는 걸로 하나씩, 조금씩 변화하는 거야! 내가 몸소 겪은 이야기고, 써봤던 방법이야. 뭐든 급하게 먹으면 체하는 법!

내 몸에게도 시간을 주고 천천히 '함께' 가는 거야.

DIET
MANAGEMENT
PROGRAME

▎내 멘탈은 소중해!

내 주변엔 다이어트 하다가 남의 말 한마디에 상처받는 사람들이 참 많아.
생각해보면 나조차도 아무렇지 않게 "언니 요즘 살 왜 안 빠져?"하고 툭 던질 때가
있었던 것 같아. 내 입장에서는 그냥 걱정 반, 안부 반으로 관심 가져주려고 한
말이었는데 돌이켜 생각해보면 나 다이어터 시절엔 누가 "요샌 다이어트 안 해?",
혹은 "요즘도 다이어트 해?"라고 묻는 이 정도 안부도 되게 짜증났었어. 속으로
'왜 저래? 진짜 할일 되게 없네. 남이사 다이어트 하던 말던 무슨 상관이야?'하며
극도로 예민해지면서 그 사람은 피해 다니고 싶어졌었거든.

주변에 다이어터가 있다면, 본인이 다이어터라 할지라도 그냥 서로 모르는 척
무관심한 것이 때로 힘이 될 수도 있어. 정말 아끼는 지인이라 힘이 되는 한마디를
건네고 싶다 할지라도 꾹 참거나 다이어트 과정을 꼼꼼하게 살펴보고 나서
"살 정말 많이 빠졌구나."라고 격려해줘야 해. 대신 정말 눈에 띄게 빠졌을
경우에만이야. 그 정도는 아니고 약간 티만 나는 정도라면 "자세가 좋아져서 그런가?
확실히 뭔가 라인이 달라보이네! 무슨 운동해?" 정도가 좋아. 조금의 티조차도
안 난다면 그냥 아무 말도 하지 말아줘. 너무나도 한 마디가 해주고 싶을 땐
"운동 시작해서 그런지 피부가 좋아졌다." 정도? 힘이 되고 격려가 되는 칭찬을
건네주길. 잘 모르겠으면 그냥 아무 말도 안 하는 게 가장 좋아. 다이어트 할 때는
작은 말에도 예민하게 반응할 수 있고, 그 마음이 꽤 오래가게 되거든.
바라는 게 너무 많지?
하지만 이런 작은 배려가 누군가에겐 큰 힘이 되고 몇 주간 운동을
지속하게 할 수 있는 원동력이 될 거야.

JOOWON
HOME
TRAINING

입장 바꿔서 다이어터 언니도 누군가 진심으로 칭찬과 격려를 하는데 예민해져서
"요새 안 빠져서 힘든데 무슨 소리예요?"라던가 심드렁하게 반응한다면 서로 민망한
상황을 맞이하게 될 거야. 쉽지 않겠지만 억지로라도 고맙다고 웃어주는 여유를
가졌으면 해. 다이어터는 예민해! 그런데 이건 본인만 알고 다른 사람에게
들키지 말아줘. 다이어트를 하면서 참 여러 가지 문제가 많이 발생하는데,
무엇보다도 사람과 사람 사이의 말 한마디가 가장 힘들고 상처가 크더라.
내 경우에도 다이어트 할 때 참 많이도 예민했었어. 살 뺀다고 난 안 먹는다고
하고선 남이 먹을 때 민폐인지도 모르고 계속 빤히 쳐다볼 때도 있었고.
그래서 안쓰러운 마음에 친구가 좀 먹으라고 하면 속으로 '쟤는 방해꾼이다' 하고
생각할 때도 있었고 말이야. 언니들은 제발 그러지 않았으면...
그렇게 날을 세우고 다니는 거 내 마음을 갉아먹는 짓이더라.

다이어트.
어쩌면 몸뿐만 아니라 내면에도 근육을 붙여
힘을 기를 수 있는 좋은 기회가 아닐까?

DIET
MANAGEMENT
PROGRAME

나는 긁지 않은 복권

표준이상 비만 언니들에게 꼭 해주고 싶은 얘기가 있어. 난 25년간 돼지로 살면서
참 많이 힘들었고 갖은 수모를 겪었으며 지옥 같은 날도 수도 없이 넘겨왔어.
나 역시 막연했고 내 인생에 날씬한 몸은커녕 보통 사람의 몸도 못 가질 거라고만
생각했어. 그런데 이 고비를 넘긴 이후의 내가 가장 많이 하는 말이 있어. "언니들도
할 수 있어. 나보다 훨씬 더 예뻐질 수 있어." 입에 발린 말 같겠지만 난 정말
언니보다 더 심했어.

상상해봐.
100kg가 넘는 뚱뚱한 여자.
대인기피증에, 우울증에, 폭식증에 사람들은 나를 다 무시하는 것 같은
과대망상증까지... 너무 힘들었어. 매일 예민하고, 사는 건 재미없고, 운동 좀 하려고만
하면 여기 아프고 저기 아프고... 이렇게 살다 죽어야 되나 싶었어. 길거리에서
떡볶이라도 먹으려고 하면 주위에서 쳐다보고 나랑 같이 밥 먹는 언니들은 내가
먹는 것만 봐도 배부르다고 했는데 사실 '나처럼 될까 봐 밥맛 떨어진 거
아니야?'라는 생각까지... 다이어트는 내가 하는데 다이어트 하지도 않는 옆 친구
살이 더 빠지는 것 같고, 친구 따라 옷 가게를 가면 네가 입을 옷은 여기에 없다는
듯한 표정으로 바라보는 직원들... 미용실에 가면 가뜩이나 큰 얼굴이 유독 도드라져
보이니까 안 가게 되었고, 추리닝 말고 기성복이 입고 싶어서 88사이즈에 내 몸
구겨 넣다가 집에 돌아오면 여기저기 쓸려서 상처투성이...

이렇게 살다 길거리에서 어떤 인간한테 욕먹고 그냥 죽어야겠다라는 마음으로
이틀을 굶었는데 이러다 진짜 죽겠더라. 그래서 죽기 전에 큰 결심 한 거야. 죽기 전에
복근 한 번 가져보자고. 5년 동안 빠지던 말던 묵묵히, 꾸준히 운동했어. 그게 무슨
운동이 됐던 '무조건 움직였어. 돈 있으면 헬스장, 돈 없으면 그냥 집에서 스쿼트하고

JOOWON
HOME
TRAINING

운동장 나가서 걸었어. 빨리 빼려 했을 땐 요요가 반드시 왔어. 매번 수없이 다이어트에 실패했는데 생각해보니 이유는 항상 단기간에 빨리 빼려는 거였어. 너무 뚱뚱하니까, 나는 너무나 많이 빼야 하니까. 급한 마음 너무 잘 알아. 급하게 빼다가 요요에 무너지지 말고 생각을 바꿔봐. 남들보다 뺄게 많으니까 오래 걸리는 게 당연하잖아.

할 수 있어. 무조건 가능한 거야. 포기하지 마. 그냥 꾸준히 가. 운동은 평생 하는 거다 생각하고 쭉! 힘내야 돼. 정말로 할 수 있거든.
그거 알아? 원래 언니는 지금보다 100배는 더 예쁘고 매력적이라는 거.

언니는 긁지 않은 복권이야.
운동하자.
우리 오늘부터 당장 운동하자.

DIET
MANAGEMENT
PROGRAME

무조건 가는 거야! 안 되는 건 없어!
긍정의 힘!!

너무 막막하지? 난 안될 것 같지? 운동은 너무 힘들고 먹고 싶은 건 너무 많은데 어떻게 뺄지 도무지 모르겠고 난 못할 것 같지? 나도 50kg을 감량하기까지 수도 없이 벽에 부딪혀왔어. 짜증나서 울다가 '에라 모르겠다.'라는 마음에 폭식했던 적도 셀 수가 없을 정도로 많았어. 그럼에도 다이어트에 성공할 수 있었던 이유를 꼽자면 '나는 멈추지 않았다.'는 거야. 비만 여자사람이 아닌 일반인의 모습으로 해보고 싶은 것들이 너무 많았고, 우리 가족 그리고 내 친구들에게 자랑스러운 모습을 꼭 보여주고 싶었어.
그렇게 내 표준체중인 62.8kg까지 총 40kg 이상을 감량하는 데 걸린 시간이 3년! 주변 사람들의 쏟아지는 찬사에 성공했다고 생각했는데, 처음 만난 사람에게서 통통하다는 말을 듣고 다시 이를 갈았어. '갈 때까지 가보자.'하고. 사실 통통한 정도에서 멈췄어도 충분했겠지만 이번에는 오로지 날 위해서 더 해보고 싶었어. 이 악물고 선명한 복근을 쟁취하기까지 걸린 시간이 3년! 그 후로 유지어터 (다이어트 후 체중 유지 단계를 말함.) 7년 차야.
내가 이 힘든 시간들을 겪은 뒤 확실하게 말해줄 수 있는 건, 이거 정말 해볼 만한 싸움이라는 거야. 인생이 완전히 달라졌어. 죽을 용기도 없으면서 매일 죽고 싶다고 노래를 부르던 내가 다이어트를 하면서 처음으로 그래도 살아 볼만한 것 같다고 느꼈어. 뭔가를 기대하게 되는 일들도 생기고 그로 인해 가슴이 뛰는 경험, 무엇보다도 스스로를 사랑하는 법을 배웠던 것 같아. 그래서 다이어트는 끝났지만 멈추지 않으려고. 힘들게 얻은 걸 잃지 않기 위해, 더 나은 모습의 나 자신을 위해서 말이야. 몸은 너무나도 정직하더라. 이때까지 내가 겪은 그 무엇보다도 정직하더라. '하면 된다.' 이 말이 가장 와 닿는 게 운동이더라. 내 자신을 믿고, 내 몸을 믿어. 어제의 나보다 오늘 조금 더 움직이고, 조금 더 노력하면 돼. 아름답게 빛나는 내 모습, 죽을 때까지 빛 한 번 못 내보게 묻어 두는 건 너무 아깝잖아.

JOOWON
HOME
TRAINING

고도비만 다이어터들에게

안녕! 나 역시 그냥 다이어터가 아닌 고도비만 다이어터였어.
고도비만 여자사람의 삶은 일반인들과는 달랐어. 집 밖을 나서는 순간부터
지옥이었지. 매일같이 겪는 수모... 아무도 나에게 신경 안 쓰는데 나 혼자 세상을
의식하며 살아야 했어.
대중교통 하나도 마음대로 못 탔어. 자리가 있어도 앉기가 눈치가 보여. 자리
한 칸으로 좁을까 봐. 서있어도 눈치 보여. 나 때문에 지나가는데 방해 될까 봐.
정말 제때 끼니를 놓쳐서 늦게 밥을 먹고 있는 건데도 눈치 보여.
'또 먹어?'하는 놀란 눈빛으로 쳐다볼까 봐.
일도 하기 싫어... 사복은 하루 종일 몸에 꽉 끼어 불편하고, 그것 때문인지
비만 때문인지 모르겠는데 매일 어지럽고 속이 더부룩해.
화장실도 가기 싫어. 거울에 비친 내 모습 볼 때마다 거울을 부셔버리고 싶어서.
누군가와 사랑을 시작하기도 무서워. 이용당하고 버려질까 봐. '나 같은 거 만날
이유가 없잖아.'하는 의심부터 드니까.
사람들이 모여 웃고만 있어도 힘들어. 나를 비웃는 것 같아서.
그런데 이 모든 게 내가 만들어 낸 허상이야. 내가 봐도 뚱뚱한 내 자신이 한심하기에,
너무 못났기에 남들도 그렇게 볼 것만 같아서 스스로 만들어 버린 지하벙커,
그 안에서 헤어나오지 못하고 갇혀 있었어.

언니, 사람은 누구나 다 똑같이 소중해.
다이어트, 6개월 이상 해본 적 없었지?
우리 6개월만 눈 딱 감고 천천히 길게 가보자.

DIET
MANAGEMENT
PROGRAME

너는 내 운명,
나의 운동 파트너!

다이어트 성공의 가장 큰 지름길은 좋은 운동파트너를 만드는 거야.
이번 기회에 주변 정리를 시작해봐! 다른 친구들에겐 미안하지만 당분간은
나보다 날씬하고, 운동을 좋아하는 친구와 어울려 다녀야 해.
진정으로 날 사랑해주는 친구라면 이해하고 조금 기다려줄 거야.
다이어트를 하면 진정한 친구와 아닌 친구가 명백하게 걸러진다는 강점도 있다는 거!
다이어터는 굳이 누가 옆에서 면박을 주지 않아도 그냥 서러워. 하기 싫은 운동은
물론이고 배고파서 가뜩이나 예민해! 언니들... 다이어트 할 때만이라도 언니한테
친절하지 않은 사람들은 만나지 마. 그들에게 괜히 웃어주지 마. 사람 안 변해.
그 사람들까지 끌어안고 챙기려고 하지 마. 가뜩이나 지금 언니도 힘든데
안 그래도 돼. 다이어트를 하다 보면 자존감이 계속해서 무너지게 돼있어.
몸이 힘들면 멘탈도 약해지거든. 이럴 때는 꼭 언니의 가치를 알아봐 주는 곳에만
있어. 함부로 무시당하지 마. 언니 그대로의 모습을 아껴주고, 좋아해주고,
언니 그대로의 모습으로 편하게 있을 수 있는 그런 곳에만 있었으면.

다이어트의 유무를 떠나서... 언니는 귀한 사람.
항상 꽃길만 걸었으면 좋겠어.

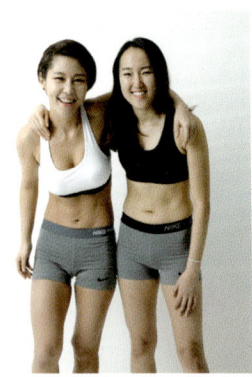

나의 소중한 운동 파트너, 한혜민! 언니들도 함께 격려해주고
앞으로 나아가게 해주는 운동 파트너를 찾아!

JOOWON
HOME
TRAINING

절대 주변 사람과 나를 비교하지 마

친구랑 같이 다이어트를 시작했는데 친구는 쭉쭉 빠지는데 나만 안 빠져? 친구는
친구고 나는 나야. 사람마다 성격, 체질 등 모든 게 다 달라. 친구와 24시간 내내 함께
지내면서 언제 자는지, 언제 일어나는지, 무슨 생각을 하는지 일거수일투족을 다
알 수 없는 노릇이잖아. 안 보이는 곳에서는 친구가 나보다 훨씬 더 열심히 노력하고
있을 지도 모르고. 그러니 나만 안 빠진다고 침울해 있지마. 어차피 묵묵히
노력한다면 결국엔 다 똑같은 결과를 얻을 수 있는데 왜 비교하는 거야.
그 힘든 짓을 언니가 왜?

언니 페이스대로 가는 게 정답이야. 그냥 묵묵히 자신의 체형에 맞춰서 몸을 만들자.
가장 안 빠지는 부위가 하체라면 잘록한 허리와 복근 만들기에 포커스를 맞추고,
상체라면 매끈하고 섹시한 다리와 힙업에 포커스를 맞출 것! 운동을 죽어라 한다고
해서 다리가 갑자기 길어지거나 대두가 소두되진 않아. 대신 힙업운동을 열심히 해서
다리가 길어 보이게 만들고 어깨운동을 열심히 해서 얼굴이 작아 보이게 만들면 돼.
이렇게 자신의 단점을 잘 파악해서 보완하는 것이 바디 쉐이핑(Body Shaping,
몸의 부분적인 라인을 운동으로 아름답게 가꾸는 것)이야! 바디 쉐이핑을 통해
누구나 예쁜 라인을 가질 수 있어.

친구와 경쟁하지도, 가장 늦게 빠지는 부위에만 매달려 집착하지도 말고
일단 나만의 장점을 살리면서 느긋하게 기다리는 것도
다이어트 성공비법 중 하나야.
내 멘탈은 소중하니까.

JOOWON'S ENQUETE 1

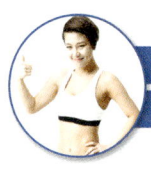
포기해버리고 싶은 고도비만 다이어터들에게 힘을 주는 언니들의 메시지

✉ **쩡이어멈 /** 세 아이를 출산하고 너무나 달라진 내 모습에 우울해질 무렵, 무언가라도 해보겠다고 운동을 시작했어요. 아직 멀었지만 조금씩 달라지는 내 모습이 느껴지네요. 고도비만까지는 아니지만 어떤 느낌인지 알 거 같아요. 세상엔 아직은 괜찮은 사람이 많이 있으니까 언니들 모두 힘내서 건강해지도록 하자고요. 피할 수 없다면 즐기는 거... 즐기려면 노력해야 한다는 거 알죠? 화이팅합시다!

✉ **jjieunii_27 /** 고도비만과 비만의 악순환에서 계속 왔다 갔다 하는 1인입니다. 어쩌면 내가 나 스스로를 가장 미워하고 부끄러워해서 점점 숨어있게 되는 것 같아요.

✉ **Love.J /** 다이어트라는 틀에 얽매이지 말고 나를 사랑하는 방법을 배워가기를 바라요! 천천히 그리고 꾸준히. 다이어트는 남이 아니라 자신과의 싸움이라는 걸 잊지 않기를! 남 생각 말고 어제의 나와 오늘의 나를 비교해보세요. 고도비만이라는 껍데기 속에 존재하는 아름다운 나를 찾아주시길!

✉ **most_bbb /** 고도비만이라고 스스로를 부끄러워하는 사람도 있을 거고, 고도비만이라도 당당하게 생활하는 사람도 있겠죠. 뚱뚱해도 당차고 밝은 사람은 예쁘고 매력 있어 보이더군요. 김칫국 언니들... 밝은 생각하시고 운동은 건강 위해 한다고 생각하세요. 그러다 보면 몸도 변해있을 듯! 힘내세요!

✉ **아르미 /** TV 속에 나오는 폭풍감량 사례자는 끝까지 남의 일일 것만 같고, 지하철 지하상가 상점들에 걸린 프리 사이즈 옷들은 꿈도 못 꾸고 가게에 들어가 볼 엄두도 못 내시나요? 저 또한 그랬어요. 근데 나를 위해, 나에게 집중하고, 나를 사랑하며 꾸준히 관리하다 보니 지금은 아무 옷 가게나 마음껏 둘러볼 수 있고 정말 불가능할 거라고 생각했던 체중감량자가 바로 제가 되어있네요. 너무 고도비만이라 엄두가 안 나세요? 빼야 할 살이 너무 많은 거 같아요? 지금이 오히려 찬스에요! 우리의 몸 상태는 당장 약간의 운동만 하면 일반인들보다 더 쉽게 뺄 수 있어요. 예를 들면 날씬한 사람이 운동효과를 올리기 위해 모래주머니를 찬 거라고 생각하면 이해가 쉬우려나? 그러니 힘을 내시고 용기를 내보았으면 좋겠어요. 내 몸이라는 복권에 동전을 살짝 대는 순간 새로운 것들이 많이 펼쳐지거든요.

✉ **ypinkok78 /** 전 초고도 비만은 아니었지만 제가 느낀 가장 슬펐던 기억은 옷가게 가면 투명인간 취급했던 거예요. 이제 14kg 감량하고 옷가게 당당히 들어갑니다. 앞으로 유지어터가 되기 위해서 노력 중입니다. 피나는 노력 중인 다이어터들 파이팅!!!!!

✉ **두콩맘 /** 100kg까지 쪘던 너. 160cm도 안 되는 작은 키에 참 고생 많았지. 4XL 사이즈에 38인치 바지. 하지만 넌 3년 만에 45kg을 감량하고 당당히 55kg이 되어 55사이즈의 옷을 입어보았어. 그때 그 기분 잊지 못할거야. 하지만 유지는 단 1년이었지. 넌 다시 요요가 오기 시작했어. 다시 70kg가 되었지. 슬퍼하지마, 움츠러들지마. 넌 다시 할 수 있잖아. 너 강하고 독하잖아. 두 아들도 키우는 네가 못 할건 없잖아. 40살 넘기기 전에 멘탈갑인 너의 멋진 감량을 보여줘. 힘내! 화이팅이야. 독해지자!!

✉ **빨간약** / 소아비만을 거쳐서 고등학교 때부터 이십 대 초반까지 수년간 세 자리 몸무게로 살다가 20대 중반에 다이어트 시작해서 그나마 정상인이 된지 이제 6년째인데, 지금 생각해보면 왜 진작 빼지 않았을까 후회할 때가 한두 번이 아니다! 이 글을 쓰면서도 후회 중... 내 생애 제일 젊을 때!!! 오늘부터 당장 다이어트 시작해서 남은 인생 예쁘게 살자!! 내일 되면 하루 더 늙는 거다!!!

✉ **mej2054** / 다이어트를 28년째 결심하고 실패하기를 반복. 최고 몸무게를 찍은 지금은 서른 전에 뭐 하나는 이루고 싶다는 생각에 마지막 다이어트를 시작합니다! 모아둔 돈 탈탈 털어서 PT 등록하고, 일도 그만둔 채 오로지 내 몸에만 신경 쓰고 집중하려고 합니다. 단지 남들에게 예뻐 보이고 싶은 게 아니라 이유는 딱 하나 당당해지고 싶어서! 취업난에 고작 다이어트 때문에 일 그만둔다고 욕도 엄청 먹었지만 내 몸이 건강해지면 할 수 있는 일은 무궁무진할거란 생각으로 도전합니다! 고도비만은 아니지만 살이 많이 쪘건 적게 쪘건 간에 살 쪘을 때의 고통과 설움은 100% 공감합니다. 힘들 땐 다이어터 언니들 인스타그램을 보고 화이팅합니다!

✉ **jnlee27Love.J** / 작심삼일도 10번 하면 한달! 100번 하면 1년! 포기하지만 말아요!

✉ **썬드** / 당장 이 악물고 살 빼라는 게 아니에요!! 세상에 좀 더 당당해지기 위해 운동을 시작해야 한다는 거예요!!! 우선 운동을 시작해보세요! 그것만으로도 세상이 달라 보이니깐요.

✉ **세번째서랍** / 이렇게 꽃도 못 피워보고 죽을 텐가! 더 나이 먹기 전에 예쁜 옷 맘껏 입어보자!

✉ **q.gustorita** / 세상은 불공평해. 돈이 많을수록 권력에 가까울수록 날씬하고 예쁠수록 살기가 편해지거든. 근데 난 돈도 없고 권력은 더 없잖아. 그런 거 물려받지도 못했고 그렇다고 내 힘으로 억지로 가질 수 있는 것도 아니야. 그런데 예뻐질 수는 있겠더라. 20kg 빼고 나니까 세상에~ 나한테 관심 갖는 남자도 생기고 길을 물어도 사람들이 친절해. 더 이상 어딜 가도 주눅든 찐따처럼 움츠리지 않아도 되도록 사람들이 내게 따뜻하게 대해 주더라. 너무 불공평하다고? 세상은 원래 불공평해. 이 불공평하고 험한 세상에서 살아 남으려면 기를 쓰고 살 빼서 예뻐져 봐야 해. 그때도 변한 게 없고 세상이 여전히 내게 불친절하다면? 뭐 어때. 이렇게 예쁘고 날씬한데 혼자 신나게 살면 되지!

✉ **witch_sister** / 살 빠지고 제일 좋았던 건. 아무도 나를 신경 쓰지 않는다는 것 그냥 보통 사람이 되는 건 이런 거구나 하고 느꼈어요. 살찌면 든자리 난자리 티가 많이 나잖아요. 사람들의 노골적인 시선들... 실수를 해도 더 크게 보이고... 근데 살 빠지고 나선 노골적인 시선들이 없어졌어요. 버스나 전철을 타도 아무렇지 않고 전엔 대인기피증 걸린 사람처럼 숨쉬기도 가끔 버거웠는데... 저도 다시 노력 중입니다. 같이 파이팅하자구요♡

HOME TRAINING

FOUR

주원언니에게 물어봐
Q & A

식단부터, 운동, 다이어트 중 마음가짐이나 돌발 상황이 닥쳤을 때 도대체 어떻게 헤쳐나가야 할지 막막하지? 이번 파트에서 내 모든 노하우 탈탈 털어 언니들에게 전수할게. 대신 '살 어떻게 뺐어요?' 이런 질문은 넣어두자. 앞에서 수도 없이 이야기했잖아. 이 파트만큼은 정말 독하게 마음 먹고 이번만큼은 꼭 빼버리고 말겠다는 마음을 지닌 언니들에게 꼭 힘이 되는 정보들로 꽉꽉 채워봤어. 운동하다가 궁금한 것이 생길 때마다 꼭 챙겨 읽어봐.

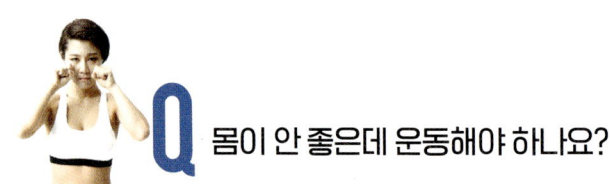

Q 몸이 안 좋은데 운동해야 하나요?

A 때는 바야흐로 내가 한참 걷기 다이어트에 열중하던 20대 초반, 한 겨울이었어. 아침에 눈을 뜨자마자 머리가 띵하면서 몸이 으슬으슬 떨리고, 밤새 두들겨 맞은 듯 아프더라고. 당시 난 버스로 30분이면 도착할 거리를 1시간 30분을 걸어서 출근하던 때였는데, 길거리에 살얼음이 얼면 코어가 약한 나는 자빠지기 딱 좋았어. 그날따라 아침부터 그 장면이 아른거리면서 움직이기가 싫고, 어째 몸도 더 아파지는 듯하고 열도 나는 듯 했어. 결국 엄마한테 "나 감기몸살인가 봐요. 너무 아파서 출근 못할 것 같아. 전화 좀 해주세요~"라고 했지. 그런데 웬걸? 엄마는 이불을 확 걷으며 "당장 일어나! 월요일 아침마다 안 아픈 사람이 어디 있어? 나가! 아파서 죽을 거 같으면 출근해서 죽어!"라며 독설을 퍼부으시는 거야. 평소 너무 다정하고 친절했던 그녀의 독설에 난 뼛속까지 서러워져서 온갖 짜증을 내며 준비를 하고, 현관문을 풀 스윙으로 쾅 닫고 나왔지. 씩씩대며 버스 정류장에 서서 버스를 기다렸어. 그때였어. 차가운 겨울공기가 뺨에 확 안기는데 순간 '내가 왜 버스를 기다리고 있지?'라는 생각이 머리를 스치는 거야. 회사를 향해 몸을 틀어 걷기 시작했어. 빠르게, 힘차게, 양팔도 확확 휘저어 가면서 파워워킹으로! 걷다 보니 몸이 점점 달아오르고 차가운 겨울 공기가 너무나 좋게 느껴지더라. 공기에서 말로 표현하기 힘든 깨끗하고 신선한 냄새가 모락모락 나는 듯 했어. 그날은 유난히 살이 빠진 것 같다는 얘기도 많이 듣고 아픈데도 불구하고 이렇게 걸어서 출근한 스스로가 대견해서 기분이 좋았어. 또 딸의 심약한 마음을 읽고 악역을 자처한 엄마에게 무한한 감사와 사랑을 느꼈지.

우리 엄마 딸이니까, 나 역시 이런 촉이 빠른 편이야. 내 운동 제자들의 진짜 아픔과 가짜 아픔을 귀신같이 알아채. 문자로 '선생님 저 오늘 운동 못할 것 같아요. 몸이 너무 안 좋아요.'라고 연락이 올 때마다 하는 나만의 레퍼토리가 있는데...

1. "많이 아파? 어디가 아픈 거야! 어떡하니?"
2. "출근은 한 거야?"
3. "병원은? 병원은 갔다 왔어?"

이렇게 하면 보통의 내 제자들의 반응은 이래.

1. 유난스러운 내 걱정에 일단 약간 찔리고,
2. 출근은 했는데
3. 병원 갈 정도는 아니다.

그럼 나는 "컨디션이 나쁘면 PT는 무리고, 일단 나와서 유산소운동 20분만 하고 가자."
라고 얘기해. 그렇게 하면 퇴근 후 입을 쭉 내밀고 센터로 들어오거나 어떨 땐 삐쳐서 나랑 눈도 안마주치던 이도 있었어. 하지만 운동을 하다 보면 기분이 훨씬 나아지거든. 격한 운동보다는 가볍게 뛰거나 몸에 약간의 열을 내주는 운동이면 충분해.
역시 오길 잘했다며 금세 조잘거리는 제자들을 보며 뿌듯해하곤 했었지.

평소 안 하던 행동, 그러나 몸에 이로운 행동을 갑자기 하다 보면 몸이 전보다 오히려 안 좋아지는 듯한 기분을 느끼게 돼. 이건 우리 몸이 안 좋은 환경에 적응해 마비가 되었다가 점점 정상으로 돌아오는 순간에 자주 발생하는데, 잠깐 휴식기를 갖는 것보다 몸을 적극적으로 움직여 주는 것이 컨디션 회복에 도움이 된다는 걸 명심해.
진짜 아픔인지, 가짜 아픔인지 스스로 잘 구별해봐. 이건 단연 다이어트뿐만 아니라 목표를 향해 달려갈 때도 마찬가지야.

가는 길이 너무 힘들어 멈추고 싶을 때 난 가끔 그 옛날,
겨울 공기를 맞으며 느꼈던 그때를 떠올리며 앞으로 전진하려고 노력해.
이 또한 지나가면 다시 좋아질 거야.

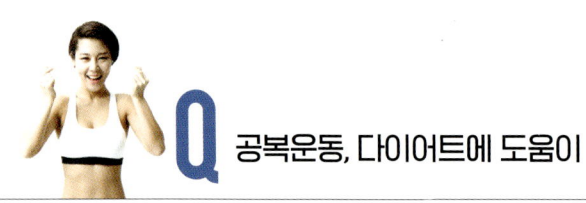

Q 공복운동, 다이어트에 도움이 되는 건가요?

A 졸린 눈 비비고 일어나 하는 아침 공복운동! 왜 좋을까? 장시간 수면 후에 우리의 몸 상태는 체내 에너지가 최소화되어 있다고 보면 좋아. 또 전날 먹은 음식들이 수면 시간 동안 소화되고 아침엔 소량의 탄수화물만 남게 되거든. 일반적인 상황에서 운동을 하게 되면 탄수화물, 지방, 단백질 순으로 에너지가 소모되지만 아침 공복에는 탄수화물이 거의 남아있지 않으니 지방 먼저 태우게 돼. 가벼운 움직임으로 몸의 신진대사를 높이게 되니까 하루를 좀 더 상쾌하게 시작할 수도 있지. 이토록 좋은 공복운동, 그럼 어떻게 활용해야 더 효과적일까?

공복운동!
묻고 답하기

Q 공복엔 유산소운동이 좋다는데 어떤 운동을 해야 하죠?
A 유산소운동이란 20분 이상 쉬지 않고 할 수 있는 운동이야. 예를 들어 스쿼트만은 20분 동안 쉬지 않고 하기 힘들지만 걷기나 조깅은 20분 동안 쉬지 않고 할 수 있지? 좀 더 단계를 높이고 싶다면 스쿼트를 하다가 또 걷다가 하면서 계속 쉬지 않고 할 수 있을 정도의 강도로 하면 돼.

Q 물도 마시면 안 되나요?
A 물은 마음껏 마셔도 돼! 자는 동안 부족했던 수분을 보충해주고 우리 뇌와 몸의 신경을 깨워 지방 연소에 적합한 체내 환경을 만들어 주거든. 또 위와 장을 부드럽게 자극해 소화를 돕고 변비까지 예방할 수 있다는 사실! 너무 차갑거나 뜨거운 물보다 미지근하거나 약간 시원한 정도의 물을 마셔야 몸에 흡수가 더 빠르다는 사실도 체크!

Q 공복운동 끝나고 밥은 언제 먹나요?
A 30분~1시간 이내로 먹는 것이 가장 좋은데, 이때 너무 많은 양은 자제하는 것이 좋겠지? 근손실을 예방하기 위해 가볍게 바나나를 먹는 것도 좋아.

Q 왜 30분 이상 하지 말라는 건가요?
A 속이 빈 상태로 몸을 장시간 움직이게 되면 몸에 부담을 줄 수 있어. 또 운동 시작부터 30분까지는 체지방이 잘 타지만 그 이상 하게 되면 신장에 무리가 갈 수 있고 근손실이 일어나기 때문이야. 너무 많이 하면 득보다 실이 더 많아!

Q 일주일에 몇 번이 좋을까요?
A 주 2~3회 추천!

정리하자면 공복운동은 체지방을 태우는 목적일 때만 하고 근손실을 방지하기 위해서는 운동 후 바나나를 1개 섭취해주는 것이 좋아.
단, 일주일에 2~3번만, 30분을 넘기지 말 것!
나도 아직까지 주 2~3회씩 꼭 챙겨 하는 게 바로 공복운동이야.
30분만 딱 하면 살도 잘 빠지고 하루가 즐겁지만 과할 경우,
하루 종일 졸음과 싸워야 할 거라는 사실을 기억해!

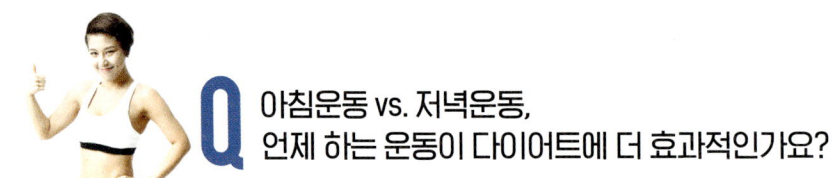

Q 아침운동 vs. 저녁운동, 언제 하는 운동이 다이어트에 더 효과적인가요?

둘 중에 하나를 굳이 고르라고 한다면 저녁운동!
저녁 시간에는 아침에 비해 신진대사가 이미 활발하고 몸이 이완된 상태이기 때문에
운동을 격하게 하더라도 아침에 비해 부상 위험이 적어.
그러니 고강도 운동은 무조건 아침보다 저녁에 해야겠지.
그렇지만 중요한 것은 개인의 타고난 성향이나 체형에 따라 달라진다는 거야.
내가 저녁운동이 좋다고 말했대서 모든 언니들에게 '언니~저녁운동만 하세요.'
라고 하는 건 아니라는 거지.
내 경우는 아침에 힘을 잘 못쓰는 편이야. 몸이 잠에서 완전히 깨는 데도 시간이 꽤
걸리는 편이고, 아침에 조금 강도 높은 운동을 하게 되면 개운해지는 게 아니라 하루
종일 비몽사몽 정신을 못 차리거든. 이런 경우 아침운동으로는 앞서 얘기했던 가벼운
유산소운동이나 스트레칭 정도로만 몸을 다뤄주는 것이 좋고, 저녁에 집중적으로
운동하는 것이 효과적이야. 하지만 어떤 언니들은 아침에 하는 운동이 더 잘되고
이로 인해 하루 종일 식욕조절도 잘된다고 하는 경우도 있었어.
정답은 직접 경험해보고 언니에게 맞는 스타일을 찾아보는 것이 가장 좋은 방법이야.
내가 어떤 타입인지 자신의 상태를 꼼꼼히 체크해서 더 효율적으로 다이어트하자!

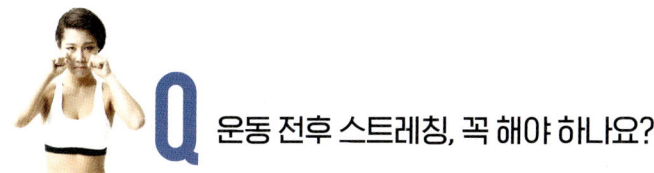

Q 운동 전후 스트레칭, 꼭 해야 하나요?

Yes! 꼭 해야 돼.

준비운동(워밍업, Warming Up), 즉 본격적인 운동 전의 스트레칭은 굳어있는 상태의 몸을 부드럽게 풀어줘서 운동해도 괜찮은 몸으로 전환을 시켜주는 거야. 특히 겨울이라면 적은 활동량과 추운 날씨로 인해 몸이 경직되어 있기 때문에 부상을 예방하고 운동의 효과를 높이려면 반드시 필요해.

준비운동으로는 5분~10분 정도 가볍게 걷거나 뛰는 유산소운동으로 몸에 열을 내는 것이 좋아. 근육의 온도가 높아지면 근육의 길이가 쉽게 늘어나서 운동하기 좋은 몸 상태가 되고 부상을 예방해주거든! 스트레칭의 경우 간단한 동작들이면 돼. 몸 구석구석의 근육을 깨우고 혈액순환이 원활히 될 수 있도록 가볍게 움직여주는 동적스트레칭 위주로 하고, 서서 하는 맨손체조 같은 가벼운 동적운동도 OK!

마무리운동(쿨다운, Cool Down) 역시 꼭! 꼭! 해줘야 돼. 운동 후에 스트레칭을 하게 되면 몸의 라인들이 매끈하게 정리돼 탄력이 생기고 운동하면서 생긴 젖산을 빠르게 산화시켜서 살이 잘 빠지도록 도와주거든! 또 뭉쳐있던 근육을 이완시키고, 순간적으로 몰린 혈액을 순환시켜주며 피로를 풀어줘. 운동하느라 고생해준 몸을 구석구석 풀어줘야 몸도 예쁜 짓을 한다고! 마무리운동은 통증을 느끼기 전까지 천천히 몸을 최대한 쭉 늘린 상태에서 탄력이나 반동을 주지 않고 10초~30초 정도 유지하는 정적스트레칭이 좋아!

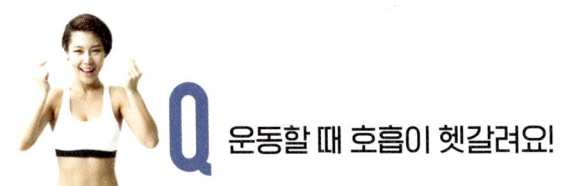
Q 운동할 때 호흡이 헷갈려요!

운동할 때 아주 중요한 것이 바로 호흡! PT를 받아본 언니라면 운동 동작을 할 때
옆에서 트레이너가 후~ 후~ 하고 어느 지점에서 호흡을 내주라고 코치해주는 걸
경험해봤을 거야. 가장 기본적이니 호흡법은 근육이 수축할 때는 숨을 뱉고,
이완할 때는 숨을 마시는 것이 정석이야. 이런... 너무 헷갈리지?
예전에 TV에서 본 방법인데 운동할 때 호흡법을 쉽게 설명한 것이 있어. 바로

[힘! 내!] 호흡법!
"[힘!]을 쓸 때 [내!]쉰다."

가장 많이 알고 있는 스쿼트로 예를 들어 볼까?
스쿼트를 하게 되면 앉을 때보다는 일어설 때 힘을 쓰게 되지?
그러니까 일어설 때 후~ 내쉬고, 앉을 땐 마시고!
"그냥 운동하면 되지 왜 호흡까지 신경 써야 하냐고?"라고 묻는 소수의 언니들을 위해
간단하게 호흡법의 중요성에 대해 짚어볼게. 근력운동은 순간적으로 힘을 쓰는데
이때 근육이 수축되면서 몸 안에 압력이 높아지게 돼. 이 압력을 낮춰주기 위해서
숨을 내쉬는 거야. 간혹 근육이 수축되는 순간(힘을 쓸 때)에 숨을 참는 언니들도
있는데 그렇게 되면 혈압이 급격히 상승하게 되면서 빈혈이 오게 되는 경우도 있어.
가끔 중량운동 하다가 이로 인해 쓰러져 실려가는 언니들도 있으니까 주의해야만 해!
이 호흡법만 잘 지켜준다면 유산소성 효과가 더해져서 운동 시 체지방을 더 잘
태워준다고 해! 어렵지 않지? 중요하다는 건 다 이유가 있으니까 급하게 먼저 가지
말고 천천히 익히면서 내 것으로 만들자!

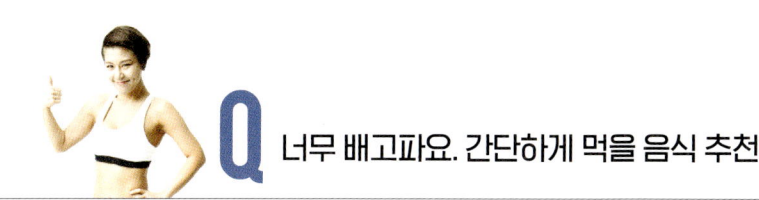
Q 너무 배고파요. 간단하게 먹을 음식 추천 좀 해주세요!

운동 전 밥을 먹기도 애매하고 운동 끝나고 밥을 먹자니 살찔 것만 같고… 그렇다고
굶는 건 도저히 못하겠다 절규하는 언니들에게 내가 다이어트를 위해 먹었던,
지금도 종종 먹고 있는 먹거리들을 소개할게.
에너지는 채워주면서 칼로리는 높지 않은 간편한 음식 리스트!

- 바나나 1개
- 삶은 달걀 2개(직접 찌기 귀찮을 땐 편의점에서도 종종 사먹어.)
- 두부 작은 1모(연두부 팩에 들은 게 먹기 편해.)
- 닭가슴살(요즘은 다이어트용으로 맛있고 간편한 것들이 많이 나와 있어.)
- 삶은 고구마 1개(껍질 까는 게 귀찮지만 그래도 맛은 최고!)
- 단호박 샐러드(미리 만들어놓고 반찬통에 조금씩 덜어서. 인터넷에 레시피도 많이 나와 있어.)
- 삼각김밥 1개(진짜 너무 참을 수 없을 정도로 배고플 때. 나트륨은 많지만 시중에 파는 김밥보다는 칼로리가 낮다는 거.)
- 크래미(짭짤한 것이 너무도 당길 때. 칼로리가 낮은 편이니 가끔은 안심하고 먹어도 돼.)

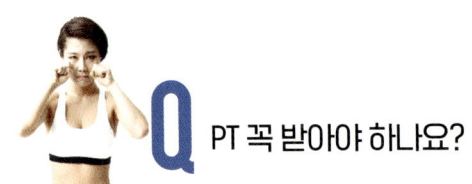
Q PT 꼭 받아야 하나요?

Q PT 등록! 꼭 해야 하나요?
A 언니가 의지가 있다면 해도 좋지만 그게 아니라면 해도 효과를 보기 힘들 거야. 의지가 굉장히 확고한 사람은 당연히 플러스가 될 테니까. 하지만 단순히 살만 빼고 싶다는 생각을 지닌 언니라면 최소 3개월은 혼자 운동해보고 내가 뭘 모르는지, 무슨 운동이 취약한지 정도는 알고 시작하자. 그렇지 않다면 PT 끝나고 나서 요요가 오면 100% '에이, 돈 날렸네!' 이러고 말 거야. 사실 PT를 하려면 한두 푼 드는 것도 아닌데, 오늘 내가 어디 운동을 하는지, 무슨 운동 하는지 정도는 인지할 수 있는 상태여야 투자한 만큼 챙겨갈 수 있거든! 아무것도 모르는 상태로 시작하면 PT하는 내내 힘들기만 하고 끝날 때까지 살만 조금 빠지고 끝이야. 또 트레이너에 의존도가 높아져 혼자 운동하기가 싫어져. 혼자 미리 운동을 해봐야 PT를 받았을 때 확실히 다르다는 걸 느낄 수가 있어. 몸이 받아들이는 속도도 훨씬 빨라지고 말이야.

Q 자세부터 제대로 배우고 운동해야 한다던데?
A 이건 당연한 거야. 그런데 운동동작 자세는 PT를 안받아도 인터넷 검색이나 부지런히 발품을 팔면 충분히 배울 수 있어. 좀 더디게 배워지는 듯 해도 결국은 다 거기서 거기야. 길어봤자 한 두 달 차이? 이것마저도 귀찮다고 포기할 언니라면 PT를 받더라도 큰 효과는 기대하지 않는 게 좋아. 언니가 우선 헬스장을 등록했다면 주변 트레이너들에게 도움을 요청해도 돼. 그 어떤 트레이너도 언니가 내미는 손을 뿌리치는 사람은 없을 테니까. 그러나 아무것도 모르는 상태에서 전부 다 알려달라고 하기보다 정확히 어떤 동작을 해보고 싶은데 내가 정확하게 하고 있는 건지 모르겠다는 식으로 접근하는 것이 좋겠지. 그럼 트레이너도 그 동작에 관해 알고 있는 것들을 전부 쏟아줄 거야. 운동은 적극성이고 노력이야. 명심해!

Q 자세를 잘못 익히면 체형이 틀어진다던데 맞나요?
A 맨몸으로 하는 운동은 자세가 이상하더라도 일단 움직이는 것이기 때문에 아무것도 안 하는 것보다는 좋아. 구부정하게 앉아 스마트폰만 보고, 다리 꼬고 앉아

※ 이 글은 트레이너가 하는 조언이 아닌 일반인 다이어터였던 시절로 돌아가
경험담을 얘기하는 것으로 트레이너로서는 당연히 PT를 권장한다는 사실을 우선 밝힙니다.

생활하는 것보다 이상한 자세일지라도 일단 부지런히 움직이고 운동하는 게 100배는 낫지 않겠어? 하지만 무게를 활용한 근력운동을 할 거라면 트레이너를 통해 확실히 방법을 숙지하고 시작하도록!

Q 주원언니는 PT받고 살 뺀 건가요?
A 다이어트 운동 시작 후 1년 동안은 혼자서 했어. 하다 보니 몸 만드는 것에 욕심이 생겨서 PT를 10회씩 짧게 끊어서 시작했고. 배웠던 것을 토대로 또 혼자 운동하다가 잘 안되면 또 10회! 장기 등록하면 할인 폭이 크다는 등 온갖 달콤한 유혹이 도사린다는 걸 알아. 그렇다고 혹해서 20회, 30회 등록하지 않았으면 해. 말했듯이 PT 비용은 비싸고, 이 몇 번의 기회를 효율적으로 활용할 수 없다면 아무리 PT를 받는다고 해도 전혀 도움이 안돼.

Q 홈트(Home Training, 홈 트레이닝)만으로도 살이 진짜 빠지나요?
A 나는 내 살의 80%를 홈트로 뺐어. 헬스장 등록도 매번 해봤지만 그래도 집이 편하더라고. 내 성향이 주위 시선을 많이 의식하는 편이라 집에서 해야 부끄러움 없이 동작도 더 적극적으로 할 수 있더라고. 크게 다르지 않아. 헬스장에서 하는 운동 그대로 집에서 하는 거야. 특히 집에서 할 때 난 주로 맨발로 운동했는데, 하체운동을 할 때는 맨발로 하는 것이 더 좋다고 해. 대신 집에서 점프 동작을 하면 아랫집에서 뛰어 올라올 수도 있고, 다칠 위험도 있으니까 매트를 깔고 조심해서 하도록!

Q 중량을 안 들어도 근력운동이 될까요?
A 당연하지! 물론 근육의 크기와 양을 크게 키우고 싶다면 중량을 들어야만 가능한 부분도 있어. 하지만 몸에 적당한 탄력을 만들고 힘을 기르고 싶은 거라면 맨몸으로도 충분해. 내가 예전부터 운동시킬 때 항상 하는 말이 있어.
운동 준비물은 '매트와 나' 자, 준비물 다 준비됐지?

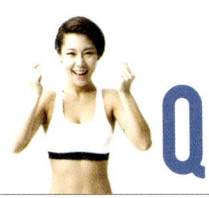

Q 저질 체력이나 고도비만은 어떤 순서로 운동해야 하나요?

체력이 약한 언니들이나 고도비만 언니들의 경우 처음부터 무리하게 근력운동을 하면 어마어마한 근육통 때문에 질려버려서 운동을 안 하게 되거나, 다칠 수 있어. 스스로 판단해서 남들보다 체력이 약하거나 고도비만이라면 일반 사람들보다 기간을 넉넉하게 잡고 아래의 운동단계를 꼭 지키자.

1~2주 [적응단계]
이 기간 동안은 주 4회 이상, 하루 20분~40분 정도 빨리 걷기와 스트레칭 같은 저강도 운동을 해. 걸으면서 가슴 쫙 펴고 팔도 앞뒤로 휘휘 저으면서(파워워킹이라고도 하지?) 매일 구부정하게 있던 자세를 바로잡고 운동과 조금씩 친해지는 시간이야. 약간 숨이 찰 정도의 강도면 OK! 조금 빠른 템포의 음악을 들으면서 박자에 맞춰 걸어 봐. 이 기간에는 헬스장 러닝머신보다 집 앞 놀이터나 운동장 등 밖에서 걷는 걸 추천! 조금씩 운동에 재미를 붙이고 친해지는 시간을 가져봐.

3~5주 [체력증진단계]
2주간 걷기를 꾸준히 해왔다면 팔다리에 조금씩 힘이 생겼을 거야! 이제부터는 걷기와 함께 근력운동 1~2가지를 추가해서 점진적으로 힘을 길러줘야 해. 추천하는 동작으로는 스쿼트(p.102의 동작 참고)와 브릿지(p.124의 동작 참고)! 처음엔 스쿼트 15회 X 3세트, 브릿지 10회 X 3세트로 시작하고, 매일 1개씩 개수를 늘려보는 거야. 매일 1개씩 늘리는 것이 힘들면 이틀, 혹은 삼일에 1개씩 늘려도 좋아. 조금씩 늘려가며 힘을 길러간다는 것이 중요하니까. 이 기간 동안에는 이 살들을 빨리 다 빼버리고 싶고, 좀 더 숨이 차도 괜찮을 것 같은데 너무 느리게 진행되는 것 같아 답답하게 느껴질 수도 있어. 하지만 무리해서 운동을 진행했다가 다치기라도 하면 다이어트의 기간은 더 길어지고 심지어 후유증으로 운동과 담을 쌓게 될지도 몰라. 내 몸과 내가 1:1로 호흡을 맞춰가는 시간이니까 급하게 생각하지 말고 몸이 천천히 방향을 찾을 수 있도록 도와줘야 해.

6주 이후 [목표를 향해 달리자!]
자! 이제 운동할 준비는 모두 끝났어! 지금부터는 '저중량, 고반복' 운동으로 체지방 감소 및 근력증진을 위해 달릴 거야. 고도비만이라고 해서 좀 더 수월하게 빠질 생각 마! 똑같이 근력운동과 유산소운동 5대 5의 비율로 하는 거야.
여기서부터는 '헬스 운동 순서만큼은 꼭 알고 하자! (p.56)'를 참고하면 돼!

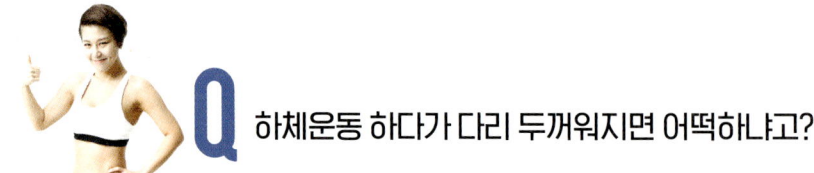

Q 하체운동 하다가 다리 두꺼워지면 어떡하냐고?

그런 걱정을 하기엔 아직 너무너무 일러. 이런 걱정은 목표체중에 도달하고 나서 하는 거야. 예전의 나는 운동을 못하는 이유가 너무 많았어. 그땐 몰랐거든. 내가 운동을 못하는 이유만 찾고 있다는 사실을. '스쿼트 하다가 다리 두꺼워지면 어떡하지?' 이걸 생각하기 전에 일단 이 어마어마하게 힘든 하체운동을 하지 않아도 되는 그럴싸한 이유를 찾는 건 아닌지 스스로에게 물어봐. 나는 그랬거든. '다리 두꺼워지면 어떡해요.', '알통 생기면 어떡해요.' 사실 그게 두렵다기 보다는 혹시 이런 이유라면 안 해도 되지 않을까 하는 생각이 더 컸던 거 같아. 자, 이제 잔소리는 여기서 끝내고 당장 하체운동에 대해 파헤쳐 보자!

일단 답부터 알려주자면 평범한 언니들의 99%는 아무리 하체운동을 한다 해도 두꺼워지지 않아! 아주 가끔 1%의 확률로 두꺼워지는 언니가 있기는 한데 그래도 지방이 빠지고 탄탄해지게 되니 전보다 훨씬 날씬해 보인다며 만족했다는 사실! 근육에는 적근과 백근이라는 애들이 있어. 적근은 가늘고 긴 근육, 백근은 크기가 큰 근육을 말해. 더 쉽게 예를 들면 적근은 마라토너들과 어울리는 잔근육, 백근은 단거리 선수에 어울리는 크고 울퉁불퉁한 근육이야. 이 적근을 만드는 운동법과 백근을 만드는 운동법은 달라.

적근운동 = 저중량 고반복(15회 이상 할 수 있는 무게)
백근운동 = 고중량 저반복(10회 이상 할 수 없는 무게)

즉, 가벼운 무게로 15회 이상 하는 운동은 적근을 만드는 운동이기 때문에 예쁜 잔근육 정도 생길 뿐 커지거나 울룩불룩 해지지 않아. 사실 여자가 근육을 크게 만들려면 타고나지 않은 이상 단백질도 꼬박꼬박 챙겨먹고, 최소 50kg 이상의 무게로 엄청나게 열심히 진짜 매일같이 운동을 해야만 가능해지거든. 물론 그렇게 해도 큰 근육을 가질 수 없는 경우도 있어. 근육을 키운다는 건 정말 너무나도 힘든 일이거든. 물론 언니들도 하체운동 직후 허벅지가 딴딴해지면서 일시적으로 커지는 느낌이 들어서 겁이 날 수 있는데, 그건 플러싱효과(Flashing)라고 근력운동을 하면 순간적으로 혈액이 그 부위로 몰려서 그러는 것일 뿐이야. 다쳤을 때 일시적으로 부어 오르는 것과 비슷하다고 생각하면 돼. 시간이 지나면 나아지지 그 상태로 쭉 가는 게 아니니까 너무 걱정하지 마. 그리고 틈틈이 스트레칭을 잘해주면 더 빠르게 회복되고 근육통도 완화되니까 꼭 챙겨서 해주고!
그리고 마지막으로 언니가 솔직하게 한마디 할까?
최소한 지금보다는 얇아져!

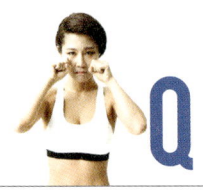
Q 하체운동 하면 종아리가 두꺼워진다고라고라고라?

먼저 종아리 알에 대해서 파헤쳐 보자! 종아리는 대부분 근육으로 형성되어 있는데 크게 2가지로 나눌 수 있어. 가자미근과 비복근! 가자미근은 가늘고 길게 뻗은 얇은 근육이고, 비복근은 우리가 흔히 말하는 종아리 알을 형성하는 근육을 말해. 우리가 정말 죽도록 싫어하는 종아리 알, 즉 비복근은 가만히 서있는다거나 까치발을 들고 서는 등의 자세를 통해 발달이 잘 되는 편이야. 그에 반해 가자미근은 움직이고 뛰고 점프하는 등의 동작에 의해 발달하는 편이고. 운동으로 종아리 근육을 발달시키려면 정말 집중해서 열심히 운동해야만 가능해. 오히려 하이힐을 자주 신거나 장시간 서있는 일을 할 때 종아리 알이 더 눈에 띄게 발달되는 거지. 그러니 종아리 알 생길까 걱정돼서 운동 못하겠다는 소리는 더 이상 안 해도 되겠지?

하이힐 신거나 서 있는 것 모두 피할 수 없는 상황이라면 매일 밤 종아리 스트레칭과 주물주물 마사지로 근육을 풀어주는 것이 좋아. 자기 전에 누워서 10분 정도, 벽에 기댄 뒤 바닥과 90°로 다리를 들어주는 'L자 다리' 동작 등을 하는 것도 다리 붓기나 혈액순환, 부종 등을 예방하는 데 많은 도움이 될 거야.

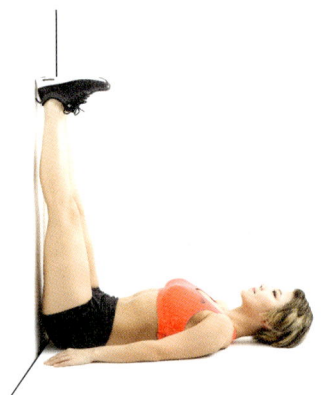

L자 다리
벽에 기대 누운 뒤 바닥과 90°로 양 다리를 들어준다. 무릎은 최대한 펴고 엉덩이부터 벽면에 닿도록 하는 것이 효과가 더 좋다.

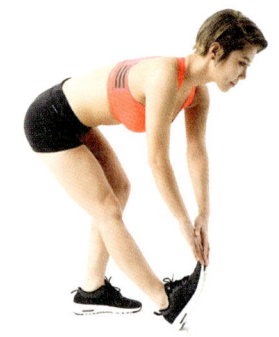

종아리 스트레칭
바로 서서 왼쪽 무릎은 살짝 구부리고, 오른쪽 무릎은 편 채로 앞으로 뻗어서 발뒤꿈치로 바닥을 콕 찍어. 상체를 숙여 양 손끝으로 세워진 오른발 끝을 잡고 오른쪽 무릎 뒤쪽 근육을 쭉쭉 늘여줘. 좌우 각 10초씩 버티기!

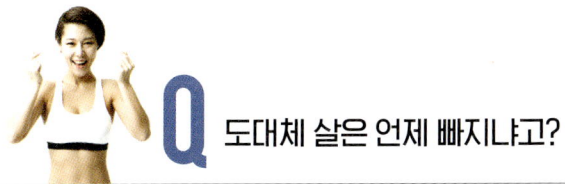

Q 도대체 살은 언제 빠지냐고?

"저 운동 진짜 나름 열심히 한다고 했는데 안 빠져요. 대체 살은 언제 빠져요?"
그니까 살이 언제 빠지냐면 피곤해 죽기 일보직전까지 일한 뒤 집에 가자마자 뻗어야지 했는데, 나도 모르게 운동 가려고 운동화 끈 묶고 있을 때.
운동 후 멍청하게 거울을 보는데 땀 범벅에 머리는 산발이고 홍조 띤 총체적 난국의 내 모습이 갑자기 예뻐 보일 때. 이렇게 최선을 다하는 내 모습이 스스로 대견하고 기특할 때! 몸은 반드시 확실한 보상을 해줄 거야.

"그 동안 아껴줘서 고마워요." 이렇게 말이라도 하는 듯 말이야. 몸이 예전 같은 줄 알고, 예전의 나처럼 먹어도 살 안 찌는 줄 알고 며칠 조절하면 금방 빠질 거라는 착각은 그만하자. 우린 더 이상 스무 살이 아니라서 예전처럼 좀 덜 먹거나 운동 좀 한다고 해서 절대 살 안 빠지거든! 식단, 운동 동시에 열심히 해야만 빠져. 운동만 하는 것도, 식단조절만 하는 것도, 너무 무리해서 하는 것도 다 안 빠진다고!!!

너무 적게 먹어도, 너무 과하게 먹어도, 운동이 부족해도, 너무 운동이 과해도, 순순히 몸짱의 자리를 내어주지 않아. 하지만 천천히 몸짱으로 자리 잡으면 웬만한 칼로리의 음식을 섭취했더라도 한숨 잘자고 일어나면 다 불태워 없어져버리지. 내 몸도 나와 똑 닮아 있다고 생각하고 왜 이렇게 안 빠지냐고 닦달하지 말았으면 해. 내가 지금 막 일을 시작했는데 왜 아직도 안 끝났냐고 닦달하고 기껏 해서 가져가니까 왜 이 모양이냐고 뭐라고 한다면 정말 기운 빠지고 짜증나잖아. 나도, 내 몸에도 조금 여유를 주고 기다려주자. 그래야 더 좋은 성과를 가져다 줄 테니...

SPEED YES or NO
빨리 묻고 빨리 답하기

Q 근육통이 없으면 운동이 안된 건가요? NO

A 운동 강도는 근육통이 없는 게 가장 좋고, 다음날 약간 뻐근한 정도가 좋아. 생활에 지장이 생길 정도의 근육통은 오버 트레이닝! 자기의 체력에 맞게 운동해야 해!

Q 하체운동할때 무릎에서 소리가 나면 하면 안되나요? NO

A 인대가 굳어서 나는 소리라고 추측하고 있는데 아프지 않다면 걱정 안 해도 된다고 해! 단, 통증이 있다면 꼭 병원으로!

Q 튼살은 따로 관리한 건가요? NO

A 난 원래 튼살이 생기지 않았어. 어릴 적부터 뚱뚱했기 때문에 그런 것도 있지만 피부과에서 피부층이 두꺼워서 그런 거라고 하더라고.

Q 운동 끝나고 간단하게 뭐 먹어도 되나요? YES

A 바나나 1개 혹은 방울토마토, 두유 등

Q 유산소와 근력운동 중 뭐가 칼로리를 더 소모하나요?

A 근력운동. 하지만 유산소운동은 살을 떠나서 필수야! 근력운동은 우리 몸을 아름답게 가꿔주고 뼈도 튼튼하게 해주지만 몸 안의 장기를 건강하게 만들어주는 건 기승전유산소! 다이어트의 목적은 건강! 이걸 잊으면 안돼!

Q 하체운동하면 다리가 굵어지나요? NO

A 순간적으로 혈액이 몰려서(플러싱 효과) 부을 순 있지만 시간이 지나면 원래대로 돌아오니 걱정 마! 우리가 다쳤을 때 일시적으로 붓는 것과 비슷해. 자꾸 굵어지는 느낌이 들 수 있으니 미리 줄자로 재 놓는 것이 가장 좋고 정확해.

Q 생리할 때 운동 해도 되나요? YES

A 대신 다리를 심장보다 높게 들어올리는 동작은 피하고, 생리통이 심한 날은 평소의 60~70% 정도의 강도로 가볍게 하는 것이 오히려 생리통 완화에 도움이 돼!

Q 똑같은 운동 매일 하는 게 좋나요? YES

A 본인이 운동 병아리라면 같은 운동 동작을 꾸준히 매일 해주는 것만으로도 충분한 효과를 볼 수 있어! 하지만 중급 이상의 체력과 실력을 가지고 있다면 매일 같은 동작을 하기 보단 하루는 상체, 하루는 하체 이렇게 계획하는 게 더 좋아. 훨씬 효율적이지. 전신을 하루에 다 하기엔 양이 너무 많으니까 상체·하체로 나눠서 해야 해. 상·하체 골고루 해야 밸런스를 맞추면서 예쁜 몸을 만들 수 있어!

Q 가장 이상적인 운동 소요시간은?

A 초보자 : 몰아서 하는 것보다 매일 15~20분 운동하는 것이 효과적!
중급자 : 하루 1시간~1시간 30분씩! 근력운동 40분, 유산소운동 30분, 스트레칭 10분
무엇보다도 습관을 기르는 것이 가장 중요해! 책 속 15분 운동 프로그램(p.158 참고)을 꾸준히 하면서 주 2~3회는 따로 20분 이상 유산소운동을 하는 걸 추천!

Q 날이 추워서 땀이 별로 안 나는데 효과 있나요?

A 겨울엔 운동 효과가 1.3배까지 올라간다고 하지?

Q 주원언니의 총 다이어트 기간은?

A 40kg 빼는데 2년, 나머지 10kg 빼는데 3년 반, 총 5년 반 걸렸어.
현재는 다이어트 안하고 6년째 유지 중.

Q 술은 지금도 아예 안 먹나요?

A 술은 한두 달에 한 번?

Q 현재 운동량이 어떻게 되나요?

A 요즘은 그때그때 컨디션에 따라서 주 4~5회, 하루 30분~1시간 반!

Q 하루에 운동할 시간이 30분밖에 없다면 무슨 운동하나요?

A 유산소성 근력운동(15분 운동 프로그램은 모두 유산소성 근력운동에 포함) + 스트레칭

Q 허리가 통짜인데 날씬해질 수 있나요? YES

A 날씬해도 몸이 통짜라면 옆구리 운동이 필수!
등 근육과 엉덩이를 키워서 허리를 잘록해 보이게 만들면 돼!

Q 효과 좋은 복근운동 하나만 추천해주세요!

A 플랭크!!!!!!!!!!!

JOOWON'S ENQUETE 2

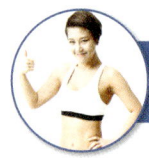
식탐이 폭발할 때!
난 이렇게 대처한다!

※ 이 설문조사는 주원언니가 운영하는 네이버 카페 '운동하는 여자' 회원들을 대상으로 진행된 것입니다. 아이디/ 나이/ 나만의 식탐대처방법 순으로 적혀있어요.

다이어트 미친 듯이 하고 있는데 어김없이 찾아오는 어둠의 그림자! 바로 식욕!
다른 건 다 참아지는데 식욕만은 정말 내 뜻대로 되지 않아. 잠깐 이성의 끈을
놓아버리는 순간 게임 끝! 도대체 언니들은 식탐이 폭발하는 순간, 어떻게 대처해?
우리 그 방법을 공유해보자!

✉ **주원언니** / 32세 / 나는 일부러 약속을 잡아서 꼭 밖에서 먹으려고 노력해! 밖에선 다른 사람이 먹는 것도 볼 수 있으니까 대리만족 하는 거지. 최대한 집에서는 먹지 말자! 이것만은 지키려고 해!

✉ **피피** / 24세 / 요가복이나 딱 달라붙는 옷을 입고 전신거울을 봐요. 사이 좋은 내 허벅지랑 두턱을 보면 식욕이 싹 사라져요. 현아 같은 연예인 몸매사진 한 번 쳐다보고 내 몸매를 보면 효과는 10배!!!!!!

✉ **초얀** / 24세 / 빅토리아 시크릿 패션쇼 동영상을 봐요. 세계 탑 모델들을 보다 보면 패션쇼에 빠져드는 것은 물론이고 여자지만 여자에게 반한다고 해야 할까요? 한 번 사는 인생, 저들처럼 완벽한 바디는 아니지만 노력은 해야 하지 않을까 싶어 저절로 식욕조절이 돼요.

✉ **박처자** / 37세 / 야식 욕구 폭발할 때 쓰는 방법인데 속옷만 입고 전신거울 앞에 서죠. 결국 집어 드는 건 전화기가 아니라 아령이 돼요.

✉ **바니** / 24세 / 식욕이 빵 터질 땐 우선 차분하게 따뜻한 물을 마셔요. 그럼 진짜 배고픔인지 가짜 배고픔인지를 알게 됩니다. 90% 이상이 가짜 식욕인데 이때 계단 오르기나 스쿼트 또는 스트레칭으로 몸을 예열시키면 식욕이 싹 가라앉아요. 그리고 나보다 더 힘들게 살 빼는 수많은 다이어터들을 생각하며 나만 힘들고 배고픈 게 아니다라고 생각하니 공동체 의식에 한결 나아지더라고요. SNS 속 운동하는 여자 분들 소식을 살펴보는 것도 마음을 다잡는데 좋아요!

✉ **육서** / 21세 / 따뜻한 차를 한 가득 끓인 후에 먹고 싶은 음식 검색을 한 뒤 그 먹방 비디오를 보면서 차를 마셔요. 두 컵 정도 마시면서 동영상을 보고 나면 어느 정도 먹고 싶은 마음이 사라져요. 그리고 나서도 진짜 먹고 싶으면 내일 점심에 먹자고 생각하면서 일찍 자려고 노력해요. 참고 자고 나면 되려 그 다음 날 아침엔 식욕이 줄더라고요!

✉ **슐** / 34세 / 최대한 참아보는데 폭발해서 못 참겠으면 우선 사러 나가요. 사오는 것만으로도 우선 욕구충족이 되니까. 그 후에 아침마다 며칠 동안 나눠서 먹어요.

✉ **지희** / 31세 / 저는 그냥 안 참고 아주 단 초콜릿이나 쿠키, 과자 한두 조각쯤 먹어줘요. 그런 후 스쿼트나 스트레칭 같은 TV보면서 할 수 있는 운동을 1시간 정도 하고 나면 미친 듯이 식욕이 폭발한다거나 밤늦게 폭식하는 불상사는 안 생기는 것 같아요. 예전에 너무 참다가 폭식증이 생긴 경험이 있기에 그냥 적당량은 맘껏 먹어주고 대신 좀 더 움직이고... 그렇게 하고 있어요!

✉ **뚜지** / 29세 / 가장 먹고 싶은 음식을 정해서 꼭 직접 만들어 먹어요! 재료가 없다면 재료 사러 가는 길에 걷기운동을 하게 되는 거고... 아니면 '귀찮아서 안 먹고 만다.'하고 포기하게 되더라고요. 재료가 준비됐다면 '그래도 사 먹는 것보다 낫겠지.'라는 생각으로 건강하게 조리하려고 노력해요! 완성된 음식은 그릇에 예쁘게 담아 그럴싸하게 사진 찍어서 SNS에 올리고 먹으면 그 시간 동안 식욕이 조금 사그라들어서 적당히 먹게 된답니다. 잘 차려 먹으니 먹은 느낌도 확실히 나서 이것저것 다른 간식 더 먹는 것도 막아주고, 사먹는 거보다 죄책감도 덜 들고, 배터지게 먹지 않았으니 몸이 무겁지도 않고, 먹었으니 운동해야지라는 생각도 자연스레 드는 것 같아요. 여러분! 직접 요리를 합시다!

✉ **스마일리** / 29세 / 참다가 나중에 후폭풍이 한 번에 몰려올 수 있으니 저는 먹고 싶으면 먹어요!! 대신 몇 가지 규칙을 지켜요. 1. 일단 1시간을 기다려요. 어느 정도 참으면 식탐이 사라지는 경우도 있기 때문에 물이나 차를 한 잔 마시고 한 시간을 기다리면 어지간한 식탐은 누그러져요. 만약 1시간이 지나도 먹고 싶다면 그건 그냥 먹는 걸로 결정! 2. 친구와 나중에 먹으러 가기로 약속을 잡는 거예요. 당장 급한 불을 끌 수 있어요. 그 밖에도 치킨처럼 양이 정해져 있는 음식은 혼자 먹다가 과식할 수 있으니 가족 또는 친구와 같이 먹기! 그런데 사실 저는 식탐을 참다가 그 스트레스에 과식하는 경우가 많았어요. 그래서 요즘에는 먹고 싶은 것이 생기면 참지 않고 그냥 먹어요! 대신 평소에 먹는 양을 조금씩 줄이고, 밀가루 음식은 피하려 애쓰고, 야채나 과일도 챙겨먹고, 평소 음료수보다 물을 많이 먹는 것 정도로 일상에서 생활습관을 바꾸고 있어요.

✉ **안승현** / 22세 / 저는 바로 화장실로 가서 이를 막 닦아요. 그러면 치약 향 때문인지 먹을 게 생각 안 나더라고요! 그런데 양치질조차 막지 못할 만큼 식욕이 돈다면 냉장고에 있는 당근이나 양상추, 양배추, 방울토마토 같은 야채를 한 주먹씩 입에 쑤셔 넣어요. 그렇게 한참을 야채와 싸우다 보면 이성이 돌아와요.

✉ **이응이** / 26세 / 살쪘던 시절의 제 사진을 보면서 절대로 돌아가고 싶지 않다는 생각을 해요. 그 생각으로도 식욕이 참아지지 않을 정도라면 토스트 1장과 저지방우유 1잔을 천천히 음미하면서 먹어요. 그래도 안 되는 날은 계란을 삶아서 흰자만 먹는답니다(내가 씹는 건 삼겹살이다~ 파스타다~ 상상하면서!).

JOOWON'S ENQUETE 3

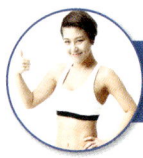

나만 알면 어때?
나만 아는 내 예쁜 구석을 공개한다!

※ 이 설문조사는 주원언니가 운영하는 네이버 카페 '운동하는 여자' 회원들을 대상으로
진행된 것입니다. 아이디/ 나만 아는 예쁜 구석 순으로 적혀있어요.

내게는 여리여리 여성스러운 면도 있다고! 도대체 누가 나보고 세다고 하는 거야?
내게 숨겨진 여리여리한 면을 어필하기 위해 아침마다 하는 것들이 있지.
우선 아침에 일어나자마자 기지개를 한껏 펴고 온갖 주접을 떨면서 오버스럽게
이불을 털어대! 고생했으니까 물 한 컵 원샷하고, 화장실 거울로 달려가서 눈바디로
공복 상태의 내 복부상태를 체크하지. 그리고 아! 에! 이! 오! 우!
5번씩 입을 상하좌우로 사정없이 쫙쫙 벌리면서 얼굴의 근육을 부드럽게 풀어줘.
"개구리 뒷다리~"하면서 미소 연습까지 한 뒤 거울로 내 모습을 찬찬히 뜯어보면서
"너 좀 괜찮은데? 팔꿈치 하나는 예술이야." 하고 숨겨진 내 신체 부위의 장점을
찾으며 바쁜 아침 일상을 마무리해.
다이어트 하면서 가장 중요한 건 멘탈이라는 거 알지? 누가 뭐라고 하면 어때?
뚱뚱했을 때도 난 항상 멘탈 트레이닝을 했어. 온갖 주변의 간섭이나 현실에
지치더라도 무너지지 않고 나를 믿는 것! 그게 내가 다이어트에 성공할 수 있었던
가장 큰 이유야.
얘기가 많이 돌아갔는데 결국 하고 싶은 얘기는 스스로 자신의 예쁜 구석을 찾는 것.
자꾸 예쁘다 예쁘다하면서 스스로를 사랑해주는 것이 중요하다는 말을 하고 싶었어.
그런 의미에서 언니들의 숨은 예쁜 구석을 좀 공유해줄래?
밖에 나가서 자랑하기 민망하니까 우리끼리 마음껏 자랑해보자!

✉ **승민** / 얼굴이 작고 피부가 너무 좋아요.

✉ **비비님** / 전 눈이 크고 손톱이 길어요. 힙과 하체가 통통해서 맘에 들어요.

✉ **글램바디츄** / 저는 운동 안 해도 허리가 쏙 들어가있어요. 허리 라인이 예뻐요.

✉ **후니둘맘** / 전 동안입니다. 22살과 9살 아들이 있지만 30대 초반으로 보입니다.

✉ **행복 주머니** / 어떠한 상황에도 긍정적인 성격! 남들이 부럽데요~

✉ **클린** / 저는 포기를 모르는 여자입니다.. 그리고 다리가 굵고 짧은 여자가 이상형이라고 하는 이상한 남편을 잘 골랐습니다.

✉ **2jeehoo** / 저는 쌍꺼풀 없는 눈이 매력이에요. 통통해도 다리는 예쁜 편인 것 같아요. 비록 요요가 왔지만 오늘부터 장점만 생각하며 다시 다이어트 시작합니다!

✉ **smiley_swing** / 저는요. 아이디처럼 잘 웃어요. 성격이 둥글둥글해요! 거절도 웃으면서 잘할 수 있어요! 동안이고 어깨 라인이 맘에 들어요. 또 오리궁뎅이에요(어릴 땐 싫어했는데 이게 요즘은 또 장점이더라고요.)! 그리고 제일 중요한 건 전 얼굴도 몸매도 아주 예쁘진 않지만 저를 사랑해요! 모두 셀프 러브합시다~

✉ **lovely___yun** / 요요가 왔지만 운동을 시작했어요. 웃음이 많아요! 단점이 더 많은 것 같지만 저도 생각 안 할래요~

✉ **jiyun.son.9** / 저는 쇄골이 엄청 또렷해요. 그래서 처음 보는 사람들은 날씬하다고 생각하는 게 장점이에요. 손이랑 손톱이 예뻐요. 길쭉길쭉~

✉ **choi.ae.jin** / 저는 왕 통뼈입니다. 신랑보다 무릎 뼈도 크고 한 어깨 하는 언니들보다 어깨뼈도 커요~ 자랑이란 게~ 뼈 하나 밖에 없다~ 가진 거라곤~ 이 뼈 하나 밖에 없다~

✉ **151231_bye** / 머리가 커요! 대두를 물려주신 아버지가 자고로 하드가 커야 용량이 많이 들어간다고!!

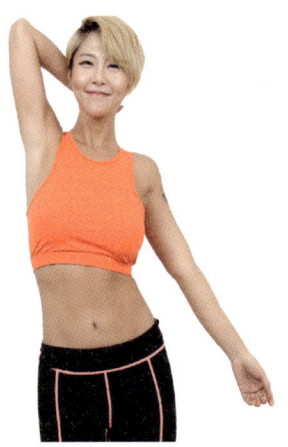
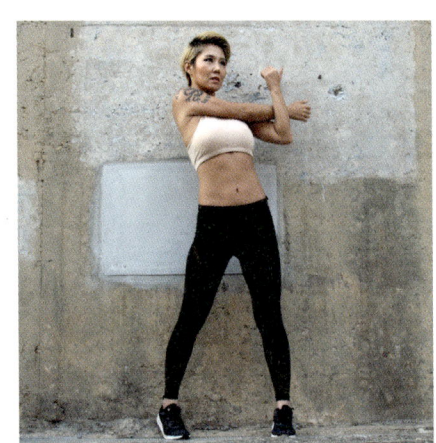
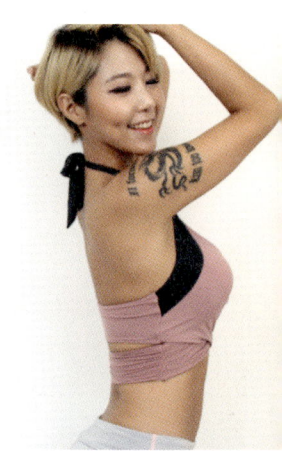

JOO.WON.
HOME TRAINING

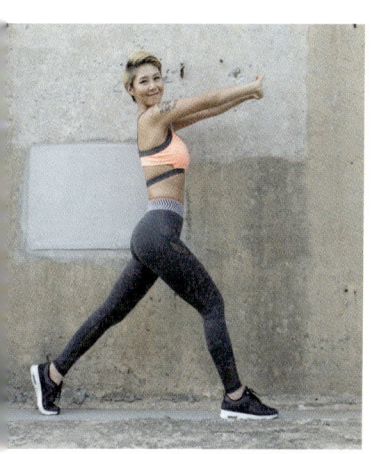
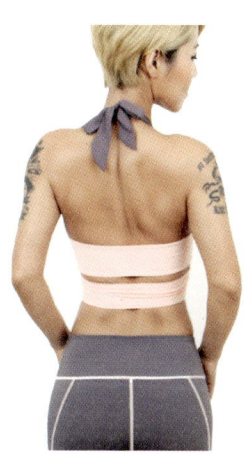
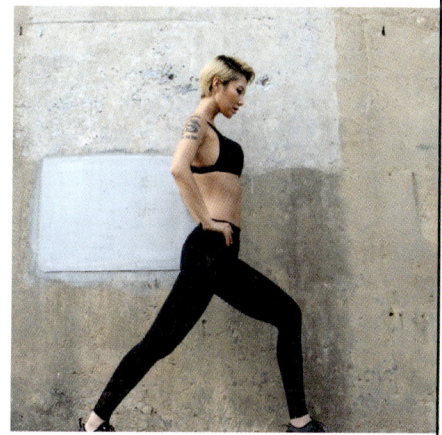

BY KRIS
STUDIO

크리스스튜디오
www.bykris.co.kr

운동 병아리들을 위한 다이어트 꿀팁!
주원홈트

초판 1쇄 발행 2016년 5월 16일
초판 24쇄 발행 2018년 4월 1일

지은이 김주원
펴낸이 김영조
콘텐츠기획팀 홍지은, 신수연
마케팅팀 이유섭, 배태욱
경영지원팀 정은진
외부스태프 디자인 ALL design group
        촬영 이과용 (일오스튜디오)
펴낸곳 싸이프레스
주소 서울시 마포구 양화로7길 4-13(서교동 392-31) 302호
전화 02-335-0385/0399
팩스 02-335-0397
이메일 cypressbook1@naver.com
홈페이지 www.cypressbook.co.kr
블로그 blog.naver.com/cypressbook1
페이스북 www.facebook.com/cypressbook
포스트 post.naver.com/cypressbook1
인스타그램 @cypress_book
출판등록 2009년 11월 3일 제2010-000105호

ISBN 978-89-97125-96-8   13690

· 이 책은 저작권법에 따라 보호를 받는 저작물이므로 무단 전재 및 무단 복제를 금합니다.
· 책값은 뒤표지에 있습니다.
· 파본은 구입하신 곳에서 교환해 드립니다.

이 도서의 국립중앙도서관 출판시도서목록(CIP)은 e-CIP홈페이지(http://www.nl.go.kr/cip.php)와 국가자료공동목록시스템(http://www.nl.go.kr/kolisnet)에서 이용하실 수 있습니다.(CIP 제어번호:2016010709)